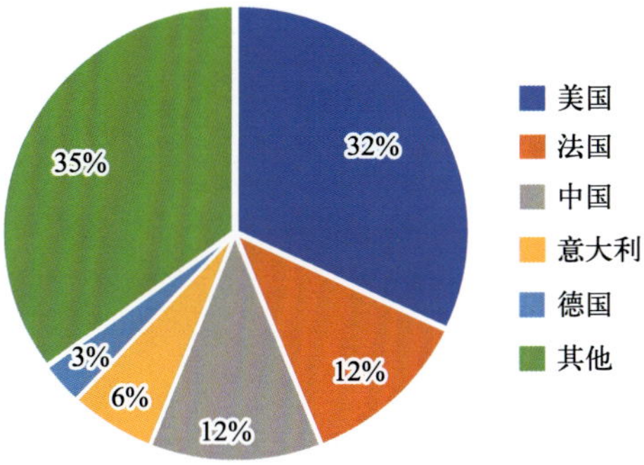

图 1-4　外泌体相关诊断标志物临床试验统计地区占比图

外泌体在药物靶向递送中的应用

梁高峰　冯书营　著

化学工业出版社

·北京·

图书在版编目（CIP）数据

外泌体在药物靶向递送中的应用 / 梁高峰，冯书营著. -- 北京 : 化学工业出版社，2025. 11. -- ISBN 978-7-122-49435-1

Ⅰ. R452

中国国家版本馆 CIP 数据核字第 2025C822K8 号

责任编辑：邵桂林　　　　装帧设计：韩　飞
责任校对：李雨晴

出版发行：化学工业出版社
（北京市东城区青年湖南街 13 号　邮政编码 100011）
印　　装：北京天宇星印刷厂
710mm×1000mm　1/16　印张 13½　彩插 1　字数 239 千字
2026 年 2 月北京第 1 版第 1 次印刷

购书咨询：010-64518888　　　　售后服务：010-64518899
网　　址：http://www.cip.com.cn
凡购买本书，如有缺损质量问题，本社销售中心负责调换。

定　　价：98.00 元

前　言

在生物医学研究日新月异的今天，精准医疗理念已深入人心。如何将治疗药物高效、精准地递送至特定的病变细胞或组织，同时最大限度地减少对正常组织的毒副作用，是药物研发领域长期面临的核心挑战。传统的药物递送系统（如脂质体、聚合物纳米粒等）虽取得一定进展和成效，但仍普遍存在靶向性不足、体内清除快、免疫原性、生物相容性以及规模化生产与质量控制等问题，限制了其临床转化和应用效果。

近年来，一种源于细胞、天然存在于各种体液中的纳米级囊泡——外泌体（Exosomes），以其独特的生物学特性，为突破药物靶向递送的“瓶颈”带来了革命性的曙光。外泌体是直径 30~150nm 的细胞外囊泡，由多泡体与细胞膜融合后释放。它们并非简单的“细胞垃圾袋”，而是携带了来源细胞的蛋白质、脂质、核酸（如 mRNA、miRNA、DNA）等重要生物活性分子的精密“信息包”，在细胞间通讯中扮演着至关重要的角色。正是这些天然属性，赋予了外泌体作为药物递送载体无可比拟的优势，如天然靶向性、优异的生物相容性与低免疫原性、穿越生物屏障的能力、高载药效率与保护能力、易于工程化改造潜力等。

基于上述显著优势，关于外泌体作为“智能”药物递送载体的研究呈现爆炸式增长。从装载小分子化疗药、核酸药物（siRNA、miRNA、mRNA）、蛋白质/多肽，到用于基因治疗、肿瘤免疫治疗、再生医学和神经退行性疾病治疗等领域，外泌体展现出了巨大的应用潜力。其研究不仅推动了基础生物学对细胞间通讯机制的深入理解，更在转化医学层面催生了一系列具有广阔前景的治疗策略。

然而，外泌体药物递送领域的研究与应用仍处于蓬勃发展的关键阶段，但也面临着诸多挑战：大规模、高纯度、均一性外泌体的标准化生产与分离；载药效率与载药方法的优化；工程化改造的精确性与稳定性；体内药代动力学与生物分布的精准调控；深入的机制研究与安全性评估等。这些问题的解决，亟需多学科（细胞生物学、纳米技术、材料科学、药学、临床医学等）的深度交叉融合与协同攻关。

本书正是在此背景下应运而生。我们旨在系统梳理外泌体作为药物递送载体的基础理论、关键技术、应用进展以及面临的挑战与未来方向。书中将涵盖如下几个方面内容：

- 外泌体的生物学起源、生物发生、组成、功能及其分离纯化与表征技术；
- 外泌体装载不同类型药物（小分子、核酸、蛋白等）的策略与方法学；
- 外泌体靶向性的分子基础及其工程化改造技术；
- 外泌体作为载体在肿瘤治疗、心血管疾病、神经系统疾病、炎症性疾病、基因治疗、疫苗开发等领域的应用与最新研究进展；
- 外泌体药物递送系统的体内外评价方法、药代动力学、安全性及临床转化面临的瓶颈；
- 外泌体药物递送领域的未来发展趋势与展望。

本书汇聚了国内外该领域众多专家学者的智慧结晶，力求内容翔实、前沿、客观，既有理论深度，又注重实践指导。我们期望本书能为从事外泌体研究、药物递送系统开发、纳米医学、生物医药以及相关领域的研究人员、教师、研究生和产业界人士提供一部有价值的参考书，帮助读者全面把握外泌体药物递送领域的发展脉络、核心技术和前沿动态，激发创新思维，共同推动这一充满希望的领域从实验室研究走向临床实践，最终惠及广大患者。

外泌体作为“自然的礼物”，其在药物递送中的应用研究方兴未艾。我们相信，随着基础研究的不断深入和工程技术的持续创新，外泌体必将在精准医疗的蓝图中扮演越来越重要的角色，为攻克人类重大疾病带来新的希望。

本书得到了国家重点研发计划（2022YFE0132800）、河南省重点研发专项（221111310600）、河南省科技开发联合基金重点项目（225200810020）、河南省高等学校重点科研项目基础研究专项（22ZX005，23ZX005）的资助。

谨以此书献给所有致力于外泌体与药物递送研究的探索者！由于编者时间不足，水平所限，加之本领域发展迅速，书中也难免存在疏漏之处，欢迎读者朋友批评指正，也欢迎读者就书中的问题与我们进行探讨。

编者

2025 年 9 月

目　录

第一章

绪论

在生命科学与医学领域的交叉前沿，外泌体（exosomes）作为细胞外囊泡（EVs）的重要亚群，正以其独特的生物学属性与巨大的应用潜力，成为药物递送领域备受瞩目的“明星”载体。自20世纪80年代初首次被发现以来，外泌体经历了从“细胞代谢废物垃圾袋”到“细胞间信息传递核心介质”的华丽转身。随着对其生物发生机制、内容物组成及功能调控的深入解析，更是出现了人们对外泌体的认知革命：这种直径30～150nm的膜性囊泡，不仅承载着核酸、蛋白质、脂质等生物分子，更通过精准的细胞间物质传递与信号调控，在生理稳态维持、疾病发生发展及组织损伤修复中发挥关键作用。尤其值得关注的是，外泌体天然的生物相容性、跨屏障递送能力、靶向趋向性及低免疫原性，使其成为理想的药物递送载体，为攻克肿瘤、神经退行性疾病、心血管疾病等重大疾病提供了全新策略。

过去十年间，外泌体研究迎来爆发式增长，全球学者在其基础生物学特性、工程化改造及医学转化领域取得了突破性进展。然而，随着研究深度与广度的不断拓展，学科交叉带来的知识碎片化问题日益凸显：海量文献分散于细胞生物学、生物材料学、药理学等多领域期刊，针对外泌体作为药物递送载体的系统性理论框架尚未形成；现有英文专著或侧重基础机制，或聚焦单一技术环节，对载体设计、修饰改造、靶向递送、质量控制及临床转化等核心议题的整合不足。与此同时，我国在外泌体研究领域展现出强劲的发展态势，研究人员规模与论文产出量稳居世界前列，在靶向药物装载、响应性载体构建、智能化递送系统开发等关键技术方向更是成果丰硕。但国内相关专业著作的缺位，导致前沿技术与临床需求的对接存在阻碍，严重制约了基础研究向创新疗法的转化效率。

本书聚焦“外泌体药物递送载体”这一主题，第一章至第二章系统梳理外泌体的生物学基础，揭示其作为天然载体的独特优势；第三章至第五章深入探讨工程化改造策略及不同来源的胞外囊泡，剖析外泌体在肿瘤、神经系统疾病、心血管疾病等领域的应用路径，构建从“天然囊泡”到“智能载体”的技术图谱；第六章和第七章结合最新研究案例，直面靶向效率、体内稳定性、规模化生产等技术转化瓶颈，并提出解决问题的可能途径。值得关注的是，书中首次整合植物外囊泡与细菌外囊泡的前沿研究，展现跨物种囊泡在疾病发生、发展及治疗中的创新潜力。

尽管外泌体研究已取得突破性进展，但其临床转化仍面临诸多挑战：如何高效制备均一、稳定、高纯度外泌体、精准调控载荷释放、确保长期安全性等，均需跨学科协同攻关。本书凝聚国内外学者智慧，旨在为相关领域的科研工作者提供系统性知识框架，为产业界开发新型递送系统提供新思路，更助力临床医生理解外泌体疗法的核心逻辑。期待随着基础研究与技术创新的深度融合，外泌体这一“纳米级生物穿梭机”能早日从实验室走向临床，开启疾病精准治疗的全新篇章。

第一节　引言

药物递送系统作为连接药物研发与临床治疗的关键桥梁，其革新历程始终贯穿于现代医学追求精准性与安全性的核心诉求。传统药物递送系统（如口服、注射、外用等）虽在疾病治疗中发挥基础作用，但其固有的靶向性不足、释放模式单一、生物利用度低及患者依从性差等缺陷，成为制约疗效提升的瓶颈。随着精准医学理念的兴起，靶向药物递送系统应运而生，通过被动靶向、主动靶向、物理化学靶向及酶触发靶向等策略，实现了药物从“泛在分布”到“精准富集”的革命性跨越，显著提高了病变部位药物浓度，降低了全身毒副作用。

外泌体——这种由细胞分泌的纳米级脂质囊泡，因其天然的生物学特性与工程化改造潜力，成为近年来药物递送领域的研究焦点。相较于传统合成载体，外泌体不仅能高效装载化疗药物、核酸分子等治疗载荷，突破血脑屏障等生理屏障，还可通过模拟细胞间通讯机制实现对病变细胞的精准识别与调控。

第二节　药物递送系统

一、传统药物递送系统

传统药物递送系统是指将药物通过一定的方式递送到身体特定部位，以达到治疗疾病的目的。常见的传统药物递送系统包括口服给药、注射给药、外用给药等。

（一）药物靶向性差

传统药物递送系统往往缺乏对病变组织或细胞的特异性靶向能力。例如，口服或静脉注射给药后，药物会在全身血液循环中广泛分布，不仅作用于病变部位，也会对正常组织和器官产生影响，导致全身不良反应，降低了药物的治疗效果和安全性。

（二）药物释放难以精确控制

传统药物制剂通常是一次性释放药物，难以实现药物的持续、稳定释放，也无法根据病变部位的生理需求进行按需释放。例如，一些药物需要在体内长时间维持一定的血药浓度才能发挥最佳疗效，但传统制剂可能会导致血药浓度波动较大，影响治疗效果，甚至可能因血药浓度过高而产生毒性反应。

（三）药物稳定性和生物利用度低

许多药物在胃肠道环境中容易被胃酸、消化酶等降解，或者由于药物本身的水溶性或脂溶性较差，导致其在体内的吸收不完全，生物利用度较低。例如，一些蛋白质和多肽类药物，口服给药时易被胃肠道消化酶分解，难以发挥药效，通常需要采用注射等其他给药方式，但这又会给患者带来不便和痛苦。

（四）患者依从性差

传统药物递送系统可能给患者带来不便，影响患者的用药依从性。例如，一些药物需要频繁给药，或者给药方式较为复杂，如注射给药，这对于长期服药的患者来说，可能会增加其心理负担和身体痛苦，导致患者不能按时、按量服药，从而影响治疗效果。

二、靶向药物递送系统

靶向药物递送是现代精准医学领域的核心技术，旨在通过设计具有特异性识别能力的载体系统，将治疗药物选择性地输送至病变组织或细胞，从而显著提高局部药物浓度、降低全身毒副作用，实现“精准打击”的治疗目标。传统药物治疗因缺乏靶向性，常导致药物在全身广泛分布，不仅疗效受限，还易引发严重不良反应，而靶向药物递送通过模拟细胞间通讯机制或利用病变微环境的独特性质，构建了集“精准定位、智能释放、高效富集”于一体的递送体系，成为突破药物递送瓶颈的关键策略。

（一）靶向药物递送载体结构

1. 靶向载体

靶向载体是实现靶向药物递送的关键要素，常见的有脂质体、纳米粒、微球、抗体、多肽等。这些载体能够通过修饰或自身特性，特异性地识别病变组织或细胞表面的特定靶点，如肿瘤细胞表面过度表达的抗原、受体等。例如，将抗体连接到纳米粒表面，制成免疫纳米粒，抗体就可以与肿瘤细胞表面相应抗原结合，使纳米粒携带的药物精准地作用于肿瘤细胞。

2. 药物装载

将药物包裹或连接在靶向载体上，形成药物-载体复合物。药物的装载方式可以是物理包埋，如将疏水性药物包裹在脂质体的脂双层内部；也可以是化学偶联，如通过化学键将药物连接到纳米粒表面的官能团上。

（二）靶向药物递送系统意义

1. 提高药物疗效

使药物能够集中在病变部位释放，提高病变组织内的药物浓度，从而增强药物对病变细胞的杀伤作用或治疗效果。例如，在肿瘤治疗中，靶向药物递送可以让化疗药物更精准地作用于肿瘤细胞，有效抑制肿瘤生长和扩散，提高肿瘤的治愈率和患者的生存率。

2. 降低毒副作用

减少药物在正常组织和器官中的分布和暴露，从而降低药物对正常组织的损伤，减轻患者的不良反应。以传统化疗药物为例，其在全身循环过程中会对骨髓、胃肠道等正常组织产生严重的毒副作用，而靶向药物递送能够避免或减少这种非特异性的药物分布，提高患者对药物治疗的耐受性和依从性。

3. 实现个体化治疗

随着对疾病发生发展机制的深入研究，发现不同患者的病变细胞可能具有不同的分子特征和靶点表达情况。靶向药物递送可以根据患者个体的病变特点，设计和选择针对性的靶向载体和药物，实现个体化的精准治疗，提高治疗的有效性和安全性。

4. 开拓新型药物研发

为一些传统上难以成药的生物大分子药物（如蛋白质、核酸药物等）提供了可行的递送途径。这些生物大分子药物往往由于稳定性差、难以透过生物膜、缺乏靶向性等问题，限制了其临床应用。靶向药物递送技术能够解决或部分解决这些问题，大大提升其成药性，推动新型生物药物的研发和应用，为疾病治疗带来更多的选择和希望。

第三节　靶向药物递送策略

靶向药物递送策略旨在提高药物对病变组织或细胞的特异性作用，减少对正常组织的损害，以下是一些常见的策略：

一、被动靶向

利用病变组织与正常组织之间的生理差异，如血管通透性、细胞代谢等，使药物能够优先在病变部位积聚。例如肿瘤组织通常具有丰富的新生血管，其血管壁的通透性较高。一些纳米级的药物载体，如脂质体、纳米粒等，能够通过血液循环被动地到达肿瘤组织，并通过血管内皮细胞的间隙渗透到肿瘤细胞周围，实现药物的富集。

二、主动靶向

通过在药物载体表面修饰特定的靶向分子，使其能够与病变组织或细胞表面的特异性受体或抗原进行识别和结合，从而实现药物的主动靶向递送。例如将单克隆抗体、多肽、核酸适配体等靶向分子连接到药物载体上，这些靶向分子能够特异性地结合肿瘤细胞表面过度表达的受体，如表皮生长因子受体（EGFR）、HER2 受体等，引导药物载体精准地到达肿瘤细胞，提高药物在肿瘤组织中的浓度。

三、物理化学靶向

利用外部物理或化学因素来控制药物的释放和分布，实现靶向递送。

1. 磁性靶向

将磁性纳米粒子与药物载体结合，在体外磁场的作用下，引导药物载体向特定部位移动，从而实现药物的靶向递送，可用于肿瘤的局部治疗。

2. 温度敏感靶向

采用温度敏感的材料制备药物载体，当载体到达病变部位后，通过局部加热等方式使载体发生相变或结构变化，从而释放药物。例如，一些脂质体在体温下保持稳定，但在肿瘤组织局部受热时，脂质体膜的流动性增加，药物释放速率加快。

3. pH 敏感靶向

根据病变组织的微环境通常与正常组织有所不同，如肿瘤组织的细胞外液 pH 值较低。利用 pH 敏感的材料制备药物载体，当载体进入肿瘤组织的酸性环境中，载体的结构会发生变化，从而实现药物的选择性释放。

四、酶触发靶向

病变组织中某些酶的活性通常高于正常组织，利用这一特点，设计对特定酶敏感的药物载体。当载体到达病变部位时，被相应的酶识别并切割，从而释放药物或暴露药物的活性部位，实现靶向治疗。例如在肿瘤组织中，基质金属蛋白酶（MMPs）的表达水平较高，可以将药物连接到含有 MMPs 酶切位点的多肽链上，形成前药。当前药到达肿瘤组织时，MMPs 会特异性地切割多肽链，释放出活性药物，发挥抗肿瘤作用。

第四节　外泌体概述

一、细胞外囊泡（EVs）及外泌体形成

（一）细胞外囊泡概述

1. 细胞外囊泡组成

细胞外囊泡是一类细胞来源的分泌性膜囊泡的总称。目前已知几乎所有细

胞都能分泌各种类型的细胞外囊泡，其包含有细胞的所有组分，如蛋白质、脂类、miRNA、mRNA 和 DNA。这些组分可通过细胞内吞作用或与受体细胞膜融合等方式从一个细胞转移到靶细胞中，进而发挥其独特的生物学功能。细胞分泌细胞外囊泡的过程在从细菌等低等生物到人类和植物等高等生物的整个进化过程中都是保守的。最初，该过程被认作是一种细胞排出废物的方式，后续的研究表明，细胞外囊泡不仅能够运送废物，还能将核酸、脂质等组分运输至靶细胞，参与调节靶细胞功能，是细胞间信号交流的重要机制之一，在维持细胞稳态、病理生理过程中发挥重要作用。

2. 细胞外囊泡鉴定

虽然由细胞分泌出来的所有膜囊泡都统称为细胞外囊泡，但实际上它们高度异质化包含众多性质来源均有显著差别的类群。由于这些类群在体积大小、表面标志等基本性状上存在重叠，因此难以将其单独分离提纯出来研究各自的生物学特性。可以根据透射电镜、免疫电镜和生化鉴定等技术手段深入了解其特性及生物发生过程。

3. 细胞外囊泡分类

基于 EVs 的大小、相似的形态学表现、组成成分存在重叠等特征，有必要将其命名方式加以规范化。目前人们根据 EVs 的尺寸大小、表面标志物等不同，将其分为外泌体、细胞微囊泡、外排体、膜颗粒、外泌体样囊泡、凋亡小泡等。也有趋势将前列腺小体、树突状细胞小体，纳米囊泡和类外泌体囊泡等统称为外泌体；将微粒、泡状囊泡、脱落囊泡、癌小体、迁移小体、神经球和凋亡小体等统称为微囊泡。目前主要研究两类：外泌体（exosomes）和微泡。外泌体很大的一个问题是难以从 EVs 中分离和纯化，并且很多 EVs 相关的功能并不一定只由外泌体引起。目前，科学家们正不断尝试探索新的分离和鉴定方法，以便更全面地描述不同类型细胞外囊泡的功能，并对其生物起源、产生过程、分泌及其分泌至靶细胞的机制进行更加深入的阐释。

（二）外泌体生物发生

1. 外泌体概述

外泌体是细胞外囊泡的一种，它是直径为 30～100nm、密度为 1.13～1.19g/mL 具有双层膜结构的小囊泡。Pan 等（1987）发现，在绵羊网织红细胞成熟过程中，向细胞外释放转铁蛋白受体的过程与一类小囊泡相关。随后在 1989 年，Johnstone 等将这样一类功能性囊泡定义为外泌体。

2. 外泌体形成

外泌体形成过程分为以下几步。首先，在胞外环境刺激下，细胞发生内吞，其细胞膜向内凹陷出芽形成一个封闭的囊泡，称为早期胞内体，随后早期胞内体逐渐成熟为晚期胞内体，并在转运必需内吞体分选复合物（ESCRT）、液泡蛋白质分选蛋白 4（Vps4）等的作用下向内出芽生成腔内囊泡（ILVs）将细胞质基质中相应的蛋白质与核酸选择性包裹其中。这种含有许多囊泡的胞内体称为多囊泡胞内体（MVBs）。之后 MVBs 与细胞膜融合，并在 Rab 家族蛋白作用下将其中的 ILVs 释放到胞外形成胞外体。其一般有两种去向，一部分通过与溶酶体融合，其内含物被溶酶体中的酸性水解酶降解；另一部分则在相应刺激下与细胞膜融合，从而将内部囊泡释放到细胞外。这种从 MVBs 释放到细胞外的膜性小囊泡即称为外泌体，外泌体的生物发生过程如图 1-1 所示，简单来讲就是细胞经过“内吞-融合-外排”等一系列过程分泌到细胞外具有双层膜的微小囊泡（Kalluri，2020）。

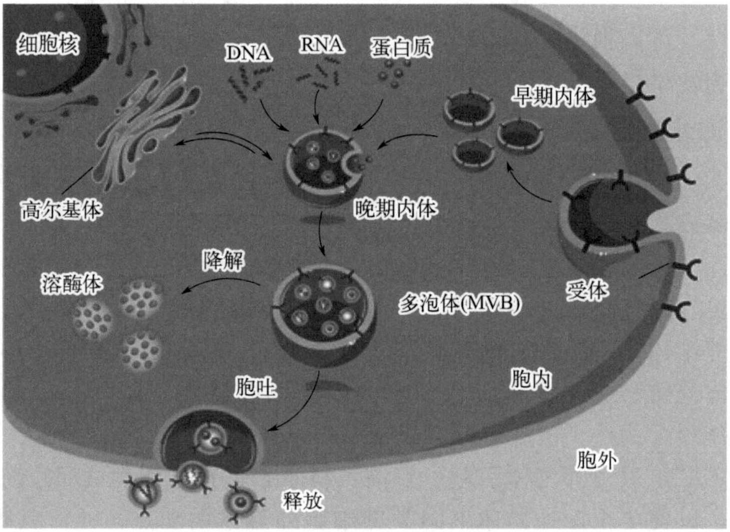

图 1-1　外泌体的生物发生

（资料来源：Gurunathan，2021）。

1996 年，人们发现 B 细胞内一些有膜结构的小囊泡表面可以表达主要组织相容性复合物（MHC）Ⅱ类分子，能激活 T 细胞，并且与红细胞内外泌体的形成和排出途径相似。此后，人们对外泌体的研究集中在它的免疫刺激作用。研究发现，抗原提呈细胞（APC）分泌的外泌体可以刺激 T 细胞的体外增殖和诱导体内的抗肿瘤免疫反应。从肿瘤细胞中分泌出的包含肿瘤抗原的外泌体则可以通过 APC 交叉呈递给细胞毒性 T 淋巴细胞（CTL），使其产生肿瘤杀伤作用——没用的废物变成有意义的东西。2013 年，诺贝尔生理学或医学奖授予了 James E Rothman、Randy W Schekman、Thomas C Südhof 三位在细胞囊泡方面贡献突出的科学家，外泌体迎来了“华丽转身”，也使外泌体研究达到了全新的高度。

二、外泌体的来源与生物学功能

研究表明，淋巴细胞、神经细胞、树突状细胞和肿瘤细胞等多种类型的细胞均可分泌外泌体，并广泛存在于人体各种体液（血液、尿液、精液、脑脊液、唾液、乳汁、羊水、腹水、胆汁、恶性渗出液、支气管细胞灌洗液等）中，通过受体细胞的内化作用，外泌体把仍保持活性的生物分子传递给受体细胞，介导细胞间物质与信息的交流。需要说明的是，正常细胞在生理状态下分泌的外泌体，其作用仍有待于进一步研究。

（一）肿瘤来源的外泌体

肿瘤细胞外泌体携带一系列功能性分子，包括病毒源性分子、致病性 RNA 和 DNA 片段，以及蛋白成分等，外泌体利用上述分子以多种机制介导肿瘤进程。通过细胞间信息交流，肿瘤细胞外泌体可以针对相邻的相同类型的细胞（自分泌效应）、邻近的不同类型细胞（旁分泌作用）或进入血液后达到远端的器官（内分泌效应）持续起到调控作用。外泌体在肿瘤微环境的主要功能包括促进原始肿瘤生长、侵袭及化疗耐药、刺激血管生成、激活基质成纤维细胞、改变肿瘤微环境和抑制宿主的抗肿瘤免疫反应（Nicolini，2021）。

1. 外泌体促进侵袭和转移

通过自分泌、旁分泌和内分泌等方式，外泌体可以在局部和远处的转移位点形成有利于转移和侵袭的细胞微环境。癌细胞分泌的外泌体富含与细胞周期相关的 mRNA，可促进内皮细胞的增殖，进而促进肿瘤的生长和转移，如胃癌细胞分泌的外泌体通过激活 PI3K/AKT 和丝裂原活化蛋白激酶/细胞外调节蛋白激酶信号通路促进细胞的增殖。在肿瘤侵袭期间，外泌体可以促进肿瘤细胞和周围间质细胞间的通信，如胃肠道间质细胞瘤向周围间质释放含有蛋白酪氨酸激酶的外泌体，诱导平滑肌祖细胞向癌细胞的细胞表型转化。

2. 外泌体促进肿瘤部位的血管生成

血管生成对肿瘤生长和转移至关重要，肿瘤来源的外泌体通过将 miRNA 转移至内皮细胞来调节肿瘤血管生成，具体通过两个途径来实现：一是 miRNA 通过非细胞自主机制影响内皮细胞的活性；二是内皮细胞中的 miRNA 调节细胞的自主行为。例如低氧条件下，肺癌细胞释放携带有 miR-23a 的外泌体，靶向脯氨酰羟化酶和紧密连接蛋白 ZO-1，最终促进血管生成、改变血管通透性。除此以外，在肿瘤细胞缺氧时，从培养基中分离的外泌体会大量增加，这表明外泌体可以调节肿瘤部位的低氧微环境。乳腺癌细胞分泌的外泌体可以通过血管内皮细胞中蛋白酶激活受体2介导的EGF信号通路促进肿瘤部位的血管生成。胶质母细胞瘤样干细胞分泌的外泌体可以将血管内皮生长因子A（VEGF-A）靶向运输到内皮细胞，从而促进血管生成。

3. 外泌体有助于肿瘤微环境中的上皮间充质转化（EMT）

上皮-间质转化（EMT）是癌症进展中转移的关键基础。在EMT过程中，癌细胞获得多种特性，如自我更新能力、抗凋亡能力和启动肿瘤形成能力。所有这些特性帮助少数癌细胞在远处器官定植，并将其转化为继发感染部位。在EMT过程中，癌细胞会产生辐射抵抗和化学耐药性，这使得癌症治疗更具挑战性。ABC转运蛋白是将药物泵出癌细胞的主要分子成分，其结果是导致癌症中的药物耐药性；EMT调节的几种转录因子会改变癌细胞中的细胞凋亡现象，靶向信号通路可能是减少EMT和肿瘤治疗耐药性的一种有前景的方法。多种信号通路参与肿瘤细胞的EMT过程，EMT由一个成熟的信号系统-转化生长因子（TGF-β）/Smad信号通路调控。胃癌和神经胶质瘤细胞研究表明，TGF-β受体抑制剂LV2109761和LV364947可阻止电离辐射引起的EMT，增加肿瘤细胞的辐射敏感性。

研究结果显示：外泌体中的多种蛋白、miRNA参与了肿瘤细胞的EMT过程，影响肿瘤的侵袭与转移能力。肿瘤细胞来源外泌体可通过传递促进EMT的相关信息，诱导EMT发生，提高细胞的侵袭能力，进而引起肿瘤转移。除去肿瘤细胞外，其他来源的外泌体亦可能携带着相关信息，诱导肿瘤细胞发生EMT。如T细胞来源的外泌体可通过上调β-catenin/NF-κB/Snail信号通路促进人食管鳞状细胞癌细胞发生EMT，有利于癌细胞的侵袭和转移。

进一步研究表明，外泌体中含有多种EMT诱导剂，其中包括肿瘤坏死因子α，β（TNF-α，β）、白介素6（IL-6）、蛋白激酶B、整合素连接激酶-1（ILK1）、β-catenin、EB病毒潜伏膜蛋白（LMP）等。LMP因其对EMT的诱导作用而被认为是鼻咽癌转移的表型。研究发现当正常人表皮黑色素细胞系HEMA-LP、NHEM-C与黑色素瘤细胞系A375或SKMEL-28来源的外泌体共培养后，细胞中EMT的关键调节因子ZEB2和Snail2的表达量明显升高，说明黑色素瘤细胞分泌的外泌体可促进EMT发生，影响肿瘤转移。口腔鳞状细胞癌细胞（OSCC）在上皮生长因子（EGF）的刺激下，会分泌含有大量上皮生长因子受体（EGFR）的外泌体。此外泌体能够进入并转化上皮细胞，导致波形蛋白表达上调，纺锤形细胞数量增加，上皮细胞出现间充质转化现象。肿瘤相关巨噬细胞（TAMs）是肿瘤微环境中宿主免疫细胞的主要类型，它们具有调节肿瘤侵袭性、局部肿瘤免疫和血管生成等功能。研究者发现，EMT 转录因子 Snail 可以直接激活 TAMs 中 *miR-21* 的转录，从而产生富含 *miR-21* 的肿瘤来源的外泌体。通过敲除 *miR-21*，可以减弱 Snail 诱导的 TMAs 的 M2 极化，从而抑制血管生成和肿瘤生长。

4. 外泌体增强肿瘤细胞的耐药性

癌细胞通过向外分泌外泌体的方式排出化疗药物，从而增强其对化疗药物的抵抗力。研究显示：NCI60 细胞系对抗癌药物的耐药性与外泌体的分泌数量呈正相关关系。另外，外泌体还以其他方式增强癌细胞的耐药性。例如，当肺癌细胞系暴露于顺铂时，其分泌的外泌体中与顺铂敏感性相关的几种 miRNA 和 mRNA 含量明显增多。来自肝癌细胞的外泌体富含长链非编码 RNA-ROR，可以通过 TGF-β 信号通路来减少化疗过程中的细胞死亡数量，增强癌细胞耐药性。癌细胞分泌的外泌体中细胞凋亡抑制剂 IAP 的高表达也与疾病进展和其耐药性相关。同时，外泌体 PD-L1 也能够促进 PD-L1 抗体治疗的耐受性，在 PD-L1 抗体治疗无效的前列腺癌中，PD-L1 和外泌体共同促进前列腺癌细胞生长。

（二）干细胞来源的外泌体

干细胞来源的外泌体是干细胞在静息或缺氧应激、辐照、氧化损伤等刺激下分泌产生的细胞外囊泡，其功能与干细胞的功能密切相关。现有研究已证明间充质干细胞外泌体在减少心肌梗死面积、减轻肢体缺血、增进伤口愈合、改善移植物抗宿主病、减少肾损伤、促进肝再生、减轻视网膜损伤，以及改善软骨和骨再生等方面具有重要作用（Abdulmalek，2024）。

1. 干细胞外泌体可促进免疫调节

间充质干细胞（MSCs）来源的外泌体可通过抑制淋巴细胞增殖并诱导其向抗炎表型分化，发挥重要的免疫调节功能。研究显示，脂肪源性 MSCs 外泌体可显著抑制 T 细胞的分化、激活与增殖，同时减少促炎性细胞因子干扰素 γ（INF-γ）的产生。此外，MSCs 外泌体能够促进辅助性 T 细胞从促炎型 Th1 向抗炎型 Th2 转换，显著降低白介素 1β（IL-1β）和肿瘤坏死因子 α（TNF-α）等促炎因子水平，同时上调转化生长因子 β（TGF-β）等抗炎因子浓度。

在巨噬细胞调控层面，MSCs 外泌体可诱导巨噬细胞向抗炎型 M2 表型极化，并促进其分泌抗炎性细胞因子。在脂多糖（LPS）诱导的巨噬细胞炎症模型中，人脐带 MSCs 外泌体可显著下调 TNF-α 和 IL-1β 表达，同时上调 IL-10 水平。动物试验进一步证实，该外泌体可降低严重烧伤大鼠血清中 TNF-α 和

IL-1β 浓度，升高 IL-10 水平，从而有效缓解烧伤引发的过度炎症反应。在肥胖相关代谢性炎症领域，白色脂肪组织的低度慢性炎症是诱发胰岛素抵抗和代谢综合征的关键因素。肥胖个体的白色脂肪组织中，巨噬细胞数量显著增加，且向高表达诱导型一氧化氮合酶（iNOS）和 TNF-α 的促炎型 M1 表型极化，进而驱动胰岛素抵抗。与之形成对比的是，瘦弱个体的白色脂肪组织中巨噬细胞主要呈现高表达 IL-10 和精氨酸酶 1（Arg-1）的抗炎型 M2 激活状态，维持局部免疫与代谢稳态。研究发现，脂肪 MSCs 外泌体可通过转移活性信号转导和转录激活因子 3（STAT3），诱导巨噬细胞向高表达 Arg-1 和 IL-10 的 M2 表型极化，有效抑制炎症反应，为改善肥胖相关代谢紊乱提供了新的干预策略。

2. 干细胞外泌体促血管新生

来自内皮祖细胞的外泌体携带有促血管生成的 miRNA，能在静止的内皮细胞中水平转移而激活血管形成。当 MSC 外泌体与血管内皮细胞共培养时，外泌体可被血管内皮细胞摄取并内化，使血管内皮细胞同样高表达 MSC 外泌体携带的促血管 miRNA。脂肪间充质干细胞（ASCs）可促进血管内皮的增生，并且血小板衍生的生长因子可促进 ASCs 释放增强血管生长潜力的外泌体。人脐带 MSCs 分泌的外泌体与体外培养的人脐静脉内皮细胞共培养时，内皮细胞成管状结构更加明显，内皮细胞迁移更加良好。

3. 干细胞外泌体促进细胞增殖、抑制细胞凋亡

在甘油诱导的严重联合免疫缺陷型小鼠急性肾损伤模型中发现，骨髓间充质干细胞外泌体具有保护肾功能的作用，其修复能力与其母体细胞无显著性差异。通过上调 *bcl-xl*、*bcl2*、*birc8* 等抗凋亡基因，下调 *Casp1*、*Casp8*、*LTA* 等促凋亡基因，同时活化细胞外信号调节激酶，MSC 外泌体促进细胞增殖，抑制细胞凋亡，从而发挥组织修复作用。此外，外泌体可通过转运 RNA 诱导靶细胞合成一些因子（如肝细胞生长因子）、血管内皮细胞生长因子（VEGF）等激活信号通路，调控靶细胞的细胞周期活动，最终促进其增殖。

三、外泌体的分离和鉴定

（一）外泌体的分离方法

分离纯化是外泌体基础研究与临床应用的首要步骤，同时也是当前外泌体领域的瓶颈。根据样品性状和成分的差异，分离中需要将外泌体同微囊泡、高丰度蛋白（如血清中的血清白蛋白等）和蛋白质复合物进行区分。目前，外泌体的分离与富集方法主要分为超速离心法、超滤法、层析法、化学沉淀法、微流控芯片技术及超声纳滤等。这些方法各有优势，总结于表 1-1 中。总的来说，外泌体的纯度与分离条件和时间成正比（Wang，2024）。

表 1-1 常见外泌体分离方法优缺点

方法	优点	缺点
超高速离心法	适合大体积样本，低成本（不考虑设备折旧），无需添加化学试剂	效率取决于样本特性（如黏度），耗时久，得率低
超滤法	耗时最短、不超过 1h，无体积限制，杂蛋白相对较少，无需添加化学试剂	得率取决于超滤膜类型，可能因堵塞导致外泌体丢失，过滤效果受诸多因素影响（如温度、黏度、样本浓度等）
层析法	排阻层析可有效去除脂蛋白，免疫亲和层析操作简便、特异性高、有商业化试剂盒	排阻层析操作复杂，需色谱技术，无优化试剂盒；免疫亲和法成本高、无法捕获所有外泌体
化学沉淀法	操作极简便，商业化试剂盒普及	聚合物污染严重，纯度最差，可能影响后续生物学试验
微流控芯片法	特异性高，可实现高通量分离或功能化修饰（如靶向富集），适合稀有样本	技术复杂，成本高；多数处于实验室研究阶段，临床转化较少
超声纳滤	纯度高、产量高、耗时短（半小时左右）、操作方便	芯片耗材、过滤效果受诸多因素影响（如黏度、样本浓度等）

1. 超速离心法

超速离心法是最常见的一种方法。由于分离纯度高，对外泌体的破坏较小，该方法被视为外泌体提取的“金标准”。其中以差速离心法最常用，具体试验步骤如下：首先，依据试验需求选取合适样本，如细胞培养上清液、血浆、尿液等。收集样本时需避免细胞碎片及大颗粒物质污染。将样本置于离心管中，使用低速离心机在 4℃条件下以 4000r/min 离心 20min，去除细胞碎片和大颗粒杂质。随后将上清液转移至新的离心管，再次通过低速离心机以 8000r/min 离心 20min，进一步清除残留的细胞碎片及微囊泡。接着将二次离心后的上清液转移至超速离心管，使用超速离心机在 4℃环境下以 100000r/min 离心 1.5h，使外泌体沉淀于管底。若需更高纯度的外泌体，可通过提高离心力并延长离心时间进一步纯化。最后，将沉淀用 PBS 或其他缓冲液洗涤以去除杂质，分装后保存于−80℃冰箱，避免反复冻融。

2. 超滤法

超滤法是另外一类主流外泌体分离方法，其以预分离样品中组分大小不同来进行分离，一般分为两个步骤，首先用孔径大于外泌体粒径的滤膜或离心法去除大颗粒，然后再以孔径较小的超滤膜截留外泌体，从而实现外泌体的富集。超滤的装置一般为连续分级过滤装置，综合运用了死端过滤和切向流过滤的原理，以获得纯化的外泌体。超滤法是当下最简便快捷的方法，仪器设备要求低，更利于在尿液等大体积样本中富集外泌体。由此原理还衍生出基于超滤膜与颗粒扩散率的场流分离技术。这两种方法主要利用外泌体在不同溶液中的动态颗粒大小不同，结合超滤技术达到分离外泌体的目的。总的来说，超滤法分泌外泌体具有快速简便的特点，但是，超滤法仍然无法解决外泌体组分中脂蛋白污染的问题，导致该类方法往往局限在外泌体核酸组分的分析中。

3. 层析法

为了排除蛋白质污染，研究者开发了排阻层析法，利用排阻层析柱里的多孔固定相，使高丰度蛋白、蛋白复合物等较小颗粒在层析柱内保留更长时间，从而实现按粒径对样品进行分离。收集特定组分的流出液，即可获得外泌体。该方法的主要优势是有效去除脂蛋白，劣势是操作复杂且需要熟练的色谱技术，且现阶段也没有优化的商业化试剂盒可供使用。另一类常用的外泌体分离方法是免疫亲和层析法，它利用外泌体膜上存在的特定蛋白，通过抗原与抗体之间的免疫亲和作用来捕获外泌体。该方法通常使用磁珠负载针对外泌体膜蛋白的特异性抗体，亲和捕获外泌体，最终利用常规离心或磁力吸附来获取外泌体。利用已知的外泌体表面标志物 CD9、CD63 和 CD81 等膜蛋白，目前已有多种商业化的免疫亲和试剂盒可用于分离和纯化外泌体。该方法操作简便，但是成本高昂，而且其局限性也相当明显，即目前尚未鉴定出表达于所有外泌体表面的特异性膜蛋白，导致用抗体磁珠无法富集所有外泌体。但这种方法对研究特定疾病（如恶性肿瘤）来源的外泌体及微量稀有样本却有不可取代的作用。有时为了得到纯化的外泌体，研究者也会将多种方法结合来富集和纯化外泌体。

4. 化学沉淀法

作为另一种操作简便的外泌体分离方法，化学沉淀法主要利用聚乙二醇（PEG）一类的聚合物在样品溶液中聚合析出，促使外泌体沉淀。聚合物将水分子结合在一起，使溶解性较低的成分从溶液中析出并沉淀。该方法操作简便，不少商业化试剂盒都是基于这个方法提取外泌体，但是，该方法被广泛认为可引入聚合物污染，不适用于后续生物学试验。比较差速离心、超滤、密度梯度离心和 PEG 沉淀法，无论在何种样本中提取，PEG 沉淀法获得的外泌体纯度最低。因此，有研究采用先差速离心再 PEG 沉淀的方法用于外泌体蛋白质组研究中，有效避免了上述污染问题。

5. 微流控芯片法

利用微流控及芯片等物理手段捕获微流体中的外泌体是一个新兴且迅速发

展的方向。如利用超声波、纳米硅毛、黏弹性微流控芯片及 ExoChip 等技术分离、提纯或特异性富集外泌体。最近，有研究者利用外泌体膜表面的脂质双分子层上亲水性的磷酸基团暴露在外部的特性，使用了纳米级二氧化钛（TiO_2）颗粒对外泌体进行了有效富集。

6. 超声纳滤

基于超声纳滤的新型外泌体分离方法，突破传统膜分离技术瓶颈，将负压振荡和双耦合超声振荡系统作用于纳米超滤芯片上，样本中的游离核酸与蛋白等杂质通过纳米孔快速去除并截留 EVs，实现 EVs 的富集和纯化。负压振荡系统（NPO）结合双耦合谐波振荡系统（HO）作用于纳米超滤芯片；样本中的游离核酸与蛋白等杂质通过纳米孔快速去除并截留外泌体，从而纯化富集外泌体。

如图 1-2 所示，仪器中的探针会将样本从上面的进样口加到芯片中，同时仪器会给芯片的两个出口提供交替的负压，当左边连接负压时，样本中游离的蛋白和核酸会随着滤液被去除，大于纳米孔径的外泌体会被截流在芯片中，当右边切换成负压的过程中，两层膜上引起振荡能够吸附在滤膜表面的外泌体重悬于腔体中的液体中继续分离，从而实现外泌体的分离和富集。为了进一步提高分离速率和纯度，将双耦合谐波振荡系统引入到双膜滤波器中，以产生横波。横波会使外泌体在滤膜上运动，进一步使游离的核酸和蛋白被有效去除，从而提高了外泌体分离纯化的处理速度和纯度。

（二）外泌体的鉴定方法

根据定义，外泌体基本不存在严格意义上的分子靶标，故常规的蛋白质印迹（Western Blotting）和酶联免疫吸附试验等分子靶标检测仅适合为外泌体提供辅助证据，现有的外泌体鉴定的金标准仍然是颗粒直径。但由于其物理性状（粒径小、蛋白质丰度低和整体的异质性）限制，目前对外泌体的直接鉴定手段十分有限，常见的主要包括电子显微镜、动态光散射、纳米粒子跟踪分析和流式细胞术。

1. 电镜鉴定

外泌体颗粒直径处于 30～100nm 范围，处于光学显微镜极限分辨率（约 200nm）以下，对其直接观测需要使用电镜（EM）来完成。EM 是一项通过电子表征和可视化物体的技术，当电子束穿过样品时，会产生次级电子，使用特殊镜头可以收集和放大这些次级电子，通过探测器创建样品图像。在生物样品研究中，广泛使用的 EM 是透射电子显微镜和冷冻电子显微镜。

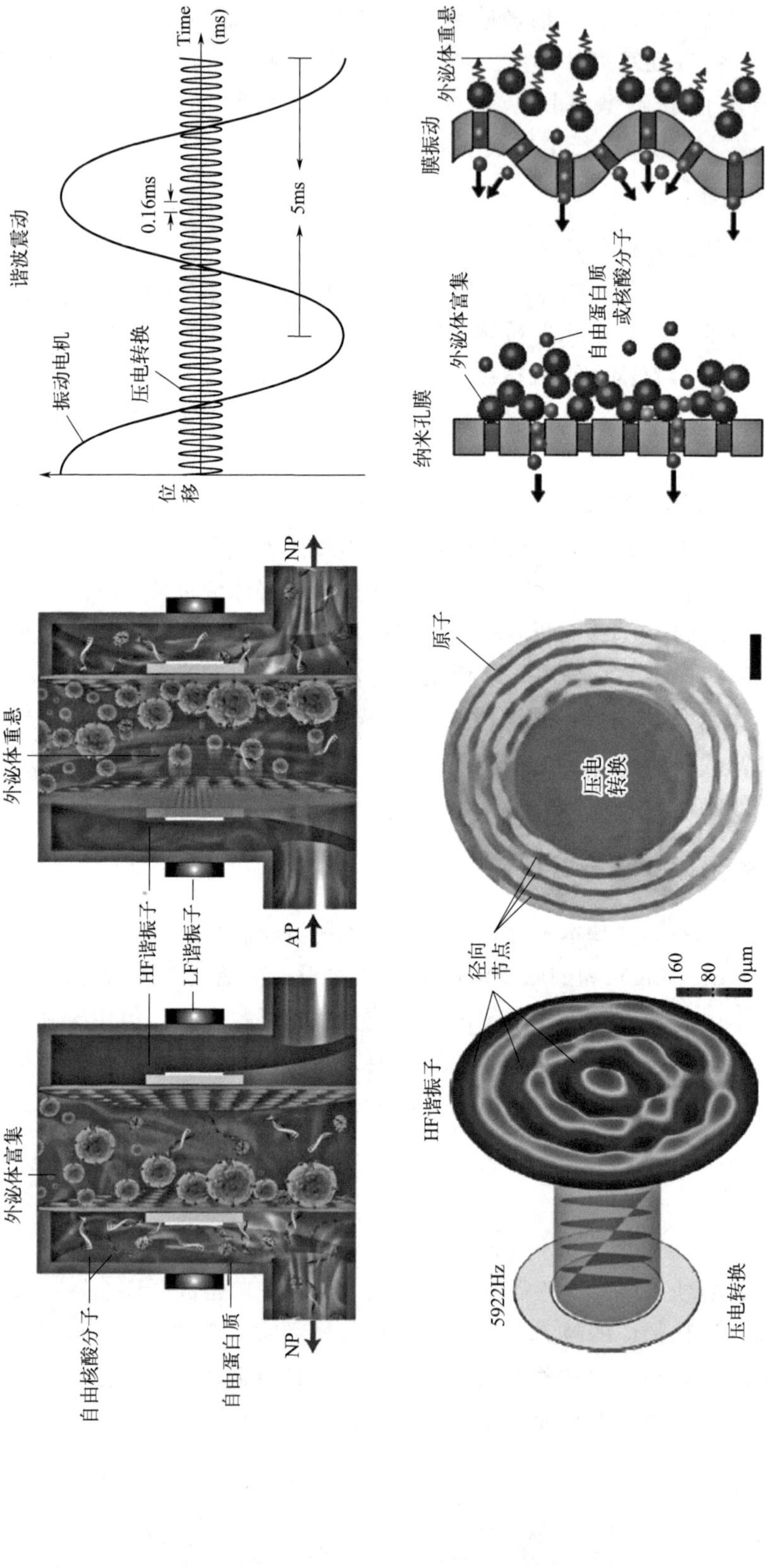

图 1-2　超声纳滤分离外泌体示意图（Chen YC，2021）

EM可对外泌体的形状、结构、聚集状态进行直接观测，通过测量与计算可了解外泌体的大小和颗粒密度。此外，结合免疫标记等手段，EM还能对外泌体的表面标志物和内容物进行检测。然而，EM观察外泌体需要经过复杂的样本制备流程，包括吸附、固定、干燥、镀膜或蚀刻等多个步骤，具有较高技术难度。由于观测体积的限制，对待检外泌体样品的浓度有较高要求，且难以全面了解样品的整体状况。

2. 动态光散射法鉴定

动态光散射（DLS）也称光子相关光谱技术，当激光照射到悬浮液中的颗粒时，光会向各个方向散射，在某一方向上，颗粒的布朗运动使观测到的散射光强度随时间而波动，且每个发生散射的颗粒之间的距离一直随时间变化。来自不同颗粒的散射光因相位不同产生建设性或破坏性干涉，得到的散射光强度随时间波动的曲线带有引起散射的颗粒随时间移动的信息。DLS能够测量直径为1nm至6μm的颗粒。但大颗粒散射光过强，会影响小颗粒的检测，只有当悬浮液中颗粒均匀一致时，检测的数据才可靠，因此对于粒径分布范围较广且异质性高的样品如外泌体，DLS测定并不准确。

3. 纳米颗粒跟踪分析技术鉴定

纳米颗粒跟踪分析技术（NTA）也是基于颗粒布朗运动的一种检测方法，它用窄束激光照射颗粒悬浮液，通过安装在光学显微镜上的高灵敏度相机视频记录一定时间内被照射粒子的移动，跟踪每个粒子的位移并绘制为时间的函数，经计算分析处理后获得悬浮液中颗粒的浓度、粒径分布、众数和平均粒径。NTA的检测下限低至直径为30nm的小颗粒，且样品的制备和检测快速简单。但该技术也存在局限性：上样量较大，约1mL，样品需进行稀释，这对珍贵样品存在一定限制；NTA测量的最佳颗粒浓度的动态范围狭窄，仅为2×10^8～20×10^8个/mL，只有在此范围内才能避免大颗粒覆盖较小颗粒的重叠效应。

总的来说，DLS和NTA技术均基于测定颗粒的运动速度，将其代入Stokes-Einstein方程计算出颗粒大小和分布情况。相对而言，基于视频进行颗粒识别、追踪和测定的NTA技术可更好地对样品中颗粒的粒径分布信息进行表征。但这两种方法均在很大程度上受样品黏度、浓度和环境温度的影响（均为Stokes-Einstein方程中的常数项），同时，对样品中颗粒的检测分辨率也不够高，无法明确区分不同大小的颗粒，存在测量准确性不足的缺点。

4. 流式鉴定法

流式细胞术（FCM）是用激光照射悬液中的单细胞或其他颗粒，通过光学或电子检测器进行散射光信号和标记的荧光信号检测，从而快速、高通量地对细胞或颗粒群体进行多参数表征的一种生物技术。常规的流式细胞仪几乎无法检测到直径小于 200nm 的颗粒，因为外泌体直径处于常规 FCM 的检测范围外，所以对外泌体进行流式检测时要对设备进行技术改进。目前市面上多数声明可用于外泌体检测的流式细胞仪均通过技术手段提高检测灵敏度，大幅度降低检测下限，但多数外泌体仍处于检测下限附近，难以准确鉴定。最近市场上出现的超高灵敏度流式细胞仪（nanoFCM 或 HSFCM）进行了原理上的改进，可对直径小至 24nm 的粒子进行散射光检测，成功实现单个外泌体水平的流式检测，可对外泌体样品进行定性鉴定与定量分析，具有极高的分辨率，还可通过荧光抗体标记对外泌体进行标志物分析。

除了上述技术，还有其他外泌体鉴定方法可供选择，如拉曼光谱、荧光相关光谱、电阻脉冲传感、脉冲激光激活细胞分选仪、X 射线显微镜和受激发射损耗显微镜等。

第五节　外泌体作为疾病诊断生物标志物

在生命科学与医学研究的前沿领域，外泌体凭借其独特的生物学特性，成为精准医学时代极具潜力的生物标志物与药物递送载体。从最初被视为细胞代谢的“废弃物”，到如今被揭示为携带蛋白质、核酸、脂质等生物分子的“信息载体”，外泌体的研究历程不仅重塑了人们对细胞间通讯的理解，更在疾病诊断、预后评估及治疗干预中展现出广阔的应用前景。

一、外泌体的组分分析及标志物寻找

（一）外泌体组成

外泌体具有磷脂双分子层结构，主要由脂类、蛋白质以及核酸等物质组成，其中蛋白质成分和核酸成分是外泌体发挥功能的重要组分（图 1-3）。

1. 外泌体关键物质-蛋白质

不同细胞来源外泌体内部的成分各不相同，对这些成分的有效检出是进行疾病诊断的基础。蛋白质的检测方法主要有 SDS-PAGE 凝胶电泳、二维电泳、蛋白质芯片、免疫电镜、LC-MS/MS 等。

通过质谱分析发现不同来源的细胞外泌体中存在一类共同蛋白，包括膜转运和融合相关蛋白（GTPases，annexins，Hotillin）、多泡体产生相关蛋白（Alix，TSGl01）、分子伴侣（HSP70，HSP90）、整合素和四跨膜蛋白超家族（CD63、CD9、CD81、CD82 等），这些成分反映了外泌体的生物起源。同时，外泌体中还存在另一类蛋白，它只存在于特定细胞来源的外泌体中，与来源细胞的生物学功能密切相关，称之为特异性蛋白，如 DC 细胞来源的外泌体一般表达较高水平的具有抗原呈递作用的相关蛋白，包括 MHC-Ⅰ和 MHC-Ⅱ类分子、热休克蛋白（Hsp）、黏合素等；肿瘤来源的外泌体中含有与肿瘤侵袭、转移及免疫耐受相关的蛋白，如 MET、PD-L1 等（Chen，2018）。不同细胞来源的外泌体，其 RNA 组分和蛋白组分有很大差异；正是这些不同 RNA 和蛋白组分的外泌体在不同细胞间相互传递使得细胞间进行物质和信息的交流。同时，也使得人们能够通过寻找这些特异的蛋白或核酸，作为疾病诊断的标志物。

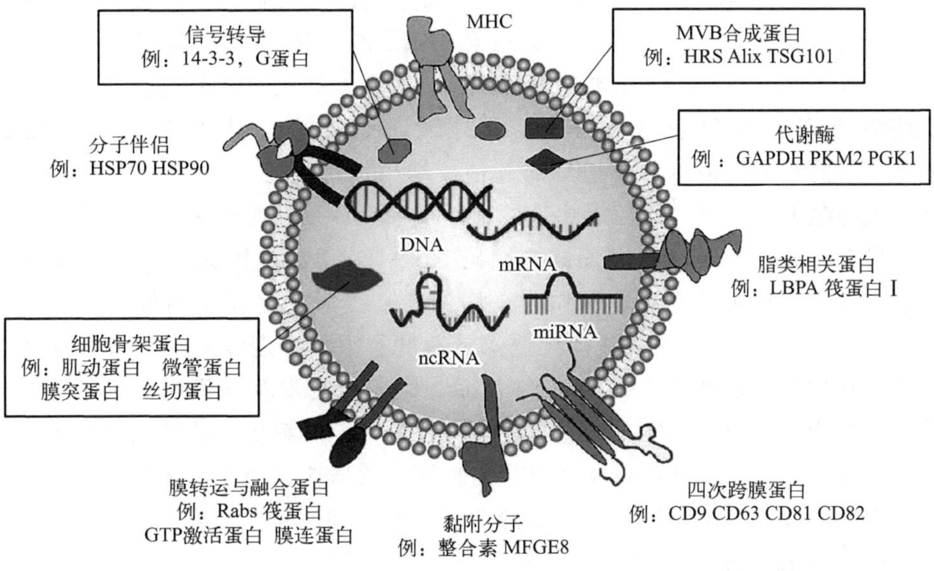

图 1-3　外泌体组分示意图（外泌体含有复杂的内容物，包括蛋白质、mRNA、miRNA、ncRNA、DNA 等）

（资料来源：Peng H，2020）。

2. 外泌体蛋白质与肿瘤

Hoshino 等（2015）的一项研究表明各种类型肿瘤衍生的外泌体优先驻留到特定位置的细胞。这种器官特异性转移的概念认为，由器官特异性细胞摄取的外泌体准备并诱导形成转移前的微环境。外泌体的蛋白质组学分析揭示不同的整合素表达模式可能指示外泌体优先靶向特定细胞类型或器官。整合素

$\alpha_6\beta_4$ 和 $\alpha_6\beta_1$ 与肺转移相关，而外泌体整合素 $\alpha_v\beta_5$ 与肝转移相关。靶向这些整合素可依次降低外泌体摄取以及肺和肝转移，为肿瘤靶向治疗提供良好的靶点。

（二）外泌体标志物寻找

1. 外泌体核酸（RNA）

外泌体核酸包括微小 RNA（microRNA、miRNA）、mRNA、lncRNA 以及 DNA。外泌体的脂质膜结构可以防止内部 miRNA 的降解，其包含的 miRNAs 比细胞内 miRNAs 呈现出更高的浓度，因此外泌体 miRNAs 在肿瘤诊断方面具有很大的优势。研究证实外泌体 miRNAs 在肿瘤发生及发展中表达失调，且肿瘤患者与正常人群之间存在差异表达。胰腺癌患者外泌体中 4 种蛋白（CD44V_6、Tspan8、EpCAM 和 CD104）及 4 种 miRNA（miR-1246、miR-4644、miR-3976 和 miR-4306）高表达，可达到区分胰腺癌与健康人及良性胰腺疾病的目的。此外，胰腺癌患者 miR-17-5p 和 miR-21 的含量显著升高，尤其是高水平的 miR-17-5p 可能与胰腺癌的转移有显著关系。研究者通过对激素抵抗型前列腺癌患者进行 RNA 测序及 qRT-PCR，从而对血浆外泌体 miRNAs 的临床价值进行了详细的评估，结果发现外泌体 miR-1290/miR-375 有望成为激素抵抗型前列腺癌患者的诊断及预后评估的生物标志物。

另有研究报道外泌体中长链非编码 RNA-HOXA 基因簇末端转录本在胃癌患者表达水平明显升高，可作为胃癌诊断和预后的潜在生物标志物（倪修凡，2020）。由于传统的核酸检测技术灵敏度有限，最近涌现出很多外泌体核酸检测新技术，如微滴式数字 PCR 技术、微流控技术及分子信标技术等，进一步提高检测灵敏度并实现高通量的核酸检测，同时解决了传统核酸检测方法操作复杂的问题，在肿瘤诊断中显示出良好的临床应用前景。随着核酸检测技术的不断发展，外泌体核酸在肿瘤的无创诊断中将会起到至关重要的作用。

2. 外泌体蛋白

外泌体内包含有多种反映其亲本细胞特征的蛋白分子，可作为肿瘤诊断的分子标志物。2015 来自美国 M. D 安德森肿瘤中心研究者们通过分析大量的胰腺癌患者血清样本分析发现，相比正常人，胰腺癌患者血清中外泌体磷脂酰肌醇蛋白聚糖 1（glypican1，GPC-1）阳性率显著增高。进一步研究发现，GPC-1 阳性外泌体在早期胰腺癌患者的血清中丰度显著高于正常人群，Glypican-1 circulating 外泌体（GPC-1）在胰腺癌患者的血清中具有绝对的特异性和敏感性，能够区分健康受试者和良性患者以及胰腺疾病早期和晚期胰腺癌患者，明显优于现有的检测指标 CA-199，另外，对 GPC-1 阳性的外泌体进行定量，可间接反映胰腺癌瘤体的大小，且可早于核磁共振发现胰腺上皮细胞的病变。这一发现可能会给胰腺癌患者的命运带来颠覆性的改变。

对于多发性骨髓瘤和白血病，已经证明外泌体的致病作用，特别是通过miRNA、mRNA和蛋白质的转移。Roccaro等（2013）研究发现从骨髓瘤骨髓基质细胞分离的外泌体的蛋白质富集了致癌蛋白、细胞因子和激酶，包括IL-6、CCL2和纤连蛋白。这支持了骨髓基质细胞不仅通过旁分泌机制如生长因子支持肿瘤发生的观念，而且通过直接从外泌体转移miRNA和蛋白质，为恶性克隆的扩展创造了有利的肿瘤微环境。

3. 外泌体脂质及其他小分子代谢物

脂质是囊泡的主要组成成分，外泌体、微囊泡和凋亡小体的脂质组成大体相似，脂类分子主要用以维持其外部形态。外泌体脂质及其他小分子代谢物仅存在极小的差别，这些细微的差别同样值得研究。它们在外泌体中可作为信号分子参与肿瘤的生物学过程。2017年，澳大利亚研究人员通过高通量质谱定量脂质组学分析在前列腺癌患者和健康对照人群的尿液与细胞培养液外泌体中存在的几种差异脂质，进一步证实外泌体脂质在前列腺癌中具有诊断价值（Skotland，2017）。2018年，芬兰赫尔辛基大学的研究人员探究了前列腺癌患者前列腺切除术前和术后尿液和血小板外泌体中的小分子代谢物水平，结果显示外泌体中的小分子代谢物与肿瘤发生发展相关（Clos-Garcia，2018）。因此，外泌体中的这些脂质成分及小分子代谢物在某种程度上也反映了疾病的状态。

由于外泌体具有许多天然的优势，例如：外泌体可保护其中的核酸类物质，防止其迅速降解；外泌体的形成与亲源细胞的状态密切相关；针对外泌体内容物的检测比传统的肿瘤标志物更具有特异性；外泌体广泛存在于多种体液样本中，以其为基础的肿瘤诊断可在病情发展过程中及时监测分子标志物的变化，这种检测更易监控且样本更易收集。这些都为外泌体真正用于临床肿瘤早期诊断开辟了一条重要的途径。分析外泌体中蛋白质、RNA、DNA的组成可以确定其组织来源，进而分析疾病和健康状态下其他指标的差异就可以寻找到诊断的分子标志物。因此，通过提取体液中外泌体作为诊断手段比单纯检测体液中游离的一些生物学指标更具特异性和敏感性。外泌体预示着细胞的病变，远早于组织和器官病变，对疾病早期诊断、分析良恶性、降低误诊率及减少侵入性检查的风险有意义。商品化试剂盒的出现使外泌体的提取更加便捷。据不完全统计，截至目前外泌体相关的临床试验大约有80多项，美国占比最多，其次是中国大陆和中国台湾。大致分布如图1-4所示：

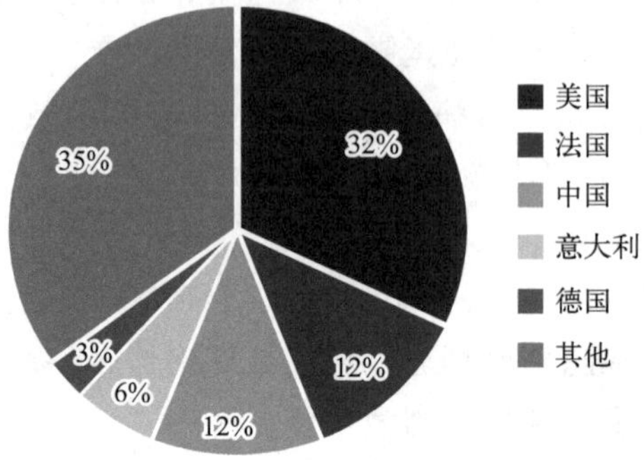

图 1-4　外泌体相关诊断标志物临床试验统计地区占比图（彩图见插页）

二、外泌体作为生物标志物的优势和挑战

外泌体是细胞分泌的纳米级膜泡，在疾病诊断和治疗监测中具有巨大潜力。以下是外泌体作为生物标志物的优势和挑战：

（一）外泌体优势

1. 来源广泛

外泌体可由几乎所有类型细胞分泌，包括肿瘤细胞、免疫细胞、干细胞等，且存在于多种生物体液中，如血液、尿液、脑脊液、唾液等。这使得在不同疾病状态下，都有可能通过相应体液检测到与疾病相关的外泌体生物标志物，为疾病的诊断和监测提供了丰富的样本来源。

2. 稳定性高

外泌体具有脂质双分子层膜结构，这使其内部的蛋白质、核酸等生物分子能够得到有效的保护，不易被体液中的核酸酶、蛋白酶等降解。与游离的生物分子相比，外泌体中的生物标志物在生物体液中能保持相对稳定的状态，更有利于准确检测。

3. 特异性强

不同细胞来源的外泌体具有特定的蛋白质、脂质和核酸组成，这些成分可以反映其来源细胞的生理和病理状态。例如，肿瘤细胞分泌的外泌体中可能含有与肿瘤发生、发展相关的特异性蛋白质和核酸标志物，通过检测这些标志物，有助于对肿瘤的类型、分期等进行准确判断。

4. 微创或无创检测

由于外泌体可以在多种体液中检测到，因此可以通过非侵入性或微创性的方法获取样本，如血液采样、尿液采集等，避免了传统组织活检等方法给患者带来的痛苦和风险，尤其适用于疾病的早期筛查、长期监测以及不适合进行有创检查的患者。

5. 动态监测疾病

在疾病的发生、发展过程中，外泌体的组成和含量会随着疾病状态的变化而发生动态改变。通过定期检测体液中外泌体生物标志物的变化，可以实时反映疾病的进展情况、治疗效果以及是否存在复发等，为临床治疗方案的调整和优化提供重要依据。

（二）外泌体挑战

1. 分离和纯化技术有待完善

目前，外泌体的分离和纯化方法主要有超速离心法、超滤法、免疫磁珠法等，但这些方法都存在一定的局限性。例如，超速离心法耗时较长、设备要求高；超滤法可能会导致外泌体的损失或污染；免疫磁珠法成本较高且可能存在非特异性结合等问题。因此，需要进一步改进和优化现有的分离纯化技术，以提高外泌体的获取效率和纯度。

2. 缺乏统一的标准和规范

由于外泌体的研究尚处于不断发展阶段，目前在样本采集、处理、检测以及结果分析等方面还缺乏统一的标准和规范。这使得不同实验室之间的研究结果难以进行有效的比较和验证，也给外泌体生物标志物的临床转化应用带来了一定的困难。

3. 检测技术的灵敏度和特异性不足

虽然外泌体中含有丰富的生物标志物，但这些标志物的含量通常较低，需要高灵敏度和高特异性的检测技术才能准确检测。目前，常用的检测方法如酶联免疫吸附试验（ELISA）、Western blotting、实时荧光定量 PCR（qRT-PCR）等，在检测外泌体生物标志物时，可能存在灵敏度不够高或特异性不够强的问题，难以满足临床对疾病早期诊断和精准诊断的需求。

4. 生物标志物的筛选和验证困难

外泌体中包含大量的蛋白质、核酸和脂质等生物分子，如何从众多的分子中筛选出具有诊断和预后价值的特异性生物标志物是一个巨大的挑战。此外，筛选出的生物标志物还需要在大量的临床样本中进行验证，以确保其在不同人群和不同疾病状态下的稳定性和可靠性，这需要耗费大量的时间和精力。

5. 临床转化应用的障碍

尽管外泌体作为生物标志物在基础研究中取得了一定的进展，但将其真正应用于临床实践还面临着许多障碍。例如，外泌体生物标志物的检测成本较高，难以在临床广泛推广；相关的检测仪器和试剂尚未获得足够的监管批准；临床医生对其了解和认识程度有限等。这些因素都制约了外泌体生物标志物在临床中的应用。

三、外泌体在疾病诊断中的应用

所有真核细胞类型包括造血细胞、上皮细胞、神经细胞、干细胞、脂肪细胞和肿瘤细胞均可在培养条件下分泌外泌体。体内所有体液，包括血液、唾液、脑脊液、腹水，甚至尿液中都可以分离得到外泌体。这些外泌体传输多种信号分子，包括蛋白质、信使核糖核酸（mRNA）和非编码核糖核酸(RNA)，其携带的分子可以被其他细胞吸收。因此，外泌体可以将生物信息转移到相邻细胞。这种细胞间通信不仅涉及生理功能，还涉及一些疾病的发病机理，包括肿瘤、心血管疾病和神经退行性疾病等。

（一）肿瘤诊断

目前，肿瘤的早期诊断受限于发现时间太晚以及诊断过程的烦琐、费用昂贵。因此，在人体体液内寻找和检测肿瘤细胞分泌的外泌体可能会是一种新颖的、无创的、高度可靠的诊断方式。例如，有研究报道，通过对患者血液中的外泌体进行分析，肺癌和胰腺癌的早期诊断率分别已经能够达到75%和90%。肿瘤细胞来源的外泌体特异性蛋白质或小分子RNA（miRNA）标志物可以作为肿瘤诊断检测的高特异性指标，并且用于指示肿瘤的发展情况和侵袭程度。

以外泌体诊断公司Diagnostics相继推出的产品为标志，基于外泌体的肿瘤诊断正在向成熟大步迈进。2016年，该公司推出的诊断试剂盒（ExoDX Lung）可以灵敏、准确、实时检测非小细胞肺癌患者的棘皮动物微管相关蛋白4-间变型淋巴瘤激酶融合基因（EML4-ALK）突变，其敏感度为88%，特异度达到100%。同年，该公司还发布了首个利用尿液样本收集外泌体、分析其遗传信息的液体活检试剂盒（ExoDX Prostate)，可以帮助医生评估患者患高分级、侵袭性前列腺癌的风险，从而避免不必要的前列腺活检。到了2018年，该公司又研发了一项突破性成果，通过血浆外泌体mRNA和长链非编码RNA的检测实现乳腺癌的精准诊断。因此，对外泌体的组分进行分析和检测可实现肿瘤的无创诊断，且以外泌体来源的内容物作为潜在标志物在肿瘤研究领域中占据了重要地位（Sheridan，2016)。

（二）神经退行性疾病诊断

外泌体作为神经细胞释放的纳米级信使，通过封装突触蛋白（SYN1/PSD95）、病理标志物（磷酸化 tau/Aβ 寡聚体/α-synuclein 寡聚体）及神经特异性 RNA（miR-124/miR-133b），突破血脑屏障构建神经退行性疾病液态活检新范式。在阿尔茨海默病中，神经元外泌体的突触蛋白组（SYN1/PSD95/p-Ng S27）实现临床前 5 年预警（灵敏度 94%，AUC＝0.96），DNA 折纸术探针捕获致病性 Aβ42 构象（Seed-Aβ42），结合外泌体 miR-34a-5p 构建“淀粉样风险指数”。帕金森病中，单分子力谱技术解析 α-synuclein 多聚态（寡聚体/原纤维，AUC＝0.95），棕榈酰化修饰（Pal-αSyn）作为线粒体损伤标记。临床队列证实，外泌体标志物较脑脊液检测提前 2.3 年（AD）、较 PET 成像提前 18 个月（PD）发现病理改变。

（三）心血管疾病诊断

研究发现，在急性心肌梗死或动脉粥样斑块患者中分离的外泌体中有特异的 mRNA 和 miRNA。例如急性冠脉综合征患者的血清中 miR-1 和 miR-133 水平升高，这些升高的 miR-1 和 miR-133 被证实来源于损伤的心肌。心肌细胞能产生大量的 miRNA，主要有 4 种类型 miRNA（miRNA-1、miRNA-133a 和 miRNA-133b、miRNA-208a 和 miRNA-499），在急性心肌梗死期间迅速增长达到正常水平的数倍，表明心肌受损。在心脏中，miR-1/133a 诱导和维持心肌细胞的生成，也可通过调节心脏动作电位来控制心脏传导性和自律性；miR-208/499 位于肌球蛋白重链内含子中，调控肌球蛋白的表达和心肌细胞的终末分化。在心血管系统疾病的发生中起着重要作用，miRNA 表达失调可能导致进行性心力衰竭伴心律失常，缺血缺氧导致心肌纤维化、心肌坏死和心室扩张。同时，急性心肌梗死患者血清中的 miR-34a、miR-192 和 miR-194 具有良好的预后价值。在 CD63 阳性的外泌体中，这些 miRNA 含量升高往往与缺血性心力衰竭的发生有关，特别是一年内的陈旧性心肌梗死。外泌体在成为心血管疾病诊断和预后的生物标志物方面具有广阔的前景，但目前仍处于起步阶段，还应做更多的研究去了解外泌体内 miRNA 的分选及分泌机制（张龚，2019）。

四、外泌体在疾病预后评估中的应用

（一）外泌体疾病相关标志物辅助预后评估

外泌体，作为细胞主动分泌的纳米级囊泡，其携带的蛋白质、核酸、脂质等生物活性分子，宛如细胞间交流的“信使”。这些生物活性物质可精准反映来源细胞的生理与病理状态，进而动态且敏感地反映疾病的进展情况。在肿瘤领域，肿瘤细胞分泌的外泌体中特定 miRNA 的含量变化，能够预示肿瘤的转移潜能与耐药性发展；在神经退行性疾病中，外泌体中的 tau 蛋白和 Aβ 淀粉样蛋白水平，可用于追踪病情恶化程度。正因如此，外泌体在疾病预后评估中发挥着举足轻重的作用，为临床医生制定精准治疗方案、判断患者康复前景提供了关键依据，成为现代精准医疗中不可或缺的一环。

（二）外泌体在疾病预后评估中的应用

1. 在胆道肿瘤中的应用

华西医院胆道外科程南生团队（2024）研究发现胆汁及血清外泌体中的环状 RNA 组合（hsa-circ-0000367、hsa-circ-0021647 和 hsa-circ-0000288）可作为合并恶性胆道梗阻的胆管癌的新型生物学标志物。相比传统的胆道肿瘤诊断标志物 CA19-9，这些基于外泌体环状 RNA 的生物标志物在区分胆管癌患者与良性胆道梗阻患者方面表现出了更高的敏感性和特异性，明显提高了诊断的准确率。此外，通过计算胆汁和血清样本的早期复发评分，建立了用于预测早期复发风险的模型，为临床上对胆管癌患者进行术后监测提供了新方法。

2. 在神经退行性疾病中的应用

近年来，神经退行性疾病（ND）的发病率和死亡率呈不断升高的趋势，它是一类起病隐匿的进展性疾病，其发病机制复杂，早期确诊困难，因此寻找有效的生物标志物在 ND 患者的早期诊断、临床治疗和预后监测的过程中发挥着至关重要的作用。随着对 ND 研究的不断深入，发现大脑中所有细胞（包括神经元、小胶质细胞和星形胶质细胞）分泌的外泌体，都在细胞通信中发挥关键作用。一方面，外泌体不仅在细胞内短距离传播信号，而且通过血脑屏障广泛传播到整个大脑。另一方面，外泌体进行细胞间通信时可以携带神经退行性疾病中病理性错误折叠蛋白，从而加快疾病的进展。阿尔茨海默病（AD）患者脑脊液外泌体中磷酸化 Tau 蛋白浓度显著高于早期阶段，表明外泌体相关的磷酸化 Tau 蛋白与疾病的进展有关。动态检测发现，从临床前的高危人群到 AD 确诊，患者血浆外泌体 Aβ1-42 水平由逐渐升高到显著增高，因此，血浆外泌体 Aβ1-42 具有监测 AD 进展的价值。另外，帕金森病（PD）患者血清外泌体中 α-syn 含量多于正常对照组，且 α-syn 以寡聚体形式存在于血清外泌体中，用 PD 患者脑脊液外泌体接种健康小鼠，会使小鼠脑脊液中 α-syn 的表达水平呈剂量依赖型增加，说明外泌体在 PD 的进展过程中扮演重要角色（Zheng，2021）。

3. 在急性心肌梗死中的应用

急性心肌梗死（AMI）是危重的心血管事件，AMI 后会发生心脏重塑并因此导致慢性心力衰竭的发展。研究显示，miRNA 通过调节心肌细胞损伤和心肌细胞凋亡，成为参与调控急性心肌梗死病理过程的关键因子，其中，某些外泌体 miRNA 表现出心脏保护作用。试验证明，将 miR-22 包装到外泌体注射入梗死的小鼠心脏时，会引起组织损伤修复，改善小鼠心肌梗死。p53 是一种肿瘤抑制基因，与细胞凋亡的调节关系尤为密切，研究发现特异性 p53 反应性 miRNA（hsa-miR-192、hsa-miR-194 和 hsa-miR-34a）在外泌体囊泡中富集表达，且在 AMI 患者的血清中上调，经这 3 种外泌体 miRNA 预测的 AMI 患者，均在一年内再次发生急性心肌梗死事件，提示了这 3 种外泌体 miRNA 作为 AMI 预后生物标志物的潜在可能（武庆娟，2020）。

第六节　外泌体与靶向药物递送

一、靶向递送优势

外泌体药物靶向递送系统通过模拟细胞间信息传递的天然机制，不仅能够利用表面靶向分子精准识别病变细胞（如肿瘤细胞表面抗原），还可通过基因编辑或化学修饰实现对特定组织的主动靶向，将化疗药物、mRNA、基因编辑工具等多种治疗载荷包裹于脂质双层结构中，有效保护药物活性并跨越血脑屏障、肿瘤微环境等生理屏障，在靶向性、稳定性、免疫原性等方面具有显著优势。

1. 天然的靶向归巢能力

外泌体表面存在多种特异性蛋白和脂质，这些成分可与靶细胞表面的受体相互作用，介导外泌体特异性地结合到靶细胞上，实现主动靶向。例如，肿瘤细胞来源的外泌体可通过其表面的整合素等蛋白靶向肿瘤细胞或肿瘤相关巨噬细胞；间充质干细胞来源的外泌体则可归巢到受损组织部位，精准地将药物递送至病变细胞，提高药物疗效，减少对正常组织的损伤。

2. 良好的生物相容性

外泌体是细胞自然分泌的纳米级囊泡，其主要成分与细胞膜相似，在体内具有良好的生物相容性，能够被细胞自然摄取，且不易引起免疫反应和炎症反应，可在体内循环较长时间，有利于药物的持续递送。

3. 低免疫原性

外泌体表面的免疫调节分子能够抑制免疫系统的识别和攻击，降低免疫原性。与人工合成的纳米载体相比，外泌体在体内引发的免疫反应较弱，减少了因免疫排斥导致的药物载体清除，提高了药物载体在体内的稳定性和循环时间。

4. 可跨越生理屏障

外泌体的纳米级尺寸和特殊的膜结构使其能够穿越血脑屏障、胎盘屏障等生理屏障，将药物递送到一些传统药物难以到达的部位。研究表明，经过修饰的外泌体可以有效地将治疗药物递送至脑部，为脑部疾病的治疗提供了新的途径。

5. 高效的药物装载和保护

外泌体的脂质双层膜结构可以包裹多种类型的药物，包括亲水性药物、疏水性药物、蛋白质、核酸等。这不仅可以提高药物的稳定性，防止药物在体内被降解，还能实现多种药物的联合递送，发挥协同治疗作用。

6. 具有细胞间通信功能

外泌体作为细胞间通信的重要介质，能够将其所携带的生物分子传递到靶细胞中，调节靶细胞的功能和代谢。利用这一特性，可将治疗性生物分子装载到外泌体中，通过外泌体与靶细胞之间的信息传递，实现对疾病的精准治疗。

7. 来源广泛且易于修饰

外泌体可以从多种细胞培养上清液或生物体液中获得，如血液、尿液、唾液等，来源较为广泛。同时，外泌体可以通过基因工程或化学修饰等方法进行改造，在其表面连接靶向分子、荧光标记物或其他功能基团，以进一步提高其靶向性、成像能力或其他特定功能，满足不同的治疗需求[1]。

二、面临的难题

尽管外泌体在药物递送中展现出诸多优势，然而在技术创新与临床转化的关键节点上，外泌体药物递送系统仍面临许多亟待突破的技术瓶颈。

1. 产量和纯化问题

外泌体的产量通常较低，从细胞培养上清液或生物体液中分离和纯化外泌体的过程较为复杂，成本较高，且难以获得高纯度的外泌体。这限制了外泌体在大规模临床应用中的推广。

2. 药物装载效率

虽然外泌体可以装载多种药物，但如何高效地将药物装载到外泌体中仍然是一个难题。一些物理和化学方法可能会对外泌体的结构和功能产生影响，而生物方法的装载效率又往往较低。

3. 靶向性的优化

尽管外泌体具有天然的靶向性，但这种靶向性通常不够精确和高效。为了实现更精准的靶向治疗，需要对外泌体进行进一步的修饰和改造，以提高其对特定病变细胞或组织的靶向能力。

4. 体内示踪和监测

外泌体在体内的分布和代谢过程尚不完全清楚，缺乏有效的体内示踪和监测方法。这使得研究人员难以准确评估外泌体靶向药物递送系统的疗效和安全性，也给临床应用带来了一定的风险。

第七节　本书的目的和结构

本书聚焦“外泌体作为药物递送载体”这一前沿领域，旨在整合基础生物学、工程技术与临床应用，为跨学科研究者提供系统性知识框架。其核心目的包括：

（一）揭示外泌体的天然优势与核心机制

系统解析外泌体的生物发生、组成及生物学功能，阐明其天然靶向性、生物相容性、低免疫原性及跨屏障能力等核心优势，为其作为“天然纳米载体”的合理性提供理论支撑。例如，外泌体的脂质双层膜结构可保护核酸、蛋白质等生物分子免受降解，其表面膜蛋白（如整合素、四跨膜蛋白）介导的靶向归巢效应，使其能够精准富集于病变组织，这些特性是传统合成载体难以比拟的。

（二）梳理工程化改造策略与技术瓶颈

详细阐述外泌体的基因工程修饰、化学改性、物理负载等技术手段，分析如何通过表面功能化提升其靶向递送效率，同时探讨当前面临的技术挑战，如大规模生产的纯度控制、药物装载效率优化及体内代谢路径解析等。例如，通过基因编辑技术将狂犬病毒糖蛋白肽（RVG）锚定至外泌体表面，可显著增强其穿越血脑屏障的能力，为脑部疾病治疗提供新策略。

（三）整合多领域应用案例与临床转化

结合肿瘤、神经系统疾病、心血管疾病等多个领域的最新研究，展示外泌体在靶向化疗、基因治疗、免疫调节中的具体应用，同时直面临床转化中的安全性评估、标准化生产等关键问题。例如，在肿瘤治疗中，外泌体可递送化疗药物（如阿霉素）、核酸药物（如 siRNA）及免疫检查点抑制剂（如抗 PD-L1 抗体），通过“多药协同”策略提高疗效并降低副作用。

（四）拓展跨物种外囊泡的创新潜力

首次整合植物外囊泡（PLEVs）与细菌外囊泡（BEVs）的前沿研究，揭示其在抗炎、抗癌及跨物种通讯中的独特优势，填补传统的以动物细胞为外泌体来源的研究空白。例如，生姜来源的 PLEVs 可通过调节肠道菌群和巨噬细胞极化缓解结肠炎，其天然成分（如姜酚）与外泌体膜的协同作用，为开发“绿色纳米药物”提供新思路。全书共分七篇，以“基础理论-载体优势-疾病应用-新兴领域-挑战展望”为主线，构建层层深入的知识体系。

主要参考文献

Kalluri R，LeBleu V S. The biology，function，and biomedical applications of exosomes [J]. Science，2020367（6478）：640-646.

Gurunathan S，Kang M H，Kim J H. A comprehensive review on factors influences biogenesis，functions，therapeutic and clinical implications of exosomes [J]. International Journal of Nanomedicine，2021，16：1281-1312.

Nicolini A，Ferrari P，Biava P M. Exosomes and cell communication：from tumour-derived exosomes and their role in tumour progression to the use of exosomal cargo for cancer treatment [J].Cancers，2021，13（4）：822.

Abdulmalek O，Husain K H，AlKhalifa H，et al. Therapeutic applications of stem cell-derived exosomes [J]. International Journal of Molecular Sciences，2024，25（6）：3562.

Wang W J，Sun H，Duan H J，et al. Isolation and usage of exosomes in central nervous system diseases [J]. CNS Neuroscience & Therapeutics，2024，30（3）：e14677.

Chen Y C，Zhu Q F，Cheng L M，et al. Exosome detection via the ultrafast-isolation system：exodus [J]. Nature Methods，2021，18（2）：212-218.

Chen G，Huang A C，Zhang W，et al. Exosomal PD-L1 contributes to immunosuppression and is associated with anti-PD-1 response [J]. Nature，2018，560（7718）：382-386.

Peng H，Ji W H，Zhao R C，et al. Exosome：a significant nano-scale drug delivery carrier [J].Journal of Materials Chemistry B，2020，8（34）：7591-7608.

倪修凡，张尤历，徐岷．外泌体源性长链非编码 RNA 在消化系统肿瘤中的研究进展 [J]. 江苏大学学报（医学版），2020，30（4）：293-297，301.

Skotland T，Ekroos K，Kauhanen D，et al. Molecular lipid species in urinary exosomes as potential prostate cancer biomarkers [J]. European Journal of Cancer，2017，70：122-132.

Clos-Garcia M，Loizaga-Iriarte A，Zuñiga-Garcia P，et al. Metabolic alterations in urine extracellular vesicles are associated to prostate cancer pathogenesis and progression [J]. Journal of Extracellular Vesicles，2018，7（1）：1470442.

Sheridan C. Exosome cancer diagnostic reaches market [J]. Nature Biotechnology，2016，34（4）：359-360.

张龚，孙冬冬，范延红．外泌体在心血管疾病中的作用 [J]. 心血管病学进展，2019，40（4）：618-621.

Zheng H，Xie Z，Zhang X，et al. Investigation of α-synuclein species in plasma exosomes and the oligomeric and phosphorylated α-synuclein as potential peripheral biomarker of Parkinson's disease [J]. Neuroscience，2021，469：79-90.

武庆娟，陈恒文，高健，等．外泌体 miRNA 在心血管疾病中的研究进展 [J]. 中国病理生理杂志，2020，36（2）：371-377.

第二章

外泌体作为药物递送载体的应用

当前，脂质体和聚合物纳米颗粒是最受欢迎的药物递送平台。这两种递送系统均用于递送不同类型的药物分子。脂质体是磷脂膜合成囊泡，存在多种尺寸和形式，可封装或包载亲水性和疏水性分子。聚合物纳米颗粒由生物相容性和可生物降解材料制成，原料包括多种天然（明胶、胶原蛋白等）和合成（聚丙烯酸酯、聚己内酯等）聚合物。它们作为药物递送系统，可辅助封装、包载或结合药物分子。外泌体也因其在循环中的长半衰期、生物分布特性、细胞相互作用能力以及多样化的负载方法，被应用于基于纳米技术的递送系统。与合成递送系统不同，外泌体具有更低的免疫原性和毒性、更高的稳定性以及独特的细胞内运输路径。

外泌体可携带多种物质，包括遗传物质（miRNA、siRNA）、蛋白质（酶、细胞骨架蛋白、跨膜蛋白）和小分子药物（姜黄素、多巴胺、紫杉醇、阿霉素、吉西他滨）。由于外泌体来源于多种细胞类型，其膜表面富含多种生物活性蛋白。这些表面蛋白通过介导外泌体与靶细胞的特异性相互作用，显著提升了其在治疗性分子靶向递送中的优势。作为天然形成的囊泡，外泌体的安全性显著优于合成纳米颗粒（Herrmann IK，2021）。其纳米级尺寸和膜组成特性使其能够穿透人体的生物/物理屏障（如血脑屏障）。此外，外泌体的内源性起源赋予其极高的生物相容性和低免疫原性，可通过避免宿主免疫激活或降低免疫原性反应，实现药物向靶细胞的高效递送。基于外泌体的药物递送系统具有高度灵活性，可通过静脉、皮下、鼻内、腹腔注射及口服等多种途径给药。同时，外泌体还可通过物理、化学或生物学方法选择性负载所需“货物”，进一步扩展其治疗潜力。

第一节　外泌体表面蛋白与靶细胞的相互作用

外泌体膜表面富集多种特异性或选择性蛋白，包括四跨膜蛋白家族成员（例如 CD81、CD82、CD37 和 CD63）以及参与细胞黏附、信号传导、细胞骨架结构、脂筏行程和膜运输的蛋白质。其中内体分选复合物通路的两个核心组分：Alix 和 TSG101，因在外泌体“货物”分选过程中发挥重要作用，已被广泛确立为外泌体的特异性分子标记。此外，Alix、TSG101、Rab5 等外泌体特征性膜蛋白与四跨膜蛋白家族成员，可通过蛋白质印迹、免疫组织化学分析及酶联免疫吸附试验（ELISA）等免疫学技术，实现对外泌体与微泡、凋亡小体的精准区分。值得注意的是，基于保守性外泌体膜蛋白特异性抗体的商业化检测体系，已成功应用于直接从细胞培养上清液及复杂生物样本中高效分离外泌体。外泌体可通过直接或间接递送生物活性物质至受体细胞，进而调控靶细胞的生物学功能。外泌体与细胞的相互作用主要由三种机制介导（如图 2-1）：内吞作用、受体-配体相互作用以及受体介导的膜融合。

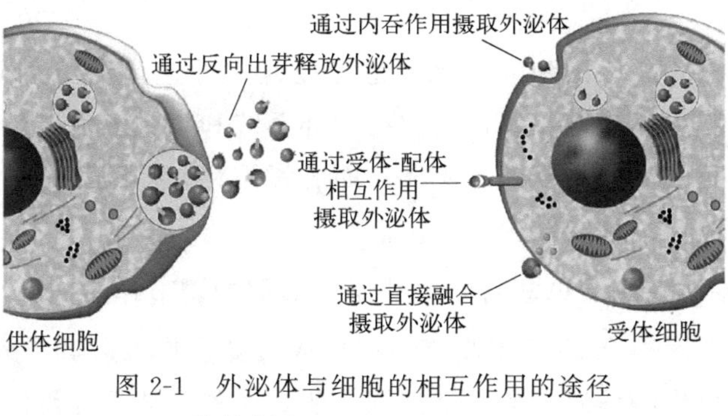

图 2-1　外泌体与细胞的相互作用的途径

（资料来源：Steinbichler，2017）。

一、内吞作用

（一）内吞作用与外泌体摄取的基础机制

内吞作用是细胞维持稳态的核心生物学过程，其依赖于进化上高度保守的蛋白质网络，通过摄取胞外物质实现营养吸收与代谢平衡。内吞作用至少可以通过四种不同的摄取途径发生，包括小窝蛋白依赖型和网格蛋白依赖型内吞作用、微胞饮作用和吞噬作用。值得注意的是，现有研究证实上述所有内吞亚型均参与调控外泌体的胞内转运过程。

（二）外泌体摄取的分子机制研究

1. 纤连蛋白-硫酸乙酰肝素连接介导的外泌体摄取机制

专职吞噬细胞（如巨噬细胞和树突状细胞）对外泌体的摄取主要受吞噬作用调控，这一过程可通过敲低发动蛋白 2 或使用肌动蛋白聚合抑制剂 Latrunculin-A 抑制吞噬作用而显著减弱。在其他细胞类型中，外泌体的摄取涉及多种机制：外泌体通过蛋白质-蛋白质识别或配体-受体结合附着于细胞表面，启动信号级联反应并激活不同的内吞途径。

研究表明，纤连蛋白介导的外泌体表面硫酸乙酰肝素与靶细胞的连接，在非吞噬依赖的外泌体-细胞相互作用中起关键作用。从骨髓瘤细胞培养物中分离的外泌体结合纤连蛋白后，可调节其与细胞的相互作用；降解外泌体或受体细胞表面的硫酸乙酰肝素会削弱这种相互作用，且该过程可被纤连蛋白的肝素Ⅱ结构域抗体或结构类似物阻断。值得注意的是，硫酸乙酰肝素模拟物依帕司他虽在小鼠模型中被证实可抑制骨髓瘤肿瘤生长（作用机制与该研究不同），且Ⅰ期临床试验显示其安全性和耐受性良好，但该研究未评估其治疗效果。

此外，源自非恶性细胞的外泌体也可能通过纤连蛋白-硫酸乙酰肝素连接机制与受体细胞相互作用：纤连蛋白在循环系统和细胞表面广泛分布，使用肝素亲和珠可从正常血浆中分离外泌体，而肝素孵育或硫酸乙酰肝素降解酶处理均会减弱外泌体与细胞的结合。

2. 整合素-四跨膜蛋白复合物对外泌体摄取的调节作用

最新研究提示整合素-四跨膜蛋白家族成员复合物可以调节外泌体的摄取。一项来源于辐射生物学研究的关键证据表明：对外泌体受体细胞进行亚致死剂量辐射处理可以通过增加受体细胞上 CD29 和 CD81 的共定位来提高其对外泌体的摄取量，且不会改变这两种蛋白质的表达，也不会影响任何其他已检测的四跨膜蛋白（CD9、CD63 和 CD151）的表达或分布。基因沉默试验进一步证实：基因敲除 CD29 会完全抑制辐射诱导的外泌体摄取，敲低 CD81 会抑制基础状态和辐射诱导的外泌体摄取，但并未确定与该复合物相关的外泌体膜因子。

（三）内吞抑制策略及其对外泌体功能调控的意义

鉴于内吞作用在外泌体依赖性受体细胞表型重塑中的核心地位，研究者系统评估了多种内吞抑制策略的干预效能。目前建立的试验体系包括：①短发夹RNA介导的基因沉默；②RISPR-Cas9技术构建的功能缺失突变体；③小分子抑制剂（如染料木黄酮、制霉菌素）的药理学阻断。这种广谱性干预策略对于体内治疗干预来说并不可行，但通过阻断参与这些选择性事件的受体，可实现对特定外泌体亚群生物学功能的精准调控。

二、受体-配体相互作用

外泌体表面蛋白与靶细胞受体的特异性结合是实现细胞类型选择性内化的核心机制，通过“分子钥匙-锁”式的精准识别介导定向摄取过程。趋化因子轴在这一过程中发挥重要导向作用，如内皮集落形成细胞（ECFC）外泌体表面的CXCR4与靶细胞分泌的SDF-1α结合，形成浓度梯度引导外泌体向肾脏富集，参与组织修复；黏附分子介导的锚定作用则通过肿瘤外泌体高表达的整合素（如$\alpha_v\beta_5$靶向肝部、$\alpha_6\beta_4$和$\alpha_6\beta_1$靶向肺部）与靶器官内皮细胞表面的细胞外基质（如纤维连接蛋白、层粘连蛋白）结合，增强外泌体在特定组织的滞留和内化，淋巴结基质外泌体的TSPAN8-整合素α-4复合物也可通过与内皮细胞VCAM-1结合实现优先摄取。此外，外泌体携带的膜表面配体（如FasL、PD-L1）或可溶性受体胞外域（如EGFR）与靶细胞对应受体结合后，除激活膜表面信号外，还可触发内吞信号通路（如PI3K-AKT），促进外泌体内化。这种特异性识别机制不仅在生理过程（如免疫监视）和病理过程（如肿瘤转移）中赋予外泌体精准调控靶细胞的能力，也为人工设计靶向性外泌体递送系统提供了天然分子模板。

三、受体介导的膜融合

近年来研究揭示外泌体膜蛋白可直接介导质膜融合过程。例如，合胞素-1（Syncytin-1）和合胞素-2（Syncytin-2）与胎盘来源的外泌体的细胞融合事件有关，并且它们与两种跨膜蛋白-脂质同向转运体MFSD2A和中性氨基酸转运体ASCT2具有高亲和力，这两种蛋白在组织中广泛表达，可能是外泌体与受体细胞质膜融合过程的一种通用的、非选择性的方式。然而，虽然合胞素与MFSD2A和ASCT2之间的相互作用可能会启动外泌体与其靶细胞之间的膜融合，但这一过程的完成还需要其他参与蛋白质重组、膜凹陷和脂质重组的因子发挥作用。

受体介导的膜融合也与另一个生殖过程——卵子与精子的跨膜互作有关。在受精前，哺乳动物卵子的卵周隙会释放细胞外囊泡，该过程严格依赖精子表面表达的IZUMO1融合蛋白与卵母细胞膜CD9分子（四跨膜蛋白家族成员）的跨膜互作。这种配体-受体特异性识别系统通过重构膜脂质有序性及局部蛋白聚集，最终驱动精卵质膜融合，完成遗传物质的跨膜传递。

综上所述，三种机制共同赋予外泌体在细胞间通信中的多样性功能。不仅阐释其在生理稳态维持（如组织修复）和病理进程（如肿瘤转移）中的关键角色，也为开发基于外泌体的疾病诊断标志物、靶向治疗载体及干预策略提供了理论基础。

第二节　外泌体归巢效应

外泌体归巢效应是指外泌体能够特异性地识别并靶向到特定的组织、细胞或器官的现象。这一特性使外泌体在细胞间通信、疾病发生发展以及潜在治疗应用中扮演着关键角色。深入理解外泌体归巢的分子机制和特异性，有助于挖掘其在生物医学领域的巨大潜力。

一、外泌体归巢的分子机制

1. 配体-受体特异性识别系统

外泌体表面表达多种跨膜配体，如同细胞的“身份标签”，可与靶细胞表面特异性受体形成精准的动态分子对接。以整合素家族为例，肿瘤来源的外泌体表面的整合素$\alpha_v\beta_5$，能与肿瘤血管内皮细胞表面的纤连蛋白受体特异性结合。相关研究表明，在乳腺癌和胰腺癌等实体瘤模型中，阻断$\alpha_v\beta_5$与受体的相互作用，可显著减少外泌体在肿瘤组织的富集。血小板来源外泌体通过表面的P-选择素与肿瘤细胞表面的PSGL-1受体结合，促进肿瘤转移前微环境的形成，在肿瘤转移进程中发挥重要作用。例如，心肌细胞来源的外泌体更倾向于归巢到心脏组织，这可能与心脏组织中存在的特定受体或微环境有关。

2. 趋化因子梯度导航机制

趋化因子及其受体构成了外泌体归巢的“导航系统”。特定组织分泌的趋化因子，在细胞外环境中形成浓度梯度，吸引表达相应受体的外泌体定向迁移。在炎症反应中，受损组织迅速释放如CXCL8、CCL2等趋化因子，携带CXCR2、CCR2等受体的外泌体感知趋化因子浓度梯度后，向炎症部位迁移。在肿瘤微环境中，肿瘤细胞分泌的趋化因子如CXCL16等，可吸引表达

CXCR6 受体的外泌体，为肿瘤生长和转移营造有利微环境。

3. 细胞外基质锚定效应

细胞外基质是细胞生存的“土壤”，其中的胶原蛋白、纤连蛋白等成分，与外泌体表面蛋白的相互作用，帮助外泌体锚定在特定组织部位，促进归巢过程。外泌体表面的某些整合素分子，除了参与靶细胞受体的识别，还能与细胞外基质中的纤连蛋白、层粘连蛋白等结合。在肿瘤转移过程中，肿瘤来源的外泌体通过表面整合素与细胞外基质成分结合，在肿瘤转移部位“站稳脚跟”，为肿瘤细胞的迁移和定植创造条件。在组织修复过程中，间充质干细胞外泌体可通过与细胞外基质中的胶原蛋白相互作用，稳定地定位于受损组织区域，持续发挥其促进组织修复的功能。

二、归巢的特异性

1. 组织特异性

不同组织来源的外泌体，犹如具有不同“目的地偏好”的信使，凭借独特的表面分子特征，特异性地归巢到特定组织。心肌细胞来源的外泌体富含某些心脏特异性的膜蛋白或脂质分子，使其更倾向于归巢到心脏组织。肝脏细胞来源的外泌体表面存在与肝脏组织微环境适配的分子，能高效归巢到肝脏。这一组织特异性归巢现象，可能与组织中特定受体的表达以及细胞外基质微环境有关，为基于外泌体的组织特异性治疗提供了理论基础。

2. 疾病状态特异性

在疾病发生发展过程中，病变组织如同发出特殊“求救信号”的区域，释放出一些特殊的信号分子，吸引外泌体定向归巢。肿瘤是研究较为深入的疾病模型，肿瘤细胞会分泌多种因子，如血管内皮生长因子（VEGF）、转化生长因子-β（TGF-β）等，改变肿瘤微环境。这些因子一方面可以上调肿瘤血管内皮细胞表面的某些受体表达，另一方面可促使肿瘤细胞分泌的外泌体表面配体与受体更好地结合，从而吸引外泌体来促进肿瘤的生长、转移和血管生成[5]。对疾病状态特异性归巢的研究，有助于开发针对特定疾病的外泌体靶向治疗策略。

三、归巢效应的生物学意义

1. 生理功能调节

在稳态生理状态下，外泌体归巢有助于维持组织稳态和细胞间的通信。例如，干细胞来源的外泌体可以归巢到受损组织，通过传递生物活性分子来促进组织修复和再生。

2. 疾病诊断与治疗

外泌体的归巢特性可用于疾病的诊断和治疗。在诊断方面，通过检测特定组织归巢的外泌体中的生物标志物，可实现对疾病的早期诊断和病情监测。在治疗方面，可利用外泌体的归巢能力，将治疗性药物包裹在外泌体内，使其精准地递送到病变组织，提高治疗效果，减少对正常组织的副作用。

第三节　工程化改造增强外泌体的靶向性

工程化改造外泌体以增强其靶向性是当前外泌体研究领域的一个重要方向，也是当前外泌体领域研究的热点。通过对其进行修饰和改造，能够使外泌体更精准地到达病变部位，提高疾病诊断和治疗的效果。

尽管外泌体是天然来源的载体，但对其进行表面修饰较为便捷。表面修饰的一个主要目标是赋予外泌体特异性靶向特定细胞类型的能力。修饰策略包括基因工程和化学修饰（图 2-2）。基因工程将导向蛋白或多肽的基因序列与选

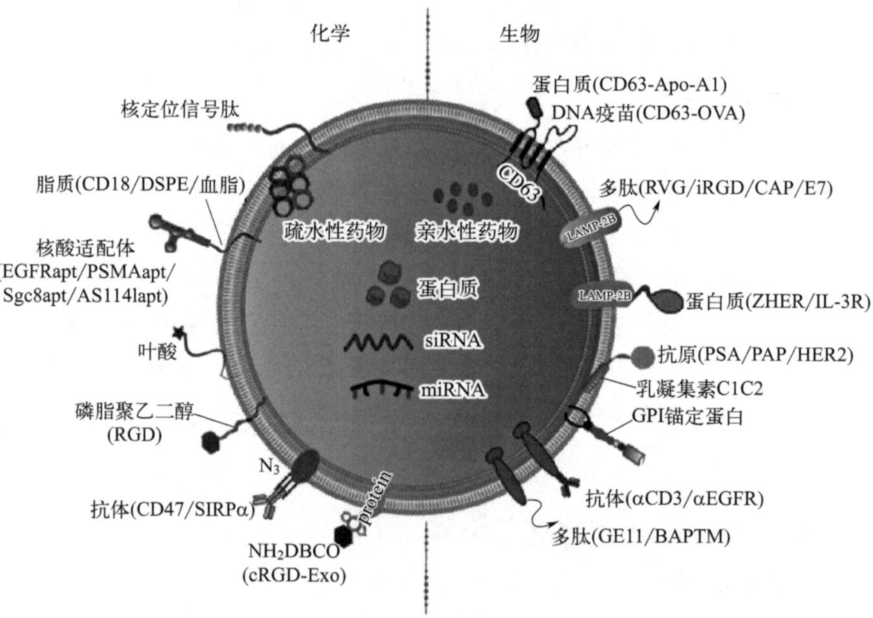

图 2-2　通过基因/生物操作或化学修饰的外泌体表面工程

（资料来源：Liang，2021）

定的外泌体膜蛋白基因序列融合。这种方法对于肽和蛋白质的表面展示十分有效；然而，它仅限于对可通过基因编码的靶向基序进行操作。化学修饰则能够通过偶联反应或脂质组装展示多种天然和合成的配体。偶联反应可以共价且稳定地修饰外泌体表面蛋白，但外泌体表面的复杂性可能会降低反应效率，而且该反应往往难以控制位点特异性。共价修饰还有可能损害载体的结构和功能。脂质或两亲性分子也可插入外泌体的脂质双层中，使其亲水部分暴露在外部。这种由脂质自组装驱动的方法，也可能会增加外泌体的毒性。以下将详细阐述这些方法。

一、基因工程

对外泌体进行基因工程改造是赋予外泌体新特性的一种便捷方法。首先，将配体或归巢肽与在外泌体表面表达的跨膜蛋白融合。随后，用编码融合蛋白的质粒转染供体细胞，这些细胞会分泌表面带有靶向配体的工程化外泌体。

（一） LAMP-2B的结构与靶向改造应用

1. LAMP-2B的结构特征

目前，LAMP-2B作为溶酶体相关膜蛋白家族成员是应用最为广泛的用于展示靶向基因序列的外泌体表面蛋白，主要定位于溶酶体和内体，有一小部分会循环至细胞表面。据报道，树突状细胞来源的外泌体上大量表达LAMP-2B蛋白。研究人员证实，LAMP-2B的N端暴露于外泌体表面，可连接靶向序列（Salunkhe，2020）。虽然LAMP-2B的完整结构尚未完全明晰，但小鼠溶酶体相关膜蛋白2（LAMP-2）的远端膜亚结构域的结构已得到阐明。人LAMP-2B包含一个由29个氨基酸组成的信号肽、一个较大的N端膜外结构域、一个C端跨膜区域以及紧随其后的非常短的细胞质尾。因此，靶向肽可在N端与LAMP-2B的细胞外结构域融合。

2. 基于噬菌体展示技术的LAMP-2B靶向肽改造及应用实例

可通过噬菌体展示技术筛选出针对特定器官或组织的细胞特异性结合肽，并在LAMP-2B的N端进行基因改造，以实现其靶向作用。用该质粒转染的供体细胞会产生展示工程化肽配体的外泌体。例如，狂犬病毒糖蛋白肽可选择性地与乙酰胆碱受体结合，已被用于开发神经特异性外泌体，以将药物递送至中枢神经系统（Ren，2019）。经静脉注射的负载miR-124的RVG外泌体能够穿透大脑皮层的缺血区域并促进神经发生。在另一项试验中，表达与LAMP-2B融合的αv整合素特异性iRGD肽的外泌体，在静脉注射后，无论是在体外还是体内，都能有效地将阿霉素递送至整合素阳性的乳腺癌细胞（Tian，

2014)。tLyP-1 肽是一种非小细胞肺癌归巢肽，可选择性地靶向细胞膜上的神经纤毛蛋白-1 和神经纤毛蛋白-2 受体。tLyp-1 外泌体能够将 siRNA 选择性地递送至人非小细胞肺癌细胞。最近有报道称构建了软骨细胞亲和肽外泌体，其能够将 miR-140 特异性地递送至关节中的软骨细胞，并在大鼠模型中减缓骨关节炎（OA）的进展。展示间充质干细胞亲和肽 E7 的外泌体也被用于将小分子软骨形成素递送至滑液来源的间充质干细胞，以促进其向软骨细胞分化并修复骨关节炎软骨。尽管这种基因工程方法行之有效，但在某些情况下，靶向肽可能会被降解。为增强展示在外泌体表面的肽的稳定性，可在肽-LAMP-2B 融合物的 N 端添加一个糖基化基序。

3. LAMP-2B 与靶向蛋白/抗体片段融合的高亲和力展示

通过基因工程技术将 LAMP-2B 与靶向蛋白或抗体片段融合，可实现外泌体表面的抗体展示。与结合亲和力中等的肽类相比，抗体或亲和体对靶细胞受体的解离常数（KD）可达纳摩尔级，展现出更高的结合特异性与亲和力。

为优化慢性髓系白血病的治疗策略，研究人员将白细胞介素-3（IL-3）与溶酶体相关膜蛋白 2B（LAMP-2B）的 N 端融合，对其外泌体表面进行修饰。由于 IL-3 作为 IL-3 受体 α（IL-3Rα）的天然配体，可特异性识别慢性髓系白血病母细胞中高表达的 IL-3Rα。试验表明，负载伊马替尼与 BCR-ABL 小干扰 RNA（siRNA）的 IL-3 修饰外泌体，可高效杀伤白血病细胞，并显著延长异种移植小鼠的总体生存期。体内追踪显示，该工程化外泌体可快速向肿瘤部位富集（Bellavia，2017）。

将靶向人类表皮生长因子受体 2（HER2）的亲和体 zHER 融合于 LAMP-2 的 N 端后，zHER 修饰的外泌体对人结肠癌细胞系 HCT-116 表现出高亲和力与选择性结合能力。该外泌体可在体内将 5-氟尿嘧啶（5-FU）与抗 miR-21 药物特异性递送至 HER2 高表达的肿瘤部位（Liang，2020）。类似地，表达 HER2 结合锚蛋白重复序列的外泌体，也可实现小干扰 RNA 向 HER2 阳性肿瘤细胞的精准递送。

（二）其他膜蛋白的外泌体展示应用

1. 跨膜蛋白 PDGFR 用于外泌体膜展示的应用实例

除了溶酶体相关膜蛋白 2B（LAMP-2B）外，跨膜蛋白血小板衍生生长因子受体（PDGFR）也常被用于膜展示。例如，利用 pDisplay 载体将 GE11 与 PDGFR 的跨膜区域进行基因融合，从而在 HEK293T 细胞中产生 GE11 外泌体。GE11 外泌体对表皮生长因子受体（EGFR）过表达的癌细胞表现出高亲和力，且促有丝分裂活性较低，这使其成为一种很有前景的用于 EGFR 靶向治疗的递送系统。在动物试验中，负载了抗肿瘤核酸抑制剂微小 RNA let-7 的 GE11 外泌体显著抑制了肿瘤生长，这与其靶向肿瘤的能力相符。再如，将编码抗 EGFR 西妥昔单抗单链抗体片段和抗 CD3 UCHT1 单链抗体片段的两个基因，插入 PDGFR 的 N 端信号肽和跨膜结构域之间。西妥昔单抗外泌体对 EGFR 过表达的细胞表现出高灵敏度和特异性，而 UCHT1 外泌体则能特异性识别 T 细胞。这些双特异性外泌体是很有潜力的肿瘤免疫治疗平台。

2. 四跨膜蛋白超家族成员的工程改造与靶向序列展示

四跨膜蛋白超家族成员 CD63/CD9/CD81，因其具有两个细胞外环，也可以通过工程改造来展示靶向序列或探针。比如，将荧光蛋白 pHluorin 插入小细胞外环中，用于探测外泌体的分泌和摄取情况（Sung，2020）。载脂蛋白 A-1（ApoA-1）作为高密度脂蛋白的核心功能蛋白，通过基因工程锚定在外泌体膜表面后，可特异性结合 B 类 Ⅰ 型清道夫受体（SR-B1）。这种修饰策略为外泌体提供了基于受体识别的靶向递送能力，拓展了其在脂质代谢相关疾病治疗中的应用潜力。SR-B1 在多种类型的肝癌细胞表面高度表达，通过基因工程将 ApoA-1 插入 CD63 的小细胞外环中，并表达为融合蛋白，以利于其在外泌体表面的呈现。从过表达 ApoA-1 的供体细胞中纯化出的外泌体，能够将 miR-26a 功能性地递送至高表达 SR-B1 的 HepG2 细胞，从而在体外抑制肝癌细胞的增殖和迁移。为了开发针对杜氏肌营养不良症的治疗方法，将肌肉生长抑制素前肽的抑制结构域与 CD63 的第二个细胞外环融合，这显著提高了其血清稳定性和递送效率。多次注射肌肉生长抑制素前肽外泌体促进了肌肉的修复和增殖，在 mdx 小鼠模型中显著阻止了肌肉的退化和病变。

（三）外泌体作为抗癌疫苗的特殊应用

表面展示抗原的外泌体还可用作抗癌疫苗。在一项研究中，将卵清蛋白（OVA）抗原与 CD63 融合，产生了 OVA 外泌体，这种外泌体提高了 DNA 疫苗的免疫原性，并在异种移植模型中抑制了肿瘤生长。膜结合抗原“货物”也可以通过乳黏附素的 C1C2 结构域来展示，该结构域能结合并定位于含有磷脂酰丝氨酸的外泌体膜上，以增加支持免疫原性的细胞因子水平。靶向肿瘤抗原的外泌体疫苗成功地在体内抑制了肿瘤生长。其他基于乳黏附素设计用于外泌体展示的融合蛋白的例子还包括高斯荧光素酶-乳黏附素和链霉亲和素-乳黏附素。

（四）基于信号肽锚定的膜蛋白展示技术

通过信号肽将蛋白附着在外泌体膜上也是一种易于实现的膜展示方法。例如，抗体、报告蛋白或纳米抗体等蛋白的C端可以连接到含有37个残基的糖基磷脂酰肌醇（GPI）信号肽DAF上，然后该信号肽可以锚定在外泌体表面。在一项研究中，利用GPI锚定的EGFR特异性纳米抗体，特异性靶向了EGFR阳性的A431细胞（Kooijmans，2016）。也有使用其他信号肽，比如将棕榈酰化信号肽与荧光蛋白的N端进行基因融合，并锚定在外泌体膜上用于膜标记。这些表面锚定嵌合蛋白的外泌体，为开发新型靶向治疗方法提供了可行的策略。

二、化学修饰

（一）基于点击化学反应的外泌体表面修饰及靶向应用

虽然相关研究较少，但外泌体的表面可以通过化学方法进行修饰。例如，外泌体蛋白的氨基很容易用炔基进行修饰。然后，炔基标记的外泌体蛋白可以通过铜催化的叠氮-炔环加成“点击”反应，与含叠氮的试剂进行生物正交偶联。在一项概念验证研究中，这种方法被用于用小分子染料和较大的含叠氮模型蛋白修饰外泌体表面（Mentkowski，2019）。通过与磺酰叠氮的环加成反应，将靶向胶质瘤的RGE肽偶联到外泌体上。静脉注射后，RGE外泌体能够穿透血脑屏障并靶向肿瘤区域。负载姜黄素的RGE外泌体进行靶向治疗，在荷瘤小鼠中具有很强的抗癌效果。

在另一项研究中，通过一种简便、快速的生物正交化学方法，将c（RGDyK）肽偶联至外泌体表面。在短暂大脑中动脉闭塞（MCAO）小鼠模型中，经工程化修饰的c（RGDyK）偶联外泌体（cRGD-Exo）在静脉注射后可靶向缺血性脑损伤区域。此外，将姜黄素负载于cRGD-Exo后，该外泌体可显著抑制损伤区域的炎症反应和细胞凋亡。研究结果不仅提供了一种基于外泌体的缺血性脑靶向递送载体，还为功能化外泌体的快速大规模制备提供了策略（Tian，2018）。化学修饰还可用于将大生物分子偶联到外泌体上。大多数肿瘤表面存在CD47，它能与吞噬细胞上的信号调节蛋白α（SIRPα）相互作用，降低巨噬细胞吞噬肿瘤细胞的能力。研究人员设计了一种基于外泌体的免疫检查点阻断剂，用于拮抗CD47与SIRPα之间的相互作用。将叠氮修饰的外泌体与二苯并环辛炔衍生化的SIRPα抗体进行点击反应。经过化学修饰的外泌体能够靶向干扰肿瘤细胞表面的CD47-SIRPα检查点，并且其给药改善了免疫细胞对肿瘤细胞的吞噬作用。通过点击化学对外泌体进行化学修饰依赖于将外泌体的氨基转化为炔基。然而，这个反应不具有位点特异性，因为无法控制修饰的是哪些氨基（如N端氨基、赖氨酸残基的ε-氨基）或哪些蛋白。非位点特异性的化学修饰可能会屏蔽一些蛋白质-蛋白质相互作用，并改变外泌体的识别特性。

（二）基于两亲性脂质分子介导的外泌体靶向修饰策略及应用

将两亲性分子插入外泌体脂质双层是一种重要的化学修饰策略。前期研究表明，聚乙二醇（PEG）接枝的1,2-二油酰基-sn-甘油-3-磷酸乙醇胺（DSPE-PEG）可在外泌体膜中富集。该方法已成功实现DSPE-PEG-RGD在外泌体表面的固定化：当与肿瘤特异性靶向配体叶酸结合时，几乎所有注射的RGD外泌体均可靶向聚集于肿瘤区域。经化学修饰的RGD外泌体还可与光热疗法、化学疗法结合，用于促血管生成相关治疗。

由于σ受体在肺癌细胞中过表达，其被视为外泌体靶向递送的理想受体。茴香酰胺类化合物（如氨基乙基茴香酰胺，AA）作为高亲和力的σ受体选择性配体，通过DSPE-PEG连接后可成功偶联至外泌体膜表面（Kim MS，2018）。与未修饰外泌体相比，AA修饰的外泌体在肺癌细胞系中的摄取效率显著提升，其介导的紫杉醇靶向递送可增强体内抗肿瘤疗效。

基于DSPE-PEG的配体修饰外泌体在肿瘤靶向药物递送中展现出广阔前景。DSPE-PEG已获美国FDA批准用于医疗领域，常被用于在外泌体膜上组装靶向基序。与DSPE类似，胆固醇（chol）因疏水性可自组装进入外泌体膜。研究显示，胆固醇偶联RNA适体（如前列腺特异性膜抗原适体PSMA-aptamer、EGFR适体）或叶酸可实现外泌体表面修，进而将siRNA/miRNA递送至对应肿瘤部位，增强抗肿瘤效果。此外，胆固醇偶联AS1411适体可介导外泌体向核仁素阳性肿瘤组织的靶向递送。其他脂质分子（如二酰基脂质-DNA适体sgc8偶联物）也被用于外泌体表面靶向修饰。对比研究表明，胆固醇-PEG2000标记效率优于C18-PEG2000和DSPE-PEG2000，且在低温条件下稳定性更优（Wan，2018）。

AS1411-胆固醇修饰的外泌体可高效递送紫杉醇至靶癌细胞，为肿瘤治疗提供了新型递送平台。另有研究通过脂质偶联载脂蛋白ApoA-1模拟肽标记外泌体，显著增强了原发性胶质瘤细胞对其的选择性摄取。值得关注的是，静脉注射的修饰外泌体可绕过血脑屏障靶向胶质瘤部位，为脑癌治疗提供新思路。此外，膜靶向嵌合肽（ChiP）可将核定位信号肽锚定至外泌体膜，其介导的光敏剂核递送可增强肿瘤光动力治疗效果。

外泌体表面化学修饰不仅适用于药物靶向递送，还可用于活性分子的定向运输。例如，间充质干细胞来源外泌体表面展示与二油酰基磷脂酰乙醇胺偶联的狂犬病毒糖蛋白肽配体后，静脉注射可显著增强其与大脑皮层和海马体的结合能力，在阿尔茨海默病动物模型中可预防记忆缺陷。

第四节 良好的生物免疫相容性及在体内的循环分布

一、外泌体良好的生物免疫相容性

（一）外泌体良好的免疫相容性

外泌体起源于细胞内的多囊泡体，与细胞膜拥有相似的脂质双分子层结构，并且其表面表达的蛋白质和脂质成分与宿主细胞极为相近。这一结构特征使得外泌体进入机体后，免疫系统难以将其识别为外来异物，从而显著降低了免疫原性。从免疫刺激分子表达角度来看，外泌体通常不表达或低表达主要组织相容性复合体Ⅱ类分子（MHC Ⅱ）、共刺激分子等关键免疫刺激分子。这些分子在抗原呈递过程中起着不可或缺的作用，它们的缺乏使得外泌体难以激活 T 细胞等免疫细胞，极大程度上减少了免疫反应的触发。相关体外试验显示，将外泌体与 T 细胞共培养，相较于其他具有完整免疫刺激分子的细胞，T 细胞的活化程度显著降低。此外，外泌体具备携带多种免疫调节分子的能力，如微小 RNA（miRNA）、细胞因子等，这些分子能够精细调节免疫细胞的功能，抑制免疫反应的过度激活。部分外泌体携带的 miRNA 可靶向免疫细胞中的特定信号通路，抑制炎症因子的释放，从而减轻免疫炎症反应。在炎症性肠病的研究中发现间充质干细胞外泌体携带的某些 miRNA 能够通过抑制巨噬细胞中 NF-κB 信号通路，减少肿瘤坏死因子 α（TNF-α）等炎症因子的分泌，缓解肠道炎症。

（二）外泌体良好的生物相容性

外泌体是细胞自然分泌的产物，在人体的各种体液中广泛存在，如血液、尿液、唾液等。这表明外泌体在体内具有良好的适应性，能够与周围的生物环境和谐共处，不会引起明显的不良反应。

1. 可被细胞摄取

外泌体能够通过多种方式被细胞摄取，常见的如受体介导的内吞作用、融合作用等。细胞能够精准识别并摄取外泌体，这说明外泌体与细胞之间存在着高效且特异的相互作用机制。这种机制保障了外泌体能够将其携带的生物分子，如蛋白质、核酸等，顺利传递到细胞内部，进而发挥相应的生物学功能，同时也充分体现了外泌体与细胞之间的生物相容性。研究发现，肿瘤细胞来源的外泌体表面的某些整合素分子，能够与靶细胞表面的受体结合，通过受体介导的内吞作用进入细胞，影响靶细胞的增殖、迁移等生物学行为。

2. 低毒性

大量研究表明，外泌体在体内不会引发明显的毒性反应。无论是在动物试验还是临床试验中，外泌体作为药物载体或治疗工具使用时，均未观察到严重的副作用，如组织损伤、器官功能障碍等。这进一步证实了外泌体具有良好的生物相容性，能够安全地应用于生物医学领域，为其在疾病治疗、药物递送等方面的应用奠定了坚实基础。

二、外泌体在体内的循环和分布

外泌体由细胞通过多泡体与细胞膜融合的方式释放到细胞外环境中。一旦释放，它们便会进入细胞外液，包括血液、淋巴液以及组织间液等，从而进入体内循环系统。不同细胞来源的外泌体在体内的分布和循环特性可能会有所不同。例如，由造血细胞释放的外泌体可能更容易在血液中循环，而由某些组织特异性细胞分泌的外泌体可能更倾向于在局部组织的细胞外液中富集。

（一）在循环中的运输

1. 血液运输

外泌体进入血液后，会随着血液循环流向全身各个组织和器官。它们可以与血液中的各种成分相互作用，如蛋白质、脂质以及不同类型的细胞（如血细胞、免疫细胞等）等。外泌体表面的蛋白质和脂质成分可以介导其与血液中特定分子的结合，从而影响其在血液循环中的稳定性和分布。

2. 淋巴系统运输

除了血液，外泌体也可以通过淋巴系统进行运输。淋巴系统在组织液的回流和免疫细胞的运输中起着重要作用，外泌体凭借其独特的物理化学性质和生物学特性，能够有效地利用淋巴管道系统进行长距离的运输，尤其是在一些免疫相关的过程中，外泌体通过淋巴系统到达淋巴结等免疫器官，参与免疫调节和抗原呈递等过程。

（二）组织分布与摄取

1. 器官特异性分布

外泌体在体内的分布具有一定的器官特异性。这主要取决于外泌体表面的特异性标志物以及靶器官细胞表面的相应受体。例如，某些外泌体表面富含特定的配体，能够与靶器官细胞表面的受体特异性结合，从而促进外泌体在该器官的富集。研究发现，肿瘤来源的外泌体可以通过其表面的特定蛋白靶向转移到肺部、肝脏等器官，为肿瘤的转移前微环境形成创造条件。

2. 细胞摄取

外泌体可以被多种细胞摄取，其摄取机制主要包括受体介导的内吞作用、网格蛋白依赖的内吞作用、小窝蛋白依赖的内吞作用以及吞噬作用等。一旦被细胞摄取，外泌体的内容物（如蛋白质、核酸等）可以在细胞内发挥各种生物学作用，从而影响受体细胞的功能和代谢。

第五节　外泌体药物装载策略

许多正在进行的研究都致力于优化外泌体的“货物”装载，以充分发挥其作为药物递送载体的潜力。研究者开发出了多种方法将治疗剂（如小分子药物和遗传物质）装载到外泌体中。

一、外泌体载药策略

将药物装载到外泌体中的主要方法有两种：被动装载和主动装载。方法的选择取决于特定药物及其特性，以及期望的释放机制。

1. 被动装载策略

被动装载是指将目标药物与细胞共同培养，细胞在形成外泌体的过程中自然将药物纳入其中。细胞摄取药物，将其包装到外泌体中，然后将载药外泌体释放到培养基中。这种方法简单易行，但装载效率低，且难以控制外泌体中装载的药物量。被动装载通常最适合脂溶性药物，这类药物容易穿过细胞和囊泡膜。然而，这种方法可能并不适用于所有类型的药物。

2. 主动装载策略

另一种方法是主动装载，即将药物直接装载到分离的外泌体中。这一过程通常通过多种增加外泌体膜通透性的技术来实现，例如超声处理、热休克、电穿孔、与去污剂共孵育或使用皂苷。主动加载比被动加载具有更高的加载效率，并且能够更精确地控制药物加载量。然而，这种方法可能复杂且耗时，若操作不当，可能会对外泌体膜结构及功能造成损伤。在两种方法中，加载后通过各种纯化技术（如超速离心、尺寸排阻色谱或超滤）去除未加载的药物至关重要。基因工程也可用于将遗传物质加载到外泌体中。细胞可通过基因工程表达感兴趣的蛋白质或 RNA，然后在形成外泌体时将其纳入其中。例如，在针对肿瘤治疗的研究中，可将编码肿瘤抑制因子的 RNA 通过基因工程技术装载到外泌体中，实现精准递送。这种方法可用于将特定的蛋白质或 RNA 分子加载到外泌体中，但需要复杂的分子生物学技术，并且可能并不适用于所有类型的治疗剂。这些方法各有优缺点，最佳方法可能取决于药物类型、外泌体来源以及预期的药物递送目标等因素。

二、常见的外泌体载药方式

1. 直接孵育法

将分离的外泌体与“货物”在特定温度（室温 22℃或体温 37℃）下孵育一段时间，“货物”沿浓度梯度扩散进入外泌体。该方法可成功装载多种“货物”，包括治疗性核酸、小分子药物、蛋白质和多肽；该方法操作简单、成本低，且对外泌体完整性损伤较小。但由于依赖扩散作用及外泌体脂质层与“货物”的疏水接触，负载效率受限，pH 值会影响负载效率。同时，受“货物”和外泌体理化性质影响，难以控制装载量，装载效率也有限（Herrmann IK，2021）。

2. 细胞共孵育法

将“货物”与母细胞共同孵育，使“货物”在宿主细胞内富集后随外泌体分泌。小分子药物和纳米材料可通过此方法装载。尽管操作简单，但负载效率低，且由于难以操控进入细胞或包装到外泌体的“货物”量，导致装载过程难以控制。此外，“货物”可能产生毒性，损害细胞或改变外泌体分泌状态。

3. 转染法

通过设计载体将蛋白质、多肽、核酸等活性分子转染到细胞中，利用转染试剂将特定质粒导入细胞以表达目标“货物”，随后“货物”被包装到外泌体中。该方法负载效率低（“货物”量难以控制），化学处理直接转染分离的外泌体时易引入污染物，且转染试剂可能对细胞和外泌体造成损害或污染，该方法不适合药物装载。

4. 电穿孔法（金标准）

通过短脉冲高压电刺激在外泌体表面瞬时形成微孔，使“货物”进入。可装载药物、核酸和纳米材料，但需优化电容、电压、脉冲数、脉冲长度和间隔时间。该方法会影响外泌体膜的稳定性和完整性，该方法易造成外泌体聚集，且负载效率有限。

5. 超声处理法

利用均质器探头对“货物”和外泌体进行超声处理，探头产生的机械剪切力削弱外泌体膜，使“货物”穿透。可装载药物、蛋白质和纳米材料，但额外的机械剪切应力导致膜损伤，一定程度上影响外泌体完整性，不适用于大规模应用。

6. 挤压法

将外泌体与“货物”的混合物通过孔径 100～400nm 的脂质挤压仪压缩，反复挤压后外泌体膜受损，“货物”均匀装载。负载效率高，但外泌体表面结构重组可能改变其免疫豁免状态，导致被免疫细胞识别。

7. 冻融法

通过快速温度变化将药物、多肽、蛋白质直接载入外泌体：室温下孵育后，立即在－80℃或液氮中冷冻，再室温解冻，重复至少 3 次。操作简单但负载效率低，反复冻融易导致外泌体聚集和蛋白质失活，也可用于通过外泌体与脂质体膜融合形成外泌体模拟颗粒。

8. 表面处理法

使用皂苷、Triton 等表面活性剂破坏外泌体膜分子，在表面形成孔洞以增加膜通透性，显著提高多种化合物的装载能力。但表面活性剂可能降解或灭活“货物”，降低治疗效果，且皂苷在体内具有溶血活性，需额外纯化步骤去除。

9. 低渗透析法

通过透析膜或透析管混合外泌体与“货物”进行透析，显著提高药物、miRNA、siRNA 的负载效率。但透析步骤中的 pH 梯度可能导致蛋白质和多肽“货物”降解，因此需根据应用场景详细优化试验条件和“货物”选择。

10. pH 梯度法

通过在外泌体内外创建 pH 梯度实现“货物”装载（外泌体内部通常为 pH9，转移至 pH4.5 的“货物”溶液中），负载效率可提高至 3 倍，且装载后尺寸和 zeta 电位不变。

11. 原位合成法

一种化学合成方法，可在不造成物理损伤的情况下将纳米材料装载到外泌体表面或内部，优势是保持外泌体完整性，但仅限于贵金属装载且操作复杂，应用存在显著局限性。

外泌体天然包裹某些化合物，为提高负载效率可能需要先“卸载”其内容物，但研究证明装载后“货物”稳定性会增强。例如，EL-4（小鼠淋巴母细胞）来源外泌体包裹的姜黄素稳定性约为游离姜黄素的4倍，水溶性更高（Wilke S，2012）。

总体而言，提高效率和最小化外泌体表面损伤是“货物”装载的两大核心目标。未来研究应结合上述方法的优势，规避其缺点，拓展应用范围。

三、外泌体用于治疗药物递送

（一）蛋白质类药物递送

蛋白质药物包括治疗性重组蛋白、单克隆抗体和激素等物质，它们能够与体内的特定靶点相互作用，从而治疗疾病或恢复正常生理功能。然而，这些药物可能会因免疫反应、从血液中快速清除、被酶降解或与其他分子结合而失去效力。为了应对这些挑战，可以使用纳米颗粒和外泌体等载体。载体通过表面偶联或者包裹等方式能够显著提高这些药物的稳定性和生物利用度，控制其释放以实现持续效果，实现靶向递送，促进细胞渗透，增强治疗效果，并防止免疫反应。因此，载体在提高蛋白质递送的有效性和效率方面发挥着不可或缺的作用。表2-1为外泌体作为蛋白递送载体。

表2-1　将蛋白质“货物”加载到外泌体中

外泌体来源	“货物”蛋白	加载方式	应用
大鼠血小板	Yap1	直接电穿孔进入外泌体	肌腱年轻化
乳腺癌细胞(MCF-7，SK-BR-3,4T1)	P53	直接电穿孔进入外泌体	乳腺癌
小鼠血清	DNase 1	无铜的点击化学	ARDS(中性粒细胞细胞外陷阱NET抑制和M2极化)
肺上皮细胞(BEAS-2B)	CC16	供体细胞过度表达	急性肺损伤
间充质干细胞	IL-27	供体细胞过度表达	炎症性肠病
肝循环的液体	TM4SF5	过表达小鼠的生成	2型糖尿病
来自BALB/c小鼠的原代皮肤成纤维细胞	IL-4,IL-10	供体细胞过度表达	急性肺损伤
HEK293T	Wnt3a	供体细胞过度表达	牙槽上皮再生
HEK293T	卵白蛋白与CpG-DNA	供体细胞过度表达	过敏性鼻炎
间充质干细胞	PD-L1	用TNF-α和IFN-γ预处理供体细胞	1型糖尿病
HK-2	TNFAIP8	用TGF-β预处理供体细胞	肾脏纤维化

续表

外泌体来源	"货物"蛋白	加载方式	应用
间充质干细胞	脑源性神经营养因子（BDNF）	供体细胞过度表达	缺血性中风
未成熟的树突状细胞	AMPKα1 显性负突变体	直接转导至外泌体	遗传性肥胖

注：资料来源于 Kim（2024）。

（二）遗传物质类递送

诸如小干扰 RNA（siRNA）、微小 RNA（miRNA）、信使 RNA（mRNA）和 DNA 等遗传物质在基因治疗中得到了广泛应用。特别是 siRNA、miRNA 和反义寡核苷酸（ASO）常用于功能缺失研究。然而，细胞具有保护性的脂质双层膜，这成为 siRNA、miRNA 和 ASO 等大分子和亲水性分子直接进入细胞的屏障。这些遗传物质带负电荷，难以穿过细胞膜，阻碍了它们进入负责基因调控的细胞内机制。它们还容易受到酶的降解，这阻碍了它们向细胞的有效运输；因此，它们需要载体或递送系统才能有效地进入细胞。表 2-2 为外泌体作为遗传物质递送载体。

表 2-2　将遗传物质加载到外泌体中

外泌体来源	装载材料	加载方式	应用
C57BL/6J 小鼠血浆	抗 H19(小 RNA)	通过尾静脉向小鼠注射抗 H19	结肠直肠癌
脂肪衍生的间充质干细胞	NF-κB SiRNA	供体细胞转染	皮肤损伤
神经干细胞(iNSCs)	CCL2-SiRNA	直接电穿孔进入外泌体	创伤性脊髓损伤
小鼠血清	MyD88-SiRNA	直接电穿孔或 CaCl2 转导至外泌体	急性肺损伤
间皮细胞	miR-769-5p	供体细胞转染	器官纤维化
Ckit＋祖细胞	miR-126	直接电穿孔进入外泌体	心肌梗死
神经干细胞	STAT3 抗体	供体细胞治疗	神经胶质瘤
HEK293	GSDMD-N mRNA	供体细胞转染 普鲁米星治疗	乳腺癌
HEK293T	LDL-R mRNA	供体细胞转染	家族性高胆固醇血症
新生儿人体皮肤成纤维细胞	COL1A1 mRNA	供体细胞转染	光老化皮肤
HEK293T 细胞	iBax mRNA	供体细胞转染	通过靶向衰老细胞来治疗动脉粥样硬化
HEK293T	ALKBH5 mRNA	与 ALKBH5 mRNA 装载的融合脂质体	结肠直肠癌

续表

外泌体来源	装载材料	加载方式	应用
间充质干细胞	A151 寡脱氧核苷酸	直接与外切体孵育	免疫调节与皮肤再生
HEK293T	RBP-J 诱饵寡脱氧核苷酸	直接电穿孔进入外泌体供体细胞转染	肝纤维化
骨肉瘤细胞	MEG3(长非编码 RNA)	供体细胞转染	骨肉瘤
间充质茎/茎细胞	HOTAIR (长非编码 RNA)	供体细胞转染	血管生成和伤口愈合
HEK293T	mSCAR(环状 RNA)	供体细胞转染	败血症
HEK293T	AAV9-SERCA2a	供体细胞转染	心肌梗死
HEK293FT	用于 C-X-C 的 Cas9-单向导 RNA 复合物趋化因子辅助受体 4 型	供体细胞转染	HIV-1

注：资料来源于 Kim（2024）。

（三）小分子类药物递送

天然囊泡衍生的外泌体具有诸多优势，包括免疫反应降低、毒性减少、生物利用度提高以及潜在的选择性药物递送能力。因此，外泌体能够减少达到相同治疗效果所需的药物剂量，并降低副作用。表 2-3 为外泌体作为小分子药物递送载体。

表 2-3　将小分子药物加载到外泌体中

外泌体来源	装载材料	加载方式	应用
间充质干细胞	贝伐珠单抗	直接与外泌体孵育	糖尿病性视网膜病变
骨髓树突状细胞	VX-765	直接使用外泌体进行超声处理	重症肌无力
人卵巢癌细胞(OVCAR-8)	苯甲酰氧基二苄基碳酸酯(B2C)	直接使用外泌体进行超声处理	多药耐药肿瘤
HT22 海马神经元	柯诺辛碱 B	直接使用外泌体进行超声处理	阿尔茨海默病
骨髓间充质干细胞	替莫唑胺与 siSTAT3	直接使用外泌体进行超声处理	对替莫唑胺耐药胶质母细胞瘤
HEK293T	阿霉素	直接电穿孔进入外泌体	胶质瘤
HEK293T	阿霉素	直接与外泌体孵育	黑色素瘤
人胰腺癌细胞(PANC-1)	紫杉醇	直接使用外泌体进行超声处理	胰腺癌
RAW264.7(小鼠单核巨噬细胞白血病细胞)	紫草素、光敏剂 IR820 和聚甲酚磺	与紫草素、光敏剂 IR820-和聚甲酚磺醛脂质体的融合	乳腺癌和黑色素瘤在激光照射下

续表

外泌体来源	装载材料	加载方式	应用
山羊奶	醛氯林 e6 和 18F-FDG	直接与外泌体孵育	乳腺癌
HEK293T	FX11(一种糖酵解抑制剂)	直接与外泌体孵育	乳腺癌
脑内皮细胞(bEnd. 3 细胞)	Ce6	直接与外泌体孵育	脑癌
HEK293T	三联苯基膦(TPP)共轭氯 e6 和胡椒碱	直接与外泌体孵育	乳腺癌
HEK293T	吲哚吉绿紫杉醇和钠重碳酸盐	直接与外泌体孵育	乳腺癌
4T1 或 CT26	GM-CSF mRNA	供体细胞转染	结肠癌和乳腺癌
RAW264. 7(小鼠单核巨噬细胞白血病细胞)	白藜芦醇	直接使用外泌体进行超声处理	多发性硬化症
牛奶	连翘酯苷 A	供体细胞转染	肝纤维化
J774A. 1(小鼠单核巨噬细胞)	姜黄素和白蛋白	直接使用外泌体进行超声处理	炎症性皮肤病

注：资料来源于 Kim（2024）。

除了对外泌体进行修饰外，多种工程技术已应用于外泌体功能改造。例如有研究者将靶向 CD47 的 RS17 肽插入负载化疗药物紫草素、光敏剂 IR820 和免疫调节剂聚甲双胍的脂质体中，通过脂质体-外泌体融合技术构建多功能递药系统，在激光照射下实现乳腺癌和黑色素瘤的协同治疗。上述研究表明，外泌体递送技术为天然药物开发提供了突破剂量限制和靶向递送瓶颈的新路径，有望推动天然产物研究进入新的发展阶段。

第六节　外泌体药物释放机制

外泌体作为一种由细胞分泌的纳米级膜泡，因其独特的生物学特性，如良好的生物相容性、低免疫原性、可穿越生物屏障以及能够携带多种生物活性分子等，在药物递送领域展现出巨大的潜力。了解外泌体药物释放机制对于优化外泌体药物递送系统、提高药物疗效至关重要。

一、基于外泌体膜融合的药物释放

（一）与靶细胞膜直接融合

外泌体膜与靶细胞膜的直接融合是一种重要的药物释放机制。外泌体膜与靶细胞膜在特定条件下相互靠近，膜脂分子发生重排。这一过程首先涉及外泌体膜上的特定脂质成分与靶细胞膜脂质的相互识别和作用。例如，外泌体膜中的磷脂酰丝氨酸可与靶细胞膜上的某些受体结合，促进膜的紧密接触。随后，在一系列融合蛋白的参与下，膜的双层结构发生融合，外泌体内容物直接释放到靶细胞胞质中。

膜融合效率受多种因素影响。温度是一个关键因素，适宜的生理温度有助于维持膜的流动性，促进融合过程。此外，膜的电荷性质也很重要。外泌体膜和靶细胞膜表面的电荷分布会影响两者之间的静电相互作用，通过调整外泌体膜的脂质组成改变其表面电荷，可优化融合效率。同时，细胞表面受体的表达水平对外泌体与靶细胞的结合及后续融合有显著影响。如在肿瘤细胞中，某些受体的高表达可增强外泌体与肿瘤细胞的融合，提高药物释放效率。

在神经系统疾病治疗研究中，装载神经保护药物的外泌体可通过与神经元细胞膜的直接融合，将药物精准递送至神经元内，发挥治疗作用。研究表明，在帕金森病动物模型中，源自间充质干细胞的外泌体，经表面修饰后可高效地与受损神经元细胞膜融合，释放其携带的神经营养因子，促进神经元的修复和功能恢复。

（二）内吞后内涵体逃逸导致的药物释放

内吞及内涵体形成：外泌体被靶细胞通过内吞作用摄取后，会形成内涵体。常见的内吞方式包括网格蛋白介导的内吞、小窝蛋白介导的内吞以及吞噬作用等。以内吞作用为例，外泌体与细胞表面受体结合后，细胞膜内陷形成网格蛋白包被的小窝，随后小窝脱离细胞膜形成内涵体。

1. 内涵体逃逸机制

内涵体的酸性环境是触发外泌体逃逸的重要因素之一。内涵体内的 pH 值通常在 4.5～6.0 之间，这种酸性环境可诱导外泌体膜和内涵体膜发生一系列变化。一方面，酸性条件可促使外泌体膜上的某些蛋白质发生构象改变，暴露出融合活性位点。例如，一些病毒来源的融合蛋白，经过改造后整合到外泌体膜上，在内涵体酸性环境下会发生不可逆的构象变化，介导外泌体与内涵体膜的融合，实现药物释放。另一方面，内涵体内的低 pH 值还可能导致膜脂质的质子化，改变膜的物理性质，增加膜的流动性和不稳定性，促进外泌体从内涵体中逃逸。此外，一些小分子物质（如氯喹等）可升高内涵体的 pH 值，抑制外泌体从内涵体逃逸，从反面证明了内涵体酸性环境对外泌体逃逸的重要性。

2. 相关研究及应用

在肿瘤治疗中，针对肿瘤细胞的外泌体药物递送系统利用内涵体逃逸机制取得了一定成果。例如，研究人员将抗肿瘤药物包裹在外泌体内，通过靶向修饰使外泌体被肿瘤细胞高效内吞。进入肿瘤细胞后，外泌体借助内涵体逃逸机制将药物释放到胞质中，发挥杀伤肿瘤细胞的作用。在乳腺癌细胞系的研究中，负载化疗药物阿霉素的外泌体，经内涵体逃逸释放药物后，显著抑制了肿瘤细胞的增殖，且相较于游离药物，降低了对正常细胞的毒性。

二、基于外泌体膜通透性改变的药物释放

（一） pH 响应性膜通透性改变

外泌体膜的组成成分使其具有一定的 pH 敏感性。一些外泌体膜上含有 pH 敏感的脂质或聚合物。例如，某些含有不饱和脂肪酸的脂质在酸性条件下，其分子结构会发生变化，导致膜的流动性和通透性改变。此外，通过化学修饰将 pH 敏感的聚合物连接到外泌体膜上，也可实现 pH 响应性药物释放。在酸性环境中，如肿瘤微环境（pH6.5～7.2）或内涵体环境，这些 pH 敏感成分会发生质子化，引起膜的构象变化，从而增加膜的通透性，使药物得以释放。

1. 调控因素

外泌体膜 pH 敏感性的调控与多种因素有关。pH 敏感脂质或聚合物的种类和含量是关键因素之一。不同结构的 pH 敏感脂质对 pH 变化的响应程度和阈值不同，通过合理选择和调整其在膜中的比例，可精确调控药物释放的 pH 条件。此外，外泌体膜的其他成分（如胆固醇）含量，也会影响膜的稳定性和 pH 敏感性。增加胆固醇含量可增强膜的刚性，降低 pH 敏感性；反之，减少胆固醇可提高膜对 pH 变化的响应程度。

2. 相关研究及应用

在肿瘤治疗领域，pH 响应性外泌体药物递送系统展现出良好的应用前景。研究人员构建了含有 pH 敏感脂质的外泌体，负载化疗药物后，在肿瘤微环境的酸性条件下，外泌体膜通透性增加，药物快速释放，有效杀伤肿瘤细胞。在肝癌治疗研究中，这种 pH 响应性外泌体相较于普通外泌体，在肿瘤部位的药物释放量显著增加，提高了治疗效果，同时减少了对正常组织的药物暴露。

（二）温度响应性膜通透性改变

利用温度敏感材料修饰外泌体膜可实现温度响应性药物释放。常见的温度敏感材料如聚 *N*-异丙基丙烯酰胺（PNIPAM）及其衍生物。当温度低于其低

临界溶解温度（LCST）时，PNIPAM 处于亲水状态，分子链伸展，外泌体膜保持相对稳定；当温度高于 LCST 时，PNIPAM 发生相变，分子链收缩，变得疏水，从而导致外泌体膜的通透性改变。通过将这类温度敏感材料与外泌体膜结合，可使外泌体在特定温度下释放药物。

1. 体内应用考量

在体内应用中，可利用局部加热的方式触发外泌体药物释放。例如，在肿瘤治疗中，通过外部物理手段，如激光照射、射频消融等，对肿瘤部位进行局部加热，使肿瘤组织温度升高至外泌体膜上温度敏感材料的 LCST 以上，引发外泌体膜通透性改变，实现药物的精准释放。然而，需要注意的是，体内温度分布不均匀以及加热过程对正常组织的潜在影响等问题。因此，精确控制加热的范围和温度至关重要，同时要确保外泌体在正常体温下保持稳定，避免药物提前释放。

2. 相关研究及应用

目前，温度响应性外泌体在动物试验中已取得一定进展。有研究将负载抗癌药物的温度响应性外泌体注射到荷瘤小鼠体内，通过局部激光照射肿瘤部位，成功实现了外泌体药物的释放，显著抑制了肿瘤生长，且对周围正常组织的损伤较小。这为肿瘤的精准治疗提供了新的策略和思路。

（三）酶响应性膜通透性改变

外泌体膜上可以修饰特定的酶底物，当遇到相应的酶时，底物被酶解，导致外泌体膜结构破坏，通透性增加，从而释放药物。例如，在肿瘤微环境中，一些酶的表达水平显著升高，如基质金属蛋白酶（MMPs）。通过将含有 MMPs 底物序列的肽段连接到外泌体膜上，当外泌体到达肿瘤部位，MMPs 可酶解这些肽段，破坏外泌体膜的完整性，促使药物释放。

1. 特异性与靶向性

这种酶响应性机制具有较高的特异性和靶向性。由于不同组织和疾病状态下酶的表达谱存在差异，通过选择针对特定疾病相关酶的底物，可实现外泌体药物在病变部位的精准释放。例如，在关节炎治疗中，关节炎症部位的滑膜细胞会分泌大量的 MMP-1 和 MMP-3 等酶。研究人员设计了对这些酶敏感的外泌体，负载抗炎药物后，外泌体在关节炎关节部位，被局部高表达的酶触发药物释放，有效缓解了炎症症状，减少了药物在全身的分布，降低了副作用。

2. 面临的挑战与解决策略

尽管酶响应性外泌体在理论上具有优势，但在实际应用中面临一些挑战。

一方面，酶的活性可能受到体内多种因素的影响，如 pH、温度、抑制剂等，从而影响外泌体药物释放的效率和准确性。另一方面，如何确保修饰在膜上的酶底物在血液循环中不被非特异性酶解，也是需要解决的问题。为应对这些挑战，研究人员正在探索通过优化酶底物的结构、采用酶前体或纳米复合物等形式，提高酶底物的稳定性和抗干扰能力，同时进一步研究体内酶的活性调控机制，以实现更精准的酶响应性药物释放。

三、基于外泌体内容物扩散的药物释放

（一）被动扩散

1. 扩散原理

被动扩散是外泌体药物释放的一种基本机制。外泌体内部的药物分子由于浓度差，会自发地通过外泌体膜向周围环境扩散。外泌体膜具有一定的通透性，对于小分子化疗药物、神经递质等小分子物质而言，在没有外界刺激的情况下，可通过膜的脂质双分子层间隙进行扩散。药物分子从高浓度的外泌体内部向低浓度的细胞外环境扩散，直至达到浓度平衡。

2. 影响扩散速率的因素

药物分子的大小、脂溶性以及外泌体膜的特性是影响被动扩散速率的主要因素。一般来说，小分子、脂溶性药物更容易通过外泌体膜进行扩散。例如，脂溶性的抗癌药物紫杉醇相较于水溶性的大分子药物，在相同条件下，通过外泌体膜被动扩散的速率更快。外泌体膜的组成和结构也对扩散有重要影响。膜的流动性、脂质组成以及是否存在膜转运蛋白等都会改变膜的通透性，进而影响药物的扩散速率。如通过调整膜中不饱和脂肪酸的含量增加膜的流动性，可促进药物的被动扩散。

3. 在体内的表现及局限性

在体内，被动扩散持续进行，但由于外泌体在血液循环中不断流动，药物在到达靶细胞之前可能就已大量扩散到周围组织，导致药物在靶部位的浓度较低，治疗效果受限。此外，被动扩散缺乏靶向性，对正常组织也会造成一定的药物暴露，增加了副作用的风险。因此，单纯依靠被动扩散的外泌体药物递送系统在实际应用中通常需要结合其他策略来提高药物的靶向性和疗效。

（二）主动转运介导的扩散

1. 转运蛋白的作用

外泌体膜上存在多种转运蛋白，这些转运蛋白可以介导药物分子的主动转

运，促进药物从外泌体内部释放到细胞外环境。例如，ABC 转运蛋白家族中的一些成员，如 P-糖蛋白（P-gp），可利用 ATP 水解产生的能量，将外泌体内部的药物分子逆浓度梯度转运到外泌体膜外。此外，一些溶质载体家族的转运蛋白也可参与药物的跨膜转运。这些转运蛋白具有底物特异性，能够识别并转运特定结构的药物分子。

2. 调控与影响因素

转运蛋白的活性受到多种因素的调控。细胞内的信号通路可通过磷酸化等修饰方式调节转运蛋白的活性。例如，蛋白激酶 C 信号通路激活后，可使 P-gp 磷酸化，增强其转运活性，促进药物释放。此外，药物分子与转运蛋白的亲和力以及转运蛋白的表达水平也会影响药物的主动转运速率。通过基因工程技术，调节外泌体膜上转运蛋白的表达量，可优化药物释放效率。

3. 在药物递送中的意义

主动转运介导的扩散机制为外泌体药物释放提供了一种可调控的方式。通过合理设计外泌体膜上的转运蛋白系统，可实现对特定药物的高效释放，尤其是对于一些难以通过被动扩散释放的药物，如大分子药物或极性药物。在基因治疗中，外泌体负载的核酸药物可通过膜上特定的转运蛋白，主动转运到细胞外，提高基因药物的递送效率，为疾病治疗带来新的希望。

四、基于外泌体降解的药物释放

（一）溶酶体途径介导的降解与药物释放

1. 外泌体被溶酶体摄取过程

外泌体进入细胞后，一部分会被转运至溶酶体。当外泌体与溶酶体融合后，溶酶体内的多种水解酶，如蛋白酶、核酸酶、糖苷酶等，会对外泌体膜及内容物进行降解。外泌体通过内吞作用进入细胞形成内涵体后，内涵体可与溶酶体融合，或者外泌体直接被溶酶体识别并吞噬。在溶酶体的酸性环境和多种水解酶的共同作用下，外泌体的膜结构被破坏，内容物被释放并逐步降解。

2. 药物释放机制

在溶酶体对外泌体的降解过程中，药物得以释放。对于一些被包裹在外泌体内部的药物，随着外泌体膜被溶酶体酶解，药物从外泌体中释放出来。例如，负载化疗药物的外泌体进入肿瘤细胞后，被溶酶体摄取并降解，药物释放到肿瘤细胞胞质中，发挥杀伤肿瘤细胞的作用。然而，需要注意的是，溶酶体降解外泌体的过程可能会导致部分药物在溶酶体内也被降解，降低药物的有效利用率。

3. 优化策略

为了提高溶酶体途径介导的药物释放效率，同时减少药物在溶酶体内的降解，研究人员采取了多种策略。一种方法是对药物进行修饰，使其在溶酶体环境中保持稳定，例如对药物进行化学修饰，增加其对溶酶体酶的抗性。另一种策略是通过调控外泌体的摄取和转运途径，使外泌体在到达溶酶体之前，尽量减少不必要的停留和降解，提高药物到达溶酶体并有效释放的比例。例如，通过表面修饰使外泌体更倾向于被靶细胞摄取后快速转运至溶酶体，减少在内涵体等其他细胞器中的停留时间。

（二）细胞外酶介导的外泌体降解与药物释放

1. 细胞外酶的作用

在细胞外环境中，存在一些酶可以降解外泌体，从而导致药物释放。例如，在肿瘤微环境中，肿瘤细胞和肿瘤相关巨噬细胞等可分泌多种蛋白酶，如组织蛋白酶、纤溶酶等。这些酶可以作用于外泌体膜上的蛋白质和脂质成分，破坏外泌体的完整性，使药物释放到细胞外环境中。此外，一些细菌分泌的酶也可能对外泌体产生降解作用。

2. 药物释放特点及应用潜力

细胞外酶介导的外泌体降解药物释放具有一定的特点。由于肿瘤微环境等病变部位通常存在特定酶的高表达，这种降解方式具有一定的靶向性，能够在病变部位实现药物释放。在肿瘤治疗中，利用肿瘤微环境中高表达的酶来触发外泌体药物释放，可提高药物在肿瘤部位的浓度，增强治疗效果。例如，研究人员设计了一种对肿瘤微环境中高表达的组织蛋白酶敏感的外泌体，负载化疗药物后，在肿瘤部位被组织蛋白酶降解，药物释放，有效抑制了肿瘤生长，同时减少了对正常组织的药物暴露。

3. 面临的问题与解决方案

然而，细胞外酶介导的外泌体降解也面临一些问题。一方面，细胞外酶的活性和分布受到多种因素影响，如肿瘤异质性、炎症状态等，可能导致药物释放的不稳定和不可控。另一方面，正常组织中也可能存在少量的相关酶，可能引发外泌体在非靶部位的提前降解。为解决这些问题，研究人员正在探索通过精准调控外泌体膜的结构和组成，使其对病变部位的酶具有高度特异性响应，同时降低对正常组织中酶的敏感性。例如，通过合理设计外泌体膜上酶底物的结构和分布，提高药物释放的精准性和稳定性。

外泌体药物释放机制多种多样，每种机制都有其独特的原理、影响因素和应用场景。基于外泌体膜融合的药物释放，无论是与靶细胞膜直接融合还是通过内吞后内涵体逃逸，都依赖于膜的相互作用和特定的分子机制，为药物精准递送至靶细胞提供了有效途径。外泌体膜通透性改变导致的药物释放，包括pH 响应性、温度响应性和酶响应性等，利用了外界环境刺激或体内特定酶的作用，实现了药物在特定条件下的可控释放。基于外泌体内容物扩散的药物释放，被动扩散是一种基础方式，而主动转运介导的扩散则为调控药物释放提供了更多可能性。外泌体降解介导的药物释放，无论是通过溶酶体途径还是细胞外酶途径，在肿瘤治疗等领域展现出一定的应用潜力，但也面临一些需要解决的问题。深入理解这些药物释放机制，有助于进一步优化外泌体药物递送系统，提高药物疗效，降低副作用，推动外泌体在生物医药领域的广泛应用。未来，随着研究的不断深入，有望开发出更加高效、精准的外泌体药物递送技术，为疾病治疗带来新的突破。

第七节　提高外泌体药物装载效率的办法

外泌体作为药物递送载体的应用受到多种因素的影响，包括来源、装载方式及转运能力等，其中，缺乏高效、均匀的载药方法是制约外泌体临床应用的重要因素。提高外泌体的载药效率是当前外泌体药物递送系统研究的核心挑战之一。外泌体作为天然的纳米递送载体，具有生物相容性好、免疫原性低、靶向性可调等优势，但其天然载药能力有限，且不同药物（如小分子、核酸、蛋白等）的物理化学性质差异显著，需针对性开发高效载药策略。

一、基于外泌体膜结构的载药策略：利用膜脂与蛋白特性增强药物装载

1. 膜融合与脂质插入法：适配脂溶性药物

外泌体膜由磷脂双分子层构成，脂溶性药物（如紫杉醇、阿霉素）可通过被动扩散直接插入膜脂中，实现高效装载。研究显示，将肿瘤细胞与阿霉素共培养后，外泌体的药物装载量随培养时间延长而增加，当培养时间达到一定阶段时，其载药量可达到细胞内药物浓度的特定比例。进一步优化可通过调节外泌体膜脂组成（如增加胆固醇含量）提高膜稳定性，或利用温度、pH 刺激促进膜流动性，增强药物插入效率。

2. 膜蛋白介导的药物锚定：适用于蛋白/核酸装载

外泌体膜表面蛋白（如 LAMP-2B、CD63、HSP70）可通过基因工程改造，引入特异性结合域（如抗体片段、亲和体），实现药物的靶向锚定。例如，将抗 HER2 抗体片段与 LAMP-2B 融合表达于供体细胞（如 HEK293T），可使外泌体表面富集抗体，通过抗原-抗体相互作用捕获 HER2 靶向药物（如曲妥珠单抗），载药量较未修饰外泌体提高。对于核酸类药物（siRNA、mRNA），可利用膜蛋白携带的正电荷结构域（如鱼精蛋白、聚乙二醇化赖氨酸）与负电荷核酸结合，通过静电作用提升装载效率。

二、物理化学方法强制载药：突破被动装载的局限性

1. 电穿孔法：高效装载水溶性药物与核酸

电穿孔通过短时高压脉冲在细胞膜上形成瞬时孔洞，促使药物进入外泌体。该方法适用于水溶性分子（如顺铂、5-氟尿嘧啶）和核酸（siRNA、miRNA），载药效率受电压、脉冲时间、药物浓度影响。优化参数显示，特定电压和脉冲处理后，外泌体对 siRNA 的装载效率显著提高，且外泌体结构完整性保持率较高。结合微流控技术可精准控制电穿孔条件，减少外泌体损伤，例如微流控芯片内电穿孔的载药效率较传统方法大幅提高，且适合高通量操作。

2. 超声与冻融法：促进药物跨膜递送

超声处理通过空化效应破坏外泌体膜局部结构，促使药物进入；冻融循环则通过膜脂相分离增加膜通透性。两者常联合使用，例如超声处理一段时间后进行若干次冻融，可使外泌体对阿霉素的载药量显著提升。该方法适用于大分子蛋白（如细胞因子、酶），但需注意超声功率过高会导致外泌体聚集或降解，最佳功率通常控制在适当范围内。

3. 微注射与挤压法：精准控制载药剂量

利用纳米注射器直接将药物注入外泌体腔内，或通过孔径匹配的滤膜挤压外泌体，迫使药物通过膜孔进入。微注射法适合单颗粒精准载药（如单个外泌体装载若干个 mRNA 分子），但操作繁琐、效率低；挤压法可批量处理，例如通过合适孔径滤膜挤压，可使外泌体装载较小直径的纳米颗粒（如金纳米粒、脂质体），装载率较高。

三、供体细胞工程化改造：从源头提升外泌体载药能力

1. 基因修饰供体细胞：增强药物捕获与包裹

通过基因编辑技术（如 CRISPR/Cas9）改造外泌体供体细胞（如间充质

干细胞、树突状细胞），使其过表达特定蛋白，促进药物向分泌囊泡富集。例如：

（1）过表达膜转运蛋白　在HEK293细胞中过表达ATP结合盒转运蛋白，可使外泌体对紫杉醇的装载量显著增加，归因于转运蛋白介导的药物主动跨膜运输。

（2）引入药物结合结构域　在供体细胞中表达靶向药物的适配体（如RNA适体、抗体轻链），使其定位于外泌体膜或腔内，通过特异性结合捕获药物。例如，表达抗PD-L1适配体的树突状细胞来源外泌体，对PD-L1抗体的装载量较野生型细胞大幅提高。

（3）调控外泌体生成通路　敲低外泌体生成负调控因子或过表达正调控因子，可增加外泌体产量及药物包裹效率。研究显示，正调控因子过表达的间充质干细胞分泌外泌体量明显增加，对miRNA的装载量同步提升。

2. 药物预处理供体细胞：诱导外泌体应激响应

在供体细胞培养阶段加入药物或应激诱导剂，促使细胞通过内吞、自噬等途径富集药物，并包裹至外泌体中。例如：

（1）化疗药物预处理　用阿霉素处理HeLa细胞一段时间后，其分泌的外泌体载药量较未处理组显著提高，机制与细胞内溶酶体-外泌体通路激活相关。

（2）缺氧预处理　在缺氧条件下培养间充质干细胞，其外泌体中相关蛋白表达上调，对siRNA的装载效率提升，可能与缺氧诱导的外泌体膜蛋白重塑有关。

四、靶向与响应性设计：提高药物装载特异性与稳定性

1. 表面修饰靶向配体：减少非特异性药物流失

在外泌体表面修饰靶向肽（如RGD、iRGD）、抗体片段（如抗EGFR抗体）或糖链（如唾液酸），使其特异性结合靶细胞表面受体，减少循环中药物泄露。例如，精氨酸-甘氨酸-天冬氨酸修饰的外泌体通过整合素靶向肿瘤血管，对顺铂的装载量虽与未修饰组相近，但肿瘤部位药物富集量显著提高，归因于靶向介导的高效内吞。此外，靶向配体可与药物形成“双靶向”系统，如同时修饰HER2抗体和负载曲妥珠单抗，通过抗原-抗体协同作用，使外泌体对HER2阳性细胞的药物递送效率大幅提升。

2. 环境响应性材料包裹：控制药物释放时序

在载药后对外泌体进行二次修饰，包裹pH响应性聚合物或温度敏感脂质，使药物在特定生理环境（如肿瘤微酸性、高温）下释放，间接提高载药效

率。例如，在酸性条件下，涂层解体，外泌体膜暴露并与肿瘤细胞膜融合，释放药物量较中性环境显著增加。光响应材料修饰的外泌体，经近红外光照射后膜结构改变，可瞬时释放大部分装载的 siRNA。

五、联合载药技术：协同提升效率与功能性

1. 外泌体-脂质体杂合系统

将外泌体与脂质体融合，结合两者优势：脂质体的高载药能力（尤其是水溶性药物）与外泌体的靶向性。例如，阿霉素脂质体与外泌体通过膜融合蛋白结合，载药量可达纯外泌体的数倍，且保留外泌体的肿瘤归巢能力。杂合系统还可通过脂质体成分调节外泌体膜通透性，如加入胆固醇-聚乙二醇，使核酸装载效率提升。

2. 细胞穿膜肽（CPPs）辅助装载

CPPs（如 TAT、Penetratin）可穿透细胞膜，携带药物进入外泌体。将 TAT 与 siRNA 偶联后，共培养于供体细胞，可使外泌体对 siRNA 的装载量提高，机制为 TAT 介导的内吞-外泌体分选通路增强。此外，CPPs 修饰的外泌体膜可提高细胞摄取效率，间接提升药物递送效果。

3. 纳米颗粒介导的装载

利用磁性纳米颗粒（MNP）或二氧化硅纳米粒（SiO_2-NP）作为载体，先将药物负载于纳米颗粒，再通过共培养或电穿孔将颗粒包裹入外泌体。例如，负载阿霉素的 MNP 经电穿孔处理后，外泌体载药量较直接装载提高，且磁性可用于体外定向操控。SiO_2-NP 表面可修饰靶向配体，进一步提高外泌体对特定药物的捕获能力。

六、优化分离与纯化方法：减少载药过程中的外泌体损失

传统分离方法（如超速离心）易导致外泌体聚集或破损，载药效率损失较大。可以采用优化技术如亲和层析法、尺寸排阻色谱法及微流控芯片法等对外泌体进行分离。

主要参考文献

Herrmann I K, Wood M J A, Fuhrmann G. Extracellular vesicles as a next-generation drug delivery platform [J]. Nature Nanotechnology, 2021, 16 (7): 748-759.

Steinbichler T B, Dudás J, Riechelmann H, et al. The role of exosomes in cancer metastasis [J]. Seminars in Cancer Biology, 2017, 44: 170-181.

Liang Y J, Duan L, Lu J P, et al. Engineering exosomes for targeted drug delivery [J]. Theranostics, 2021, 11 (7): 3183-3195.

Salunkhe S, Dheeraj, Basak M, et al. Surface functionalization of exosomes for target-specific delivery and in vivo imaging & tracking: strategies and significance [J]. Journal of Controlled Release, 2020, 326: 599-614.

Ren X X, Zhao Y, Xue F Q, et al. Exosomal DNA aptamer targeting α-synuclein aggregates reduced neuropathological deficits in a mouse Parkinson's disease model [J]. Molecular Therapy-Nucleic Acids, 2019, 17: 726-740.

Tian Y H, Li S P, Song J, et al. A doxorubicin delivery platform using engineered natural membrane vesicle exosomes for targeted tumor therapy [J]. Biomaterials, 2014, 35 (7): 2383-2390.

Bellavia D, Raimondo S, Calabrese G, et al. Interleukin 3-receptor targeted exosomes inhibit in vitro and in vivo chronic myelogenous leukemia cell growth [J]. Theranostics, 2017, 7 (5): 1333-1345.

Liang G F, Zhu Y L, Ali D J, et al. Engineered exosomes for targeted co-delivery of miR-21 inhibitor and chemotherapeutics to reverse drug resistance in colon cancer [J]. Journal of Nanobiotechnology, 2020, 18 (1): 10.

Sung B H, von Lersner A, Guerrero J, et al. A live cell reporter of exosome secretion and uptake reveals pathfinding behavior of migrating cells [J]. Nature Communications, 2020, 11 (1): 2092.

Kooijmans S A, Aleza C G, Roffler S R, et al. Display of GPI-anchored anti-EGFR nanobodies on extracellular vesicles promotes tumour cell targeting [J]. Journal of Extracellular Vesicles, 2016, 5: 31053.

Mentkowski K I, Lang J K. Exosomes engineered to express a cardiomyocyte binding peptide demonstrate improved cardiac retention in vivo [J]. Scientific Reports, 2019, 9 (1): 10041.

Tian T, Zhang HX, He CP, et al. Surface functionalized exosomes as targeted drug delivery vehicles for cerebral ischemia therapy [J]. Biomaterials, 2018, 150: 137-149.

Kim M S, Haney M J, Zhao Y, et al. Engineering macrophage-derived exosomes for targeted paclitaxel delivery to pulmonary metastases: in vitro and in vivo evaluations [J]. Nanomedicine, 2018, 14 (1): 195-204.

Wan Y, Wang L, Zhu C, et al. Aptamer-conjugated extracellular nanovesicles for targeted drug delivery [J]. Cancer Research, 2018, 78 (3): 798-808.

Herrmann I K, Wood M J A, Fuhrmann G. Extracellular vesicles as a next-generation drug delivery platform [J]. Nature Nanotechnology, 2021, 16 (7): 748-759.

Wilke S, Krausze J, Büssow K. Crystal structure of the conserved domain of the DC lysosomal associated membrane protein: implications for the lysosomal glycocalyx [J]. BMC Biology, 2012, 10: 62.

Kim H I, Park J, Zhu Y, et al. Recent advances in extracellular vesicles for therapeutic cargo delivery [J]. Experimental and Molecular Medicine, 2024, 56 (4): 836-849.

第三章

外泌体在靶向药物递送中的应用

第一节 肿瘤治疗

一、外泌体递送化疗药物

化疗是常见的肿瘤治疗手段，化疗药物（如蒽环类、铂类、紫杉烷类）通过干扰 DNA 复制、阻断细胞周期或诱导凋亡发挥作用。许多抗肿瘤化疗药物的靶点位于细胞内，因此化疗药物必须穿过细胞膜才能发挥作用。然而，化疗药物因水溶性差或半衰期短，往往难以达到理想疗效。外泌体的脂质双层膜可保护其负载的药物，且外泌体通过膜蛋白与受体细胞的相互作用可轻松进入细胞。与合成药物载体相比，外泌体的最大优势在于免疫原性和毒性低，这能在很大程度上减少免疫系统对其的清除以及器官或组织毒性（Kim MS，2016）。

（一）外泌体递送载体降低药物毒性

阿霉素（DOX）最严重的副作用源于其心脏毒性。因此，提高 DOX 对肿瘤组织的靶向特异性并降低其在心肌细胞中的浓度是关键问题。Wei 等（2019）通过将 DOX 与骨髓间充质干细胞（BM-MSC）来源的外泌体共孵育，制备了负载 DOX 的 BM-MSC 外泌体（Exo-Dox）。与游离 DOX 相比，Exo-Dox 在人骨肉瘤细胞 MG63 中表现出显著更高的细胞摄取效率和抗肿瘤效果，同时在心肌细胞中的摄取效率和毒性作用降低。这可能与 BM-MSC 来源的外泌体与人骨肉瘤细胞表面膜蛋白的相互作用有关。此外，体内试验结果表明，Exo-Dox 可靶向肿瘤部位，提高药物稳定性和肿瘤部位蓄积量。与游离 DOX 组相比，Exo-Dox 组的 Ki67 阳性细胞数量和心脏毒性均显著降低（Wei，2022）。

（二）外泌体递送载体降低肿瘤细胞耐药性

限制化疗药物疗效的另一个因素是多药耐药（MDR），其可源于先天或后天获得。MDR 的存在降低了肿瘤对治疗的反应率，导致超过 90%接受传统化疗药物或新型靶向药物治疗的肿瘤患者死亡（Bukowski，2020）。Kim 等（2016）研究了将紫杉醇（PTX）负载到巨噬细胞外泌体的不同方法（室温孵育、电穿孔和温和超声处理），并评估了负载 PTX 的外泌体（exoPTX）治疗多药耐药肿瘤的可行性。在三种方法中，超声处理的外泌体表现出高负载率和持续药物释放，这可能与 PTX 在外泌体膜重构过程中的嵌入有关。与脂质体和聚苯乙烯纳米颗粒相比，exoPTX 在体外大量蓄积于肿瘤细胞，对耐药肿瘤细胞的细胞毒性提高超过一倍。类似地，在小鼠 Lewis 肺癌肺转移模型中，exoPTX 与肿瘤细胞几乎完全共定位，并显著抑制肿瘤生长。因此，外泌体作为递送载体可促进体内靶向，同时增强紫杉醇的抗肿瘤效果，表明外泌体在耐药肿瘤治疗中递送治疗药物具有巨大潜力。

二、外泌体递送核酸药物

外泌体在核酸药物递送领域展现出显著优势。其依托天然的生物相容性与递送能力，为 siRNA、mRNA、DNA 等核酸药物的靶向输送提供了创新策略。反义寡核苷酸（ASOs）作为一类重要的脱氧核糖核酸（DNA），通常由 15～30 个核苷酸组成，可通过与靶标 mRNA 互补结合，借助招募核糖核酸酶 H（RNase H）降解 mRNA-ASO 杂交体、通过空间位阻效应阻碍 mRNA 翻译起始或剪接过程等多种机制，实现对 RNA 功能的调节，是针对多种基因表达异常相关疾病的高选择性治疗策略。Kamerkar 等（2020）的研究表明，负载 STAT6 或 C/EBPβ 反义寡核苷酸的工程化外泌体（exoASO）可呈剂量依赖性降低人原代 M2 巨噬细胞中相应靶基因的表达。通过靶基因表达下调，exoASO 可促使 M2 巨噬细胞重编程为 M1 巨噬细胞。在动物模型中，exoASO 可显著抑制肿瘤生长，而游离 ASO 对肿瘤生长无明显作用。这一结果表明 exoASO 能够实现靶向基因调控、诱导有效重编程并产生强效抗肿瘤活性。

（一）外泌体递送在基因编辑领域的应用

近年来，CRISPR/Cas9 介导的基因组编辑技术发展迅猛，但常用的病毒载体（如腺病毒）存在潜在免疫原性和插入突变风险，可能引发机体强烈免疫反应或导致基因组意外突变；而非病毒载体（如脂质体、聚合物、金属纳米颗粒）则面临生物相容性低、器官毒性等隐患（Wilbie，2019），这些问题极大地限制了 CRISPR/Cas9 基因治疗的广泛应用。相较之下，外泌体凭借其天然的低免疫原性和良好的生物相容性，成为 CRISPR/Cas9 递送的理想候选载体。例如，在一项研究中，科研人员利用外泌体装载 Cas9 蛋白和 sgRNA，通过电穿孔技术实现高效装载，在体外成功对细胞进行基因编辑，且未引发明显免疫反应。

（二）外泌体在核酸递送领域的应用

1. 外泌体在 miRNA 递送领域的应用

外泌体在 miRNA 递送领域同样表现出色。微小 RNA（miRNA）作为非编码 RNA，通过与 mRNA 结合调节基因表达，在细胞增殖、分化、凋亡等生理过程中发挥关键调控作用，利用治疗性 miRNA 调控肿瘤相关基因表达正成为极具前景的肿瘤治疗策略。Yan 等（2022）发现，顺铂可促进负载 miR-29a-3p 的肺癌细胞来源外泌体在肿瘤细胞内蓄积，并在体内诱导循环外泌体 miR-29a-3p 水平上调约 30 倍。

2. 外泌体在 siRNA 递送领域的应用

利用外泌体递送 siRNA 亦是一种颇具潜力的方法。Lin 等（2021）采用 iRGD 修饰的外泌体负载肉碱棕榈酰转移酶 1A（CPT1A）siRNA（siCPT1A），CPT1A 作为脂肪酸氧化（FAO）的关键酶，在结肠癌奥沙利铂耐药中可能扮演重要角色。研究人员通过化学偶联法将 iRGD 肽段连接至外泌体表面，构建靶向性外泌体载体。体内试验结果显示，与天然外泌体相比，iRGD 修饰的外泌体在体内能够高效靶向结肠癌细胞，通过荧光成像技术可清晰观察到外泌体在肿瘤部位的富集。负载 siCPT1A 后，该外泌体可将 siRNA 靶向递送至肿瘤组织，有效抑制 FAO，从而显著克服奥沙利铂耐药并抑制肿瘤增殖，大幅提高奥沙利铂的抗肿瘤效果。

值得注意的是，外泌体不仅具备运输上述核酸类型的能力，还可高效递送环状 RNA（circRNA）、长链非编码 RNA（lncRNA）、短发夹 RNA（shRNA）和适配体，为基因治疗和治疗性核酸递送提供了强有力的载体与工具。

三、外泌体递送免疫治疗药物

（一）传统免疫检查点阻断的缺陷

外泌体在免疫治疗领域展现出独特的应用潜力，尤其是通过递送免疫检查点抑制剂等治疗药物，为攻克肿瘤提供了新方向。免疫检查点阻断（ICB）作为近年来肿瘤免疫治疗的核心策略，其作用机制是通过阻断免疫细胞或肿瘤细胞表面表达的调节性受体，从而解除肿瘤细胞对免疫系统的抑制，激活抗肿瘤细胞毒性 T 细胞反应，显著提高肿瘤治疗效率。在众多免疫检查点中，程序性死亡受体 1（PD-1）及其配体（PD-L1）和细胞毒性 T 淋巴细胞相关蛋白 4（CTLA-4）是免疫检查点阻断治疗的关键靶点（Lin，2022）。PD-1 主要表达于活化的 T 细胞、B 细胞和 NK 细胞表面，与其配体 PD-L1（在肿瘤细胞及肿瘤浸润免疫细胞上高表达）结合后，会抑制 T 细胞的活性和增殖；而 CTLA-4 则在 T 细胞激活的早期阶段发挥作用，通过与抗原呈递细胞（APC）表面的 B7 分子结合，竞争性抑制 T 细胞的激活信号。尽管抗 CTLA-4 和抗 PD-L1 单克隆抗体已商业化，同时在黑色素瘤、非小细胞肺癌等多种肿瘤治疗中取得一定疗效，但这些传统疗法仍存在显著缺陷。首先，脱靶效应高导致药物无法精准作用于肿瘤部位，不仅降低了治疗效果，还会引发全身性免疫反应；其次，客观缓解率低，部分患者对药物无响应或响应短暂；此外，还存在潜在免疫相关副作用，如免疫性肺炎、结肠炎、甲状腺功能紊乱等，严重影响患者生活质量甚至危及生命。因此，开发更安全、高效的免疫治疗策略迫在眉睫。

（二）外泌体递送免疫检查点抑制剂

为解决这些问题，有研究者对人脐静脉内皮细胞（HUVECs）来源的外泌体进行表面修饰，连接抗 PD-L1 和抗 CD40 抗体，并负载 cGAMP，构建了双靶向外泌体载药系统（cGAMP@dual-anti-Exos）。在体外试验中，研究人员利用该双靶向外泌体载药系统处理肿瘤细胞和树突状细胞（DCs）。该系统可在肿瘤部位蓄积，抗 PD-L1 抗体与肿瘤细胞表面 PD-L1 结合以阻断免疫检查点分子，同时抗 CD40 抗体与 cGAMP 协同刺激树突状细胞，促进 DCs 分泌大量细胞因子（如 IL-12、TNF-α），并上调共刺激分子（如 CD80、CD86）的表达。在小鼠肿瘤模型中开展的体内试验，通过静脉注射 cGAMP@dual-anti-Exos 后，借助活体成像技术观察到该系统能够在肿瘤部位蓄积。与单一疗法或传统抗体治疗组相比，双靶向外泌体载药系统显著抑制了肿瘤生长，且延长了荷瘤小鼠的生存期。同时，对机制的研究表明，该系统通过激活 T 细胞介导的抗肿瘤免疫反应，同时抑制肿瘤细胞的免疫逃逸，实现了高效的抗肿瘤效果。此外，由于外泌体的天然低免疫原性和靶向性，该系统在治疗过程中未引发明显的免疫相关副作用，展现出良好的安全性，为联合免疫治疗提供了相对安全的工具。

近年来，类似的外泌体免疫治疗研究不断涌现。例如，科研团队将负载 siRNA 的外泌体与抗 HER2 抗体结合，靶向抑制乳腺癌细胞中免疫抑制因子的表达，同时激活 NK 细胞和细胞毒性 T 细胞，显著增强了肿瘤杀伤效果。这些研究共同表明，以外泌体为载体的免疫治疗策略正逐步成为肿瘤治疗领域的研究热点，有望克服传统疗法的局限性，为癌症患者带来新的希望。

四、外泌体增强放疗效果

（一）放疗重要性

放疗作为肿瘤治疗的重要手段之一，在肿瘤综合治疗中占据着不可或缺的地位。约 70%的肿瘤患者在治疗过程中需要接受放疗，且约 40%的肿瘤患者通过放疗即可获得痊愈，其地位已接近肿瘤外科手术。放疗通过放射线照射肿瘤组织，使肿瘤细胞失去无限繁殖能力并导致其死亡，从而达到缩小肿瘤的目的。它具有风险小、副作用小、后遗症出现概率较低等优势，还能有效解决手术困难患者的问题，如颅内位置较深的肿瘤可经单纯放疗治愈，且副作用小。

（二）放疗局限性

然而，放疗也存在明显的局限性。一方面，肿瘤细胞对放疗的敏感性存在差异，部分肿瘤细胞对放射线具有耐受性，导致放疗效果不佳。例如，一些肿瘤细胞能够激活自身的 DNA 损伤修复机制，在受到放射线照射后迅速修复受损的 DNA，从而得以存活并继续增殖，这极大地限制了放疗的疗效。另一方面，放疗在杀伤肿瘤细胞的同时，也会对周围正常组织造成一定的损伤，引发一系列副作用。如针对头颈部肿瘤的放疗，可能造成口干、口腔黏膜充血、糜烂、溃疡，引起患者进食疼痛、进食障碍；胸腹部恶性肿瘤放疗可能导致放射性食管炎、放射性肺炎、肺纤维化、皮肤色素沉着及纤维化等；盆腔肿瘤放疗则可能引发尿频、尿急、尿痛或腹泻等症状。此外，放疗还可能引起血液学改变，如白细胞低、贫血或血小板降低，以及导致患者食欲不佳等。

（三）外泌体增强放疗效果

为了克服放疗的这些局限性，提高放疗效果，研究人员不断探索新的方法和技术。外泌体递送载体作为一种新兴的技术手段，为增强放疗效果带来了新的希望。通过对天然外泌体进行生物工程技术处理，可以使其具有增强的载药效率、靶向性以及抵抗机体清除率等特点。例如，通过基因工程手段在脐带来源的间充质干细胞外泌体表面成功表达肿瘤靶向肽段 iRGD，使得改造后的外泌体具有肿瘤细胞的靶向性。利用这种工程化的外泌体，将 STAT3 基因的 siRNA 运送至肿瘤细胞中，可通过降低肿瘤细胞 STAT3 表达增强肿瘤细胞的辐射敏感性。工程化外泌体还可以装载化疗药物、免疫调节因子等，与放疗联合使用，发挥协同治疗作用。

1. 外泌体增强放疗效果的理论意义和临床价值

外泌体递送载体增强放疗效果的研究具有重要的理论意义和临床价值。在理论上，深入研究外泌体与放疗的协同作用机制，有助于揭示肿瘤治疗的新机制，为肿瘤治疗领域提供新的理论基础。在临床上，该研究有望开发出更加有效的肿瘤治疗策略，提高肿瘤患者的放疗疗效，减少放疗副作用，改善患者的生活质量，延长患者的生存期，具有广阔的应用前景和巨大的临床转化潜力。以下聚焦于三项前沿研究，探讨工程化外泌体在增强放疗效果中的创新策略，这些研究从不同维度展示了工程化外泌体在克服放疗抵抗中的潜力，为肿瘤联合治疗提供了新的思路与转化方向。

2. 外泌体增强放疗效果实例

北京大学第三医院梁晓龙团队（2022）将工程化改造的 M1 型巨噬细胞分泌的外泌体开发为放疗增敏药物递送系统，通过重塑肿瘤免疫抑制微环境有效提高放疗增敏药物的治疗效果。肿瘤相关巨噬细胞（TAMs）分为促肿瘤的 M2 表型和抗肿瘤的 M1 表型，TAMs 的极化在放疗预后中发挥重要作用。放疗会促进 M1 型的 TAMs 极化为 M2 表型，从而抑制 T 细胞介导的抗肿瘤免疫反应，促进肿瘤进展、影响放疗预后。该团队发现 M1 巨噬细胞来源的外泌体含有多种供体细胞的 mRNA 和 miRNA，能够将 M2 型的 TAMs 再极化为 M1 表型，有效重塑肿瘤的免疫抑制微环境，从而提高放疗疗效。除放疗引起的肿瘤免疫抑制微环境，限制放疗疗效的主要因素还包括肿瘤的乏氧微环境以及放疗后 DNA 损伤的快速修复。

在本研究中，研究者进一步将 M1 巨噬细胞分泌的外泌体（M1Exos）进行工程化改造，旨在同时解决上述的三重限制因素，实现放疗增敏三部曲：①放疗的抗肿瘤疗效依赖于高能 X 射线或 γ 射线引起的 DNA 损伤。乏氧是大部分实体瘤的基本特征之一，直接影响放疗的 DNA 损伤程度。在 M1Exos 膜内侧人工表达的过氧化氢酶，可以分解肿瘤组织高表达的过氧化氢以产生氧气，有效缓解肿瘤乏氧，增强放疗引起的DNA损伤。②在M1Exos内部包载的DNA损伤修复抑制剂可以有效抑制放疗后DNA的损伤修复，增加放疗引起的细胞死亡。③细胞死亡导致肿瘤的炎症微环境，促进淋巴细胞浸润，但也会上调导致肿瘤的免疫抑制相关细胞（M2型TAMs）和相关蛋白（PD-L1）。M1Exos的天然特性可以将M2 TAM极化为M1表型，与此同时，M1Exos膜外侧含有人工表达的抗PD-L1的纳米抗体，两者的共同作用可以解除CD^{8+} T细胞的免疫抑制，最终重塑肿瘤的免疫抑制微环境，较好地抑制肿瘤生长和转移。南京医科大学田田团队报道了一种基于细胞外囊泡（EV）的纳米疗法，该疗法通过在神经细胞中表达TGF-βⅡ型受体胞外域来捕获TGF-β，并通过在EV表面修饰RGD肽实现对多形性胶质母细胞瘤GBM的靶向。研究表明，短脉冲放疗可显著增强RGD肽偶联EV对GBM的靶向效率，同时所展示的TGF-β捕获功能可逆转放疗刺激引起的肿瘤微环境中TGF-β激活，在小鼠GBM模型中呈现协同效应。联合治疗显著增加了CD^{8+}细胞毒性T细胞浸润和M1/M2巨噬细胞比例，从而抑制肿瘤生长并延长总生存期。这些结果为GBM肿瘤微环境的免疫重塑及清除治疗抵抗性肿瘤提供了一种基于EV的治疗策略，进一步支持其临床转化潜力。

此外，郑州大学第一附属医院杨一凌团队2022年设计了一种高靶向性药物递送平台，利用外泌体装载FDA批准的抗肿瘤药物喜树碱（CPT），该药物能够调节细胞周期。所使用的外泌体从患者肿瘤中分离，实现个体化治疗以确保更佳疗效。这种外泌体介导的递送策略在体外和已建立的患者来源异种移植（PDX）模型中均显示出对患者源性肿瘤细胞的强大靶向性。通过将CPT递送至肿瘤细胞，该纳米平台能够减少细胞周期S期阻滞，增加处于G1和G2/M期细胞的比例，使其对放疗更敏感。该治疗方法能够显著增强患者源性肿瘤对电离辐射的敏感性，从而在无需提高辐射剂量的情况下改善放疗的整体疗效。

总之，工程化外泌体通过多维度机制显著增强放疗对肿瘤的治疗效果，成为突破传统放疗瓶颈的创新策略。

第二节　神经系统疾病治疗

一、外泌体跨越血脑屏障

BBB主要由脑微血管内皮细胞、星形胶质细胞、周细胞和基膜构成。其中，脑微血管内皮水平的血脑屏障是血液-中枢神经系统交换的主要部位。相邻的血管内皮细胞之间存在复杂的紧密连接，可以限制细胞旁通透性，并使内皮具有顶端-基底极性。紧密连接在阻止有毒物质穿过血脑屏障以维持大脑内环境稳态的同时，也使得亲水性药物和多肽等大分子药物难以递送到中枢神经系统发挥药理作用。除了以紧密连接为基础的物理屏障之外，血脑屏障的功能还包括以外排转运体为基础的代谢屏障。常见的外排转运蛋白包括 P-糖蛋白（P-gp）、有机阴离子转运多肽（OATP）、ABC 转运蛋白等，它们可以把一些药物从内皮细胞泵回血液循环，使脑-血药物比大大降低，从而给中枢神经系统疾病的治疗带来困难。

外泌体富含膜蛋白和特异性脂质，赋予其跨越生物屏障的能力，已被证实可穿过血脑屏障和胃肠道，实现生物分子或药物向脑内或胃肠道的递送。

二、外泌体递送神经保护剂

外泌体的“货物”装载能力使其成为多模态神经保护的平台，可递送从蛋白质、小分子到核酸的多种生物活性分子，通过三大途径发挥作用：

（一）神经营养支持与凋亡抑制

神经营养因子的缺失是神经退行性疾病的核心病理机制之一。外泌体可高效递送 BDNF、胶质细胞源性神经营养因子（GDNF）等蛋白质：在帕金森病模型中，间充质干细胞（MSC）来源的外泌体负载 GDNF 后，通过表面整合素 $\alpha_v\beta_1$ 靶向黑质多巴胺能神经元，激活 Trk 受体介导的 PI3K-AKT 通路，抑制线粒体凋亡通路，使多巴胺能神经元存活率提升 35%。更值得关注的是，外泌体可同时递送抗凋亡基因，如 Bcl-2 质粒或靶向促凋亡基因 *Bax* 的 siRNA，在脊髓损伤模型中减少神经元凋亡达 40%，显著促进轴突再生。

（二）抗炎与氧化应激调控

神经炎症和氧化损伤是中风、AD 等疾病的关键病理环节。外泌体装载的抗氧化小分子（如 *N*-乙酰半胱氨酸 NAC、白藜芦醇）可穿越 BBB，在缺血性中风病灶处清除过量自由基，减轻血脑屏障破坏。例如，NAC-外泌体治疗使大鼠脑梗死体积缩小 30%，神经功能评分提高 25%。对于 AD，外泌体递送的 miR-146a 可靶向小胶质细胞的 NF-κB 通路，抑制 TNF-α、IL-6 等促炎因子释放，减少 Aβ 斑块诱导的神经炎症，改善模型小鼠的记忆认知功能。

（三）基因编辑与细胞重编程

随着 CRISPR/Cas9 技术的发展，外泌体成为基因治疗的理想载体。在家族性帕金森病模型中，负载靶向 α-突触核蛋白（α-syn）siRNA 的外泌体，通过表面修饰的 TfR 抗体靶向 BBB 内皮细胞，使脑内 α-syn 异常聚集减少 50%，延缓多巴胺能神经元退化。最新的研究中，外泌体递送的 CRISPR/Cas9 系统可修复亨廷顿病模型中的突变 *HTT* 基因，从基因层面阻断神经退行性病变的进展。

三、外泌体在神经系统疾病治疗中的应用

（一）缺血性中风

1. 缺血性中风概念

当流向大脑特定区域的血流突然中断，导致神经功能受损时，就会发生急性缺血性中风。这种情况通常是由于大脑血管堵塞而发生的，这可能是由于局部形成的血凝块（即血栓）或从身体其他部位脱落的血凝块（即栓塞）所致。在血管阻塞期间，大脑经历一个发生不可修复损伤的中心区域和一个称为半影的周围区域，在半影中，大脑功能因血流量减少而受损，但尚未受到不可逆损伤。

2. 外泌体用于治疗缺血性中风

（1）不同细胞来源的外泌体及其神经保护作用　有研究者利用超速离心方法获得了星形胶质细胞来源的外泌体（AS-Exo）（Pei，2020）。这些 AS-Exo 外泌体已经显示出改善神经元存活和减少由氧和葡萄糖剥夺（OGD）触发凋亡的能力。此外，体内试验证明了 AS-Exo 外泌体通过调节自噬对神经元损伤的有益作用。2020 年，研究人员发现，当直接施用到脑室时，来自脑内皮细胞的外泌体增加了大鼠选定大脑区域的 BrdU/巢蛋白阳性细胞（Gao，2020）。巢蛋白是神经上皮干细胞特有的蛋白质，是细胞骨架中间丝家族的一部分，这种蛋白质在调节干细胞功能中至关重要。这一发现突出了外泌体在急性缺血性损伤期间再生神经元血管结构和保护大脑的潜力。

另外的研究发现，脑内皮外泌体可以增强经历大脑中动脉闭塞/再灌注（MCAO/R）和相关损伤的小鼠的特定脑区域的运动功能并增加血流量。此外，已经观察到这些外泌体支持突触调节蛋白的表达，同时防止脑细胞死亡。值得注意的是，已经观察到运动活动、空间记忆、神经元活动和接受 MCAO 的大鼠中枢神经系统（CNS）内外泌体浓度之间的关联。

在经历 MCAO 的大鼠脑中，*NF-κB*、*TNF-α*、*IL-6*、*iNOS* 和 *COX2* 等炎症相关基因增加。然而，引入来源于表达肿瘤易感基因 101（TSG101）的神经干细胞（NSC）的外泌体导致上述酶的表达显著降低。先前的研究表明，参与信号转导的 TSG101 和衔接子分子在外泌体的产生和释放中具有关键作用。早期的研究表明，过表达 TSG101 会显著增加外泌体的分泌。

（2）信号通路与分子调控的神经保护机制　在中风中，多种细胞机制，包括细胞迁移、增殖、分化、凋亡、血管形成和氧化应激，受到 PI3K/AKT 途径调节的严重影响。体外 OGD 试验结果证明了外泌体对保护 OGD 暴露大鼠的初级皮质神经元的显著积极影响。这项研究表明，观察到的保护作用可归因于 BDNF 水平的增加和 PTEN/AKT 途径的调节。如前所述，BDNF 已显示出通过各种机制治疗 CNS 病症（包括中风）的有效性，并且其具有修复脑损伤的显著潜力。此外，据报道，将 BDNF 与其他中风治疗策略相结合是有益的。

当与神经营养因子 BDNF 组合时，可以进行细胞内研究来研究外泌体对中风的影响。在检查 I/R 损伤的研究中，使用了来源于过表达 BDNF 的人胚胎肾细胞的外泌体。BDNF-外泌体疗法通过减少氧化应激和钙离子丢失来预防 H/R 引起的细胞凋亡。它还维持了暴露于 I/R 的受损 SY-5Y 细胞线粒体膜电位的稳定性。

Zhu 等（2023）的另一项研究表明，当暴露于 H_2O_2 时，来源于掺入 BDNF 的 NSCs 的外泌体显著降低了 BAX 的水平并切割了 caspase3，表明细胞凋亡减少。此外，工程外泌体表现出促进神经干细胞转化为神经元的活性。

（3）外泌体作为药物载体的靶向治疗　在缺血性损伤期间通常观察到 ROS 的过量存在，特别是在缺血性中风的情况下。缓解该问题的一个潜在解决方案是利用依达拉奉（EDV），一种有效的自由基清除剂。在小鼠中通过静脉注射施用负载 EDV 的外泌体已经揭示了对中风早期阶段神经功能的积极影响。这归因于通过转铁蛋白与其相应受体的相互作用实现的脑特异性靶向机制。此外，含有 EDV 的外泌体在永久性脑缺血动物模型（MCAO 模型）中表现出神经保护特性，并促进小胶质细胞极化从 M1 到 M2 的转变。

外泌体介导的药物递送允许神经保护药物跨血脑屏障转运，使其成为 NDs 的合适药物载体。Huang 及其同事（2021）证明，在小鼠的短暂性 MCAO 和 pMCAO 模型中，与单独的黄芩苷相比，负载在外泌体中的黄芩苷（外黄芩苷）表现出增加的溶解度和增强的脑靶向性。此外，外黄芩苷有效抑制 ROS 的产生并激活 Nrf2/HO-1 途径。与单独的外泌体或姜黄素（Cur）相比，来源于胚胎干细胞并负载姜黄素（Cur）的外泌体提供了额外的益处。这些优势源于外泌体的抗炎特性和Cur的抗氧化作用的结合。Cur-外泌体通过抑制脑部病变中ROS的积累和减少与线粒体相关的凋亡，在减轻I/R损伤方面显示出有希望的治疗作用。此外，Cur-外泌体比单独的Cur表现出更高的溶解度、稳定性和生物利用度。槲皮素（Que）被掺入表面修饰的外泌体中，并与针对生长相关蛋白43（GAP43）的单克隆抗体缀合，以靶向受损的神经元并提高它们的存活。这种结合增加了受损脑区中Que的积累，并允许通过靶向Nrf2/HO-1途径阻断ROS的产生。

（4）自噬与凋亡调控的分子机制　烟酰胺磷酸核糖转移酶（Nampt）的表达增加被广泛认为可显著改善由缺血引起的脑损伤。来自星形胶质细胞的外泌体可以修复OGD/R引起的神经元损伤并促进神经元自噬。这些外泌体分泌的Nampt通过干扰AMPK/mTOR途径增强了自噬并抑制了凋亡。

最近的证据表明，色素上皮衍生因子（PEDF）具有神经保护和抗炎特性。已经发现含有PEDF的外泌体通过促进自噬和防止凋亡来减轻I/R引起的损伤。此外，越来越多的证据表明Zeb2/Axin2在神经发生中的作用有助于中风后的功能恢复。递送Zeb2/Axin2的外泌体已被证明可以增强中风后的神经可塑性，增加神经发生，并提高BDNF的浓度。

（5）外泌体携带非编码RNA的调控功能　外泌体在跨血脑屏障膜转移miRNA中具有关键功能。使用外泌体miRNA缓解CNS疾病有两种不同的策略。一种方法包括使用含有miRNAs的外泌体，而另一种方法包括将外源性miRNAs掺入阻碍疾病介导的基因或强化神经保护因子的外泌体。

大脑中动脉闭塞（MCAO）后，miR-210（一种微小RNA）的浓度最初在损伤部位升高。然而，在MCAO后的1～24h内，miR-210浓度显著降低。在这一关键时期，载有miR-210的RGD（Arg-Gly-Asp）-外泌体增强了miR-210的表达，导致血管生成因子水平增加，动物存活率提高。

骨髓间充质干细胞（BMSC）外泌体可以转移miR-21-5p减轻缺血性脑损伤并加速血管生成。这种作用通过血管内皮生长因子（VEGF）、VEGF受体2（VEGFR2）、血管生成素-1（Ang-1）和具有免疫球蛋白样和EGF样结构域2的酪氨酸激酶（Tie-2）表达水平的上调得到证实。miR-22-3p存在于脂肪来源的MSC（ADMSC）的外泌体中，通过调节BMF/BMP2轴，抑制KDM6B的作用来减轻缺血性脑损伤。研究表明，BMF水平升高会加速神经元死亡，KDM6B通过BMP2上调BMF导致缺血性损伤。

尿来源的干细胞外泌体增强了缺血性中风后大鼠的神经元生成并减少了神经损伤，并且用暴露于OGD/R的神经干细胞进行的体外试验显示，外泌体刺激了神经元的生长和分化，可能是通过转移外泌体miR-26a来抑制组蛋白脱乙酰酶 6（HDAC6）的表达。这些发现表明，外泌体有可能成为治疗脑缺血的有效治疗策略。在 2021 年进行的一项研究中，体外试验表明，源自脐带间充质细胞的外泌体（hUMSC-Exo）减少了 OGD 后小胶质细胞的炎症。体内研究显示，在用含有 miR-146a-5a 的外泌体治疗的小鼠中，梗死面积显著减小，行为异常逆转，所述外泌体通过 IRAK1/TRAF6 途径阻断炎症反应而发挥作用。该途径还降低了小胶质细胞的促炎作用。

（二）多发性硬化（MS）

1. MS 概念

MS 是一种神经系统疾病，由免疫系统攻击神经纤维周围的保护性髓鞘定义，可导致显著损伤。这种损伤会影响神经系统的各个部分，导致生理、认知和偶尔的心理并发症。症状可能因受影响的神经和神经损伤的程度而异。在 Wu 等（2022）进行的研究中，从小鼠的 NSC 中提取外泌体，并用慢病毒武装的 PDGFR 配体修饰以产生靶向外泌体。这些靶向外泌体用于递送苔藓抑素-1，其增强髓鞘的保护功能并促进髓鞘再生（Wu，2022）。此外，它抑制星形胶质细胞增生、轴突损伤和促炎小胶质细胞的激活。小胶质细胞对监测中枢神经系统具有至关重要的影响，其 M1/M2 表型的不平衡有助于 MS 的发展。

2. 外泌体用于治疗 MS

在涉及动物刺激 MS 的临床前模型中，研究人员使用巨噬细胞衍生的外泌体作为将白藜芦醇转运至中枢神经系统的内源性载体。这种创新方法有效地减少了中枢和外周神经系统的炎症。MS 的发展涉及激活一系列细胞因子，包括 TNF-α 和 IL-12，它们在引发炎症反应和对髓鞘（神经纤维的保护性覆盖物）造成损害中起作用。相反，已知 IL-10 和 TGF-β 是控制这种疾病的可能治疗选择。已经发现，BMSCs 释放的外泌体可以增强反映神经行为的评分，减少 CNS 中炎性细胞的侵袭，并减轻脱髓鞘。此外，该研究记录了施用外泌体后 M2 相关细胞因子（IL-10 和 TGF-β）的增加以及 M1 相关细胞因子（TNF-α 和 IL-12）的减少。此外，通过静脉内递送从 IFNγ 刺激的 MSCs 获得的外泌体导致脱髓鞘和神经炎症的减少，同时还促进了 EAE 小鼠脊髓中调节性 T 细胞（Tregs）的数量。

适体是小 RNA 和 DNA 分子，具有二级或三级结构，使它们能够选择性地结合细胞内的蛋白质或其他靶标。如文献所示，LJM-3064 适体由于其对髓鞘的强亲和力而被广泛研究并用作靶向配体和疗法。一项体内研究观察到，当在暴露于特定病原体之前施用附着于外泌体的 LJM-3064 适体时，Th1 反应被抑制，而 Treg 群体增加。应进行靶向外泌体的生物分布以确定体内外泌体的命运。用RVG肽工程化的外泌体显示出靶向大脑的倾向，为中枢神经系统疾病的药物递送和疗效提供了潜在的改善。为了进一步改善BDNF向大脑的转运，Zhai等（2022）开发了负载BDNF mRNA并用RVG肽修饰的外泌体。然后将这些修饰的外泌体通过鼻途径给药于脱髓鞘模型小鼠，证明了外泌体高效递送BDNF、促进髓鞘再生和改善运动协调的潜力。总体而言，外泌体作为治疗和天然载体可以对抗MS，这是一种通过几种机制减弱MS的有前途的疗法。

（三）阿尔茨海默病（AD）

1. AD概念

AD的特征是特定脑区Aβ斑块和过度磷酸化Tau的积累，导致突触缺陷和神经元损失。降解清除系统涉及在分解细胞外Aβ中至关重要的几种蛋白酶。尽管目前没有治疗AD的方法，但已经探索了几种治疗方法。

2. 外泌体用于治疗AD

（1）药物负载治疗策略　为了解决这些问题，一项研究调查了一种新的AD治疗策略。该方法涉及使用负载水飞蓟宾（一种类黄酮化合物）的巨噬细胞衍生的外泌体。该方法旨在预防患有AD的小鼠的β聚集并增强认知能力。用Exo-Slb（负载水飞蓟宾的外泌体）处理抑制星形胶质细胞刺激并减少各种细胞因子的释放，包括TNF-α、IL-6和IL-1β。此外，该处理抑制了NF-κB途径，导致Aβ处理的SH-SY5Y细胞的凋亡阻断。天然存在的类黄酮化合物Que已经证明了通过保护大脑、减少氧化应激和减少炎症来增强认知功能的潜力。它可能有助于减轻Tau病理，减缓淀粉样斑块的形成，并诱导自噬。

在一项涉及患有冈田酸（OA）诱导的AD的小鼠的研究中，施用Que负载的血浆外泌体（Exo-Que）增强了Que的神经保护作用。这是通过抑制CDK5实现的，CDK5是一种参与Tau蛋白非典型磷酸化的蛋白质。通过抑制CDK5活性，Exo-Que成功地减少了不溶性神经原纤维缠结（NFT）的发展，这是AD的一个特征。此外，Exo-Que通过减少与细胞死亡相关的蛋白胱天蛋白酶9和胱天蛋白酶3显示出增强的抗凋亡作用。

Cur-primed外泌体增强了患有OA诱导的认知障碍的小鼠的认知能力。这种改善归因于AKT/GSK-3途径对Tau蛋白过度磷酸化的抑制和细胞凋亡的减少。当来源于LFA-1的外泌体与内皮ICAM-1相互作用穿过血脑屏障时，检测到海马中Exo-Cur的存在显著增加。

CoQ10是一种膳食补充剂，具有抗炎和抗氧化应激作用。当Exo和CoQ10一起给药时，它们增强了链脲佐菌素诱导的AD的认知功能。这种改善是通过增加海马中BDNF和性别决定区Y盒2（SOX2）的水平实现的。

（2）间充质干细胞（MSC）来源外泌体的AD治疗机制　一项研究发现，当BMSC外泌体通过侧脑室引入时，它们表现出有效性，而通过尾静脉注射则没有产生相同的结果。这种干预导致AD样行为的显著改善，小胶质细胞激活和脑炎症的抑制，淀粉样蛋白积累的减少，神经细胞的恢复，以及BDNF表达的增加。Chen及其同事（2021）进行的一项研究发现，MSC外泌体为AD患者提供了治疗益处。这些外泌体可以分解Aβ斑块，改善大脑葡萄糖代谢和认知能力，并调节表观遗传学和基因表达。其独特优势在于无需完整细胞即可施用，为无细胞治疗策略提供了新思路。机制研究表明，MSC外泌体可通过下调组蛋白去乙酰化酶4（HDAC4）的表达，推动靶基因功能的恢复。在源自沃顿胶间充质干细胞（WJ-MSCs）的外泌体中，miR-29a作为丰度最高的微小RNA，可特异性靶向HDAC4这种在大脑中高表达的组蛋白修饰关键酶。HDAC4在维持机体稳态、调控突触可塑性相关基因及神经元存活与发育过程中发挥重要作用。值得关注的是，阿尔茨海默病（AD）患者脑内HDAC4的核定位水平显著升高，而AD小鼠模型中HDAC4的细胞质与细胞核总含量均呈现异常上调，提示该分子可能成为AD治疗的潜在靶点。

（3）基因工程修饰的靶向治疗策略　采用基因工程技术进一步增强外泌体的治疗特性，并产生表面上具有RVG肽的修饰的外泌体组合物。这种修饰使得能够选择性靶向a7-nAChR，导致有效降解Aβ的neprilysin变体的富集水平。研究中使用的外泌体源自脂肪组织的干细胞。此外，RVGEXO制剂是专门针对大脑海马体而设计的。施用该制剂证明IL1a、TNFα和NF-κB的表达降低，同时IL10的表达增加。将EXO-RVG与CD10dm组合进一步改善了治疗功效并减少了N2a细胞内Aβ40的存在。最终目的是开发一种精确而有效的外泌体组合物来有效地控制AD。

一项单独的研究表明，用CNS特异性肽RVG修饰源自MSCs的外泌体增强了APP/PS1转基因小鼠的认知能力。MSC-Exo和RVG之间的连接通过DOPE-NHS接头实现。静脉内施用MSC-RVG-Exo导致斑块沉积和Aβ浓度的显著降低以及星形胶质细胞活化的显著降低。这种给药还导致炎性细胞因子浓度显著降低。

（4）外泌体携带非编码RNA的调控机制　另一项研究证实了在阿尔茨海默病（AD）小鼠模型中，脂肪间充质干细胞（ADMSC）来源的miR-22负载外泌体（Exo-miR-22）可通过调控细胞焦亡关键蛋白GSDMD，有效抑制上睑下垂症状的发生及炎性介质释放。Exo-miR-22通过抑制炎性天冬氨酸酶依赖的程序性细胞焦亡，减少小胶质细胞活化标志物CD206和IBA-1的表达，同时下调 GSDMD、p30-GSDMD、NLRP3 及胱天蛋白酶-1 的蛋白水平。此外，增强环境（EE）干预可通过多机制预防 AD 小鼠的认知功能损伤：不仅能减轻星形胶质细胞炎症反应、促进海马突触连接重塑及下垫区 CP 细胞激活，还能通过升高血流中 Th1 型细胞分泌的 INF-γ 浓度，调控脉络丛细胞释放含 miR-146a 的外泌体至脑脊液（CSF），进而影响神经营养因子的局部微环境。

以上结果表明外泌体可能是一种有希望的天然药物，通过其“货物”影响几种信号通路来改善 AD。此外，需要更深入的临床前研究来解释外泌体在 AD 中的确切机制，并为 AD 的临床治疗带来希望。

（四）帕金森病（PD）

1. PD 概念

PD 被认为是全球第二大最普遍的神经退行性疾病，影响 1%～4%的 60 岁以上个体。帕金森病的主要临床表现包括运动迟缓、肌肉僵硬、震颤和难以保持平衡。这种情况的特点是多个大脑区域缺乏多巴胺能神经元和称为路易体（LB）的细胞内结构。这些区域还表现出神经炎症和 *α-syn* 基因突变和复制簇，这显著有助于 PD 的发展。

2. 外泌体用于治疗 PD

（1）外泌体靶向递送策略与 α-syn 调控　在各种研究中，学者们广泛探索了人工创造的 DNA 适体对 α-syn 积累的影响，α-syn 是一种与 PD 相关的蛋白质。异常 α-syn 的积累导致氧化应激增加和线粒体功能障碍，最终导致多巴胺能神经元变性。在一项研究中，研究人员发现，将 RVG 附着到外泌体的外部可以实现特定的神经元靶向和适体的成功递送。这种递送方法显著减少了由 α-syn 预制原纤维（PFF）引起的异常聚集的产生，从而减少了 PD 小鼠模型中的神经行为缺陷。使用外泌体的另一种有效且安全的递送方法涉及反义寡核苷酸（ASO4 序列）以下调 α-syn 聚集。exo-ASO4 还减少了 PD 小鼠模型中多巴胺能神经元的退化，减轻了 *α-syn* 表达，并增强了运动性能。

（2）多巴胺的外泌体递送与血脑屏障穿透　PD 的一种潜在治疗方法涉及使用多巴胺，但其有效性受到 BBB 的限制，这阻碍了其进入大脑。为了克服这一挑战，多巴胺可以被截留在纳米颗粒中，从而实现更好的 BBB 渗透。然而，这种方法仍然存在一些挑战，研究人员需要探索在大脑中分配多巴胺的替代方法。

在一项研究中，研究人员使用饱和溶液孵育技术将多巴胺封装在血液外泌体中。有趣的是，这些外泌体证明了通过转铁蛋白-转铁蛋白受体相互作用穿过 BBB 的能力，显著改善了包括纹状体和黑质在内的大脑中的多巴胺分布超过 15 倍。此外，当在 PD 小鼠模型中静脉内施用时，多巴胺包封的外泌体显示出比游离多巴胺更低的毒性和更高的治疗功效。多巴胺包裹的外泌体增加了多巴胺能神经发生，增强了内源性多巴胺、酪氨酸羟化酶和抗氧化酶，随后改善了 PD 小鼠模型中的神经行为功能。

（3）天然化合物与外泌体的神经保护策略　儿茶素在临床前研究中显示出潜在的神经保护作用。在儿茶素中，最突出的是表儿茶素没食子酸酯（ECG），它具有显著的神经保护特性。ECG 已被证明保护 SHSY5Y 细胞免受 H_2O_2 诱导的损伤。然而，由于稳定性和生物利用度方面的问题，其实际应用目前受到限制。为了克服这一挑战，外泌体在不同的生物机制中具有关键功能并保留药物的治疗功效，通过提高大脑递送和分布效率提供了一种有前途的解决方案。据报道，PINK1/parkin 通路调节线粒体自噬。最近一项研究表明，ECG-Exo 有可能通过干扰 PINK1/parkin 通路来保护 SHSY5Y 细胞免受氧化应激和神经毒性，从而抑制有丝分裂。值得注意的是，还发现 ECG-Exo 通过阻碍胱天蛋白酶 3 和增加 Bcl-2/BAX 比例来减少细胞凋亡。为了进一步增强治疗潜力，科学家们开发了一种混合纳米颗粒，该纳米颗粒由 gene-chemo 核心（Cur/苯硼酸-聚（2-（二甲氨基）丙烯酸乙酯）纳米颗粒）和修饰的外壳部分组成，该外壳部分具有靶向 SNCA 的小 RNA 分子，并用 RVG-外泌体修饰。这种创新的纳米复合物充当纳米清除剂，有效减少 α-syn 聚集并显著改善 PD 小鼠模型中的运动性能。

（4）Wnt 信号通路调控与外泌体治疗　最近的报道表明，Wnt 信号通路的破坏在推进 PD 和其他 ND 中具有功能。据观察，在多巴胺能神经元的分化过程中，外泌体含有高水平的 Wnt5a，其在保护多巴胺能神经的同时有效减少黑质的炎症。此外，通过外泌体转移 Wnt5 已被证明通过增强过氧化物酶体增殖激活受体 γ（PPARγ）的功能来恢复 PD 模型中的昼夜节律紊乱。在另一项研究中，从 BMSC 中分离的外泌体可以缓解 PD 模型中的认知障碍，并通过靶向 Wnt5a-受体相关蛋白 1（LRP1）信号轴来改变神经元胆固醇的失调代谢。

简而言之，外泌体可以是递送药物的有前途的工具，为延长药物可用性和药物释放提供了巨大的潜力。考虑到缺乏将药物运输到大脑的有效替代方法，对预防和治疗神经疾病的新方法的需求不断增加。外泌体为有效和有规律地将药物递送到大脑提供了独特的机会，确立了它们作为缓解几种类型 NDs 的关键工具的重要性。

第三节 心血管疾病治疗

一、外泌体递送血管生成因子

（一）血管生成因子的重要性

血管生成是组织修复、器官发育及病理重塑的核心生物学过程，受血管生成因子（如 VEGF、FGF、HGF 等）的严格调控。然而，传统血管生成因子递送面临半衰期短、靶向性差、系统性副作用（如肿瘤血管异常增生）等瓶颈。外泌体作为天然纳米级细胞外囊泡，凭借其独特的生物相容性、跨屏障能力及“货物”装载特性，成为血管生成因子递送的理想载体，在缺血性疾病治疗、组织工程及肿瘤血管调控中展现出广阔前景。

（二）血管生成因子应用难题

血管生成因子（如血管内皮生长因子 VEGF-A）是促进内皮细胞增殖、迁移及管腔形成的关键蛋白，但临床应用中存在三大难题：

1. 稳定性不足

重组 VEGF 蛋白半衰期仅数小时，静脉注射后迅速被降解或清除，局部浓度难以维持。

2. 靶向性缺失

非特异性递送导致全身暴露，引发高血压、血管渗漏等副作用，尤其在肿瘤治疗中可能加速转移。

3. 生物屏障阻隔

缺血组织或实体瘤的纤维化微环境阻碍大分子渗透，降低局部药物浓度。

（三）外泌体调控血管形成

外泌体的出现为血管生成调控领域的难题提供了创新性解决方案，其表面脂质双层膜结构能够包裹血管生成因子，有效抵御蛋白酶降解，例如外泌体负载的 VEGF 在血清中的稳定性较游离蛋白提升 3 倍，展现出天然纳米载体的独特优势。大量研究证实，不同来源的外泌体在多种缺血性疾病模型中均表现出修复血管损伤、促进血管新生的能力，可显著延缓血管生成障碍性疾病的病理进程。例如源自内皮细胞（ECs）或间充质干细胞（MSCs）的外泌体，天然携带血管趋向性膜蛋白（如整合素 αvβ3、VE-钙黏蛋白），可特异性富集于缺血或新生血管部位。与宿主细胞同源的膜成分避免激活免疫系统，减少抗体中和风险，促进血管生成。外泌体在疾病发生机制研究及预后干预中发挥重要作用，具备广阔的临床应用前景。

1. 免疫细胞来源外泌体调控血管形成

在血管新生过程中，免疫细胞来源的外泌体通过递送多元血管生成调节因子发挥关键调控作用。以中性粒细胞（PMN）为例，其来源的外泌体可携带并传递 IL-23 等趋化因子、MMP-9 等基质金属蛋白酶，以及 bFGF、G-CSF、OSM 等细胞因子。其中，MMP-9 通过水解细胞外基质促进内皮细胞（ECs）迁移，并释放 VEGF、bFGF 等促血管生成因子；bFGF 与 VEGF-A 在 PMN 表面共表达，通过协同作用增强血管生成效应；此外，PMN 外泌体还可传递 S100A8/A9、血管生成抑素等，通过调控内皮细胞增殖、迁移及细胞外基质重塑，实现对血管生成的双向调节。这些因子借助外泌体的天然纳米载体特性实现靶向递送，相较于游离因子具有更高的稳定性与生物利用度，为糖尿病足、缺血性肌肉损伤等缺血性疾病的血管再生治疗提供了“细胞-外泌体-因子”级联调控的全新策略，未来可通过提高外泌体装载效率或工程化改造进一步提升其促血管生成效能。

2. 干细胞来源外泌体递送血管形成

间充质干细胞来源外泌体（MSCs-EXOs）因兼具免疫调节、抗炎、抗纤维化、抑制氧化应激及增强血管生成等多重功能，在血管形成中占据关键地位，被视为缺血性疾病血管再生治疗的理想无细胞疗法候选者。研究表明，MSCs-EXOs 可通过递送 miRNA 诱导不同疾病模型中的内皮细胞生成新血管，其作用机制与 miRNA 密切相关。例如，MSCs 可通过非接触式共培养系统向人脐静脉内皮细胞（HUVECs）转移 miR-424、miR-30c、miR-30b 和 miR-let-7f，激活促血管再生信号通路；MSCs-EXOs 携带的 miR-21-5p 可上调 HUVECs 中血管内皮生长因子受体（VEGFR），并激活蛋白激酶 B（Akt）和丝裂原活化蛋白激酶（MAPK）信号通路，显著促进糖尿病足大鼠缺血组织的血管新生与修复；在心肌微血管内皮细胞（CMECs）研究中，MSCs-EXOs 通过转移 miR-543 下调Ⅳ型胶原蛋白 α1 链（COL4A1）表达，解除细胞外基质对内皮细胞功能的抑制，从而增强 CMECs 的增殖、迁移及管腔形成能力。

3. 肿瘤来源外泌体调控血管形成

肿瘤来源外泌体则通过携带功能性分子成为肿瘤微环境中血管生成的重要

调控媒介。例如，神经胶质瘤干细胞过表达 miR-21 后分泌的外泌体，可通过递送高水平 miR-21 诱导内皮细胞分泌血管内皮生长因子（VEGF），显著促进血管生成；在肺癌细胞模型中，外泌体 miR-21 通过相似机制驱动血管生成，而人为下调外泌体中 miR-21 含量时，靶细胞内 VEGF 水平显著降低，血管生成进程被有效阻断。这一系列研究证实，肿瘤来源外泌体携带的 miR-21 可作为促血管生成的核心信号分子，通过调控内皮细胞的 VEGF 分泌能力，在肿瘤血管新生中发挥关键驱动作用。

二、外泌体在心肌修复中的应用

（一）炎症反应在心肌损伤、修复及重塑过程中的重要性

炎症是心肌梗死发生后的关键生理过程，由受损心肌释放的细胞因子和趋化因子触发，并随后吸引和激活多种免疫系统细胞（Frangogiannis，2014）。缺血心肌经历氧化应激、线粒体功能障碍及心肌细胞坏死和凋亡，进而触发损伤相关分子模式（DAMPs）的表达与释放，激活局部巨噬细胞并使其释放白细胞介素（IL)-1β、IL-6、IL-8 及肿瘤坏死因子（TNF)-α 等促炎细胞因子。除 DAMPs 外，缺血心肌还激活 toll 样受体（TLR）信号通路和补体系统，促使中性粒细胞在心肌梗死后数小时内募集并迁移至损伤组织。单核细胞随后被募集并浸润至梗死心肌，分化为 M1 型或 M2 型巨噬细胞（Horckmans，2017）。研究表明，B 淋巴细胞可通过趋化因子 Ccl7 动员骨髓中的炎性单核细胞进入血液。浸润的中性粒细胞和 M1 型巨噬细胞一方面发挥促炎作用，另一方面通过吞噬作用清除死亡细胞。相反，M2 型巨噬细胞通过转化生长因子（TGF）-β 促进血管生成及成纤维细胞激活，进而促进组织修复。成纤维细胞在缺血心脏的炎症反应与修复中均发挥重要作用：在炎症早期，成纤维细胞通过产生细胞因子（如 IL-1β、IL-6、IL-8、TNF-α）和基质金属蛋白酶（MMPs，如 MMP-2 和 MMP-9）发挥促炎和基质降解作用；在炎症反应消退阶段，肌成纤维细胞增殖并产生大量细胞外基质蛋白，对维持缺血心脏的结构完整性至关重要。最终，成熟的交联瘢痕形成，伴随修复细胞的凋亡与清除。因此，炎症反应在心肌损伤、修复及重塑过程中至关重要。深入理解炎症反应的复杂多效性，是开发心肌梗死新型治疗策略的关键。

（二）外泌体外泌体调控心肌梗死后炎症反应

外泌体作为重要的生物信息载体，不仅促进细胞间通讯，还参与多种心血管疾病的病理生理过程。越来越多的证据表明，外泌体参与了心肌梗死后的炎

症反应和免疫调节，进而影响心肌修复与重塑。

心肌梗死导致大量心肌细胞死亡，触发由中性粒细胞和单核细胞介导的强烈炎症反应。近期研究发现，小鼠心肌梗死后15～24h，心脏驻留细胞释放的包括外泌体在内的EVs短暂增加。与小尺寸EVs（约100nm的外泌体）不同，梗死心肌主要释放大尺寸EVs（约250nm）。流式细胞术显示，心肌梗死后释放的大尺寸EVs主要来源于心肌细胞和内皮细胞。有趣的是，这些大尺寸EVs可被浸润的单核细胞摄取，导致IL-6及趋化因子CCL2、CCL7的分泌增加。该研究首次直接证实，心肌梗死后心脏局部释放的EVs参与单核细胞促炎细胞因子和趋化因子的分泌（Loyer，2018）。然而，心脏来源EVs激活单核细胞促炎反应的具体机制仍需进一步研究。

浸润的单核细胞可分化为不同亚型的巨噬细胞，其中M1型巨噬细胞发挥促炎作用，而M2型巨噬细胞具有抗炎功能，并促进新生血管形成及肌成纤维细胞激活，从而促进组织修复（Fujiu，2014）。巨噬细胞与成纤维细胞的相互作用调控成纤维细胞的增殖与激活，进而影响心脏损伤后的组织修复与瘢痕形成。研究发现，心肌梗死后小鼠心脏中miR-155水平升高，且该分子在心脏成纤维细胞和巨噬细胞中尤为显著。值得注意的是，梗死心脏分离的巨噬细胞中pri-miR-155上调，而成纤维细胞中未观察到该现象，提示巨噬细胞可分泌含miR-155的外泌体，并被成纤维细胞摄取。事实上，脂多糖（LPS）或血管紧张素Ⅱ（AngⅡ）激活的巨噬细胞分泌更多含miR-155的外泌体，这些外泌体转移至心脏成纤维细胞后，通过下调Sos1和Socs1，抑制成纤维细胞增殖并促进炎症细胞因子表达。此外，miR-155敲除小鼠心肌梗死后心脏修复和心功能改善，伴随心脏炎症减轻和成纤维细胞增殖增强。

成年哺乳动物心脏再生能力极弱，而新生小鼠心脏在心尖切除和心肌梗死后可完全再生并恢复正常结构与功能。然而，这种能力在出生后不久便丧失；新生小鼠心脏在7日龄后受伤即无法再生。从宫内缺氧到出生后富氧环境的转变，导致心肌细胞周期停滞，而这一现象也被认为与免疫系统发育相关。研究证实，出生后1d（P1）和14d（P14）小鼠在心肌梗死后的免疫反应存在差异：P1小鼠心肌梗死前后及梗死后7d的巨噬细胞数量均高于P14小鼠（Aurora，2014）。此外，尽管巨噬细胞耗竭的P1小鼠心肌细胞增殖能力与未耗竭小鼠相当，但其心脏再生显著减弱，并伴随血管生成减少。因此，巨噬细胞可能通过影响非炎细胞调控心肌梗死后的心脏再生与修复。在此过程中，外泌体可能是介导炎细胞与心脏非炎细胞通讯的关键介质。此外，外泌体在巨噬细胞M1/M2表型转换中的潜在作用，将为调控心肌损伤与修复中的炎症反应提供新策略。

（三）干细胞来源外泌体在心肌梗死后炎症反应中的作用

基于干细胞的治疗被认为是心肌梗死的潜在有效策略。越来越多的证据表明，干细胞的心脏保护作用主要通过旁分泌机制实现，包括减轻心脏炎症、增加心肌细胞存活及促进血管生成。鉴于移植干细胞存活率低及免疫排斥问题，干细胞来源的外泌体在心肌损伤治疗中逐渐受到关注。

多种干细胞来源的外泌体，如 MSCs、胚胎干细胞（ESCs）、心脏干/祖细胞（CSC/CPCs）及诱导多能干细胞（iPSCs），已被证实对心肌梗死和心肌缺血/再灌注（I/R）损伤具有保护作用。其中，MSCs 来源的外泌体研究最为广泛，且被证实对心肌损伤有益。多数研究聚焦于 MSC 外泌体减轻氧化应激、增强心肌细胞存活、减少凋亡及促进血管生成的保护作用。MSC 外泌体预处理可提高移植 CSCs 的存活率，并进一步增强心肌梗死后的心脏修复。此外，与未修饰 MSCs 分泌的外泌体相比，GATA4 过表达 MSCs 来源的外泌体在缺氧应激下可进一步增加心肌细胞存活并减少凋亡。类似地，小鼠 CPCs 来源的外泌体在急性心肌 I/R 损伤模型中可减少心肌细胞凋亡；人 CPCs 来源的 EVs 可缩小梗死面积、改善心功能，其机制与减少心肌细胞凋亡和促进血管生成相关（Barile L，2014）。

三、外泌体递送抗炎药物

心血管疾病（CVDs）的发生与发展始终与炎症反应的失衡紧密交织，从动脉粥样硬化的斑块形成到心肌梗死的急性期损伤，再到心力衰竭的慢性重构，过度激活的炎症通路（如 NF-κB、JAK-STAT、NLRP3 炎症小体）成为疾病进展的核心驱动因素。抗炎药物通过多维度调控炎症细胞活化、信号通路传导及免疫微环境，成为 CVDs 治疗的关键干预手段。外泌体作为天然细胞外囊泡，其生物学特性与工程化潜力使其成为抗炎药物递送的理想载体。从膜结构介导的药物保护到表面分子赋予的靶向能力，外泌体通过多维度优化，解决了传统抗炎药物递送的三大核心难题：生物利用度低、靶向性差、系统性副作用显著。

外泌体递送系统通过精准靶向不同疾病阶段的炎症靶点，在动脉粥样硬化、心肌梗死、心力衰竭等 CVDs 中展现出差异化的治疗效果，其核心机制涵盖炎症细胞调控、信号通路阻断及微环境重塑。

（一）动脉粥样硬化：从斑块炎症抑制到内皮修复

动脉粥样硬化的核心病理是血管内皮损伤引发的慢性炎症，外泌体递送抗炎药物可从三个层面发挥作用：

1. 靶向斑块内巨噬细胞，抑制炎症小体激活

装载MCC950的外泌体通过抗CD68抗体修饰靶向巨噬细胞，进入斑块后释放药物阻断NLRP3炎症小体组装，减少IL-1β和IL-18的成熟释放。在ApoE-/-小鼠模型中，该治疗显著减少斑块内炎症细胞浸润，降低斑块破裂风险。此外，siRNA外泌体靶向沉默巨噬细胞*NLRP*3基因，产生持久抗炎效果，单次给药后抑制作用持续时间显著优于游离siRNA。

2. 修复受损血管内皮，重建屏障功能

EPCs来源的外泌体递送miR-126，通过激活PI3K-AKT通路促进内皮细胞增殖与迁移，同时抑制TNF-α诱导的VCAM-1表达。在糖尿病小鼠模型中，该治疗可恢复血管内皮依赖性舒张功能，减少单核细胞黏附。机制研究表明，其可上调内皮细胞eNOS表达，增加NO生成，改善血管舒张和抗血栓能力。

3. 调节脂质代谢，抑制泡沫细胞形成

装载阿托伐他汀的外泌体通过CD106蛋白靶向活化内皮细胞，抑制HMG-CoA还原酶，阻断胆固醇向泡沫细胞转化。在高脂饮食小鼠中，该治疗可缩小主动脉根部斑块面积，减少泡沫细胞数量。

（二）心肌梗死：平衡急性期炎症与修复重构

1. 抑制中性粒细胞浸润，减轻心肌细胞坏死

MSC外泌体装载miR-223通过CD44靶向梗死心肌，抑制中性粒细胞CXCR2受体表达，减少其迁移至梗死区。在猪心肌梗死模型中，该治疗显著降低中性粒细胞浸润、心肌酶水平，缩小梗死面积。机制显示，miR-223还可抑制中性粒细胞氧化应激损伤。研究团队尝试的中性粒细胞外囊泡递送IL-5系统，促进嗜酸性粒细胞积累和血管生成，限制心肌重构并保护心肌细胞功能。

2. 促进巨噬细胞极化，加速纤维瘢痕形成

负载IL-10的外泌体诱导巨噬细胞向M2型极化，上调修复相关标志物，下调促炎因子表达。在小鼠模型中，该治疗提升M2巨噬细胞比例、增加TGF-β分泌、加快胶原沉积、缩短心肌修复周期。临床前试验显示，治疗组小鼠梗死后左心室射血分数显著提高。

3. 调控成纤维细胞活性，抑制过度纤维化

针对miR-155的反义寡核苷酸外泌体降低梗死区miR-155水平，抑制NF-κB通路，减少促炎因子分泌，同时促进成纤维细胞增殖与I型胶原合成，优化瘢痕组织形成。在大型动物模型中，该治疗降低瘢痕硬度，减少室壁瘤发生。

（三）心力衰竭：逆转慢性炎症介导的心肌重构

1. 抑制成纤维细胞活化，减少胶原沉积

装载TGF-β抑制剂的外泌体通过cRGD肽靶向心肌成纤维细胞，阻断纤维化信号通路，抑制胶原合成。在心力衰竭模型中，该治疗降低心肌间质胶原容积分数，改善心肌僵硬度和心室舒张功能，同时抑制成纤维细胞向肌成纤维细胞转化。

2. 促进抗炎性巨噬细胞浸润，改善能量代谢

心球来源细胞外泌体刺激巨噬细胞分泌IL-10并抑制TNF-α释放，增加抗炎性M2巨噬细胞比例，同时激活AMPK通路，促进心肌细胞能量代谢。临床前数据显示，治疗组大鼠梗死后心功能显著改善，运动耐力提升。

3. 阻断NF-κB通路，抑制心肌细胞凋亡

装载lncRNA-ACOD1的外泌体通过海绵效应吸附miR-155，解除其对SOCS1的抑制，从而阻断NF-κB核转位，减少促凋亡基因（Bax、Caspase-3）表达。在阿霉素诱导的心力衰竭模型中，该治疗使心肌细胞凋亡率下降，心肌细胞存活率提升，同时降低血清BNP水平，改善心脏功能分级。

外泌体递送抗炎药物的创新，本质上是对“精准医疗”理念的深度践行——通过纳米级载体实现药物的时空特异性分布，利用生物相容性材料解决传统制剂的毒性难题，借助基因工程与材料科学的交叉融合开发智能响应系统。从动脉粥样硬化的斑块稳定到心肌梗死的炎症调控，再到心力衰竭的重构逆转，这一技术体系展现出对心血管疾病全病程干预的潜力。随着GMP级生产工艺的成熟、临床前数据的积累及监管框架的不断完善，外泌体递送系统有望在未来5～10年进入临床转化阶段，成为继他汀类药物、抗血小板治疗后的又一核心抗炎策略，为千万心血管疾病患者带来精准治疗的新希望。

第四节　其他疾病治疗

一、外泌体在炎症性疾病治疗中的应用

（一）炎症的分类

炎症累及多种慢性和退行性疾病，如糖尿病、关节炎、肿瘤和心血管疾病

等，异常的炎性反应可导致严重的病理状况。炎症常被分为急性炎性和慢性炎症。急性炎症是一种立即、适应性和可控的反应，通常对身体有益。但若在6周之内症状未得到有效缓解，急性炎症将发展为慢性炎症。由于致病因素的长期存在，慢性炎症不断对组织造成损伤。这些症状可能持续数月甚至数年，严重损害健康，降低生活质量。

（二）外泌体调节炎症反应

大量研究表明，中性粒细胞、巨噬细胞、成纤维细胞、淋巴细胞等贯穿于炎症的发生、发展之中。这些细胞通过分泌细胞外囊泡（EVs）作为通讯和组分载体来调节炎性过程。

外泌体是细胞分泌到细胞外空间的膜泡，含有核酸、蛋白质等多种生物成分。参与炎症反应的细胞分泌的外泌体具有较高的炎性亲和力和靶向性，因此可通过表面抗体与细胞表面受体的相互作用将组分递送至炎性细胞，从而达到较好的抗炎作用。此外，来源于间充质干细胞（MSCs）、星形胶质细胞和炎性部位树突状细胞（DC）的具有免疫调节功能的外泌体也被广泛用作运输工具，将组分运送至炎性部位，以获得更好的抗炎作用。外泌体表现出良好的生物相容性、较低的免疫原性和毒性，并且由于其脂双层结构而易于穿透生物屏障。此外，通过表面工程策略可以赋予外泌体不同的生物学功能和靶向能力。这种灵活性使其成为治疗慢性炎性疾病极具潜力的药物递送平台。研究表明，外泌体能够准确地将蛋白质、核酸、小分子和纳米粒子递送到炎性微环境中，是一种优秀的纳米组分递送平台。触发信号反应后，囊泡进一步与细胞膜融合，受体细胞通过内吞作用吞噬囊泡，内体途径的加工导致囊泡组分（内容物）的释放。

大量研究表明，多种免疫细胞（DCs、巨噬细胞、中性粒细胞）和非免疫细胞（MSCs、血小板）分泌的外泌体参与慢性炎症的发生、发展，并通过调节基因表达、释放抗炎因子等途径在调节炎性微环境中发挥重要作用。更重要的是，近年来，外泌体因其高生物相容性、低免疫原性以及继承亲本细胞许多特性的能力，成为个性化纳米药物的最佳药物载体而备受关注。迄今为止，它们已被用作体内各种材料（包括核酸、纳米药物和蛋白质）的递送平台（图3-1），并已被广泛研究其在治疗慢性炎性疾病，包括类风湿性关节炎（RA）、骨关节炎（OA）、动脉粥样硬化（AS）、炎性肠病（IBD）中的作用。表3-1总结了基于外泌体或EV的递送策略在炎性疾病中的潜在治疗作用。

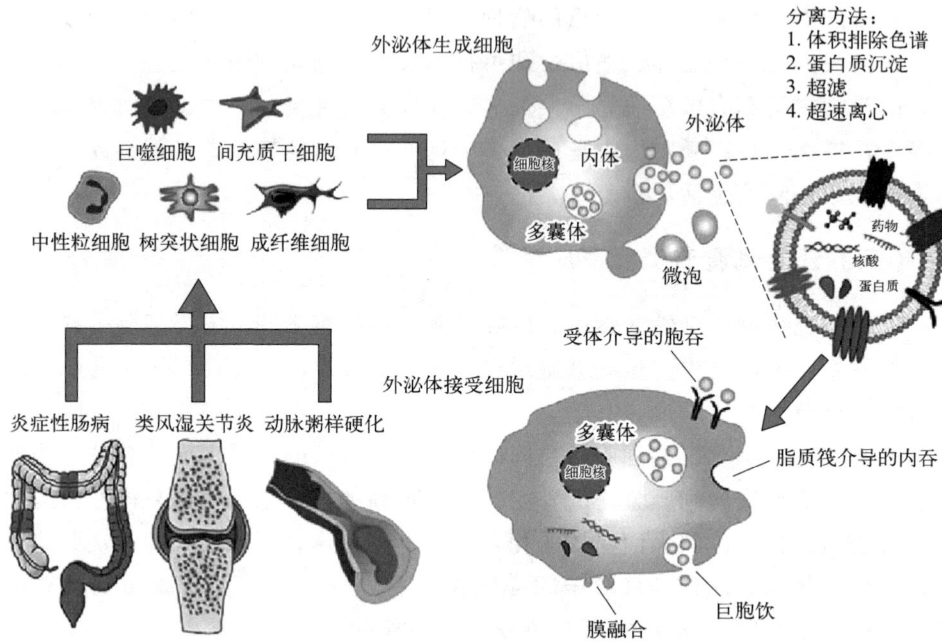

图 3-1 由巨噬细胞、中性粒细胞、间充质干细胞、树突状细胞和成纤维细胞分泌的外泌体将核酸、蛋白质和治疗药物传递给受体细胞

（资料来源：Wang，2023）

表 3-1 基于外泌体或 EV 的递送策略在炎性疾病中的潜在治疗作用

疾病	来源	装载组分	目标细胞	最终效果
类风湿关节炎	巨噬细胞	地塞米松磷酸钠	RAW264.7 巨噬细胞	抗炎细胞因子上调，内吞作用增强
类风湿关节炎	M2 巨噬细胞	编码 IL-10 和倍他米松磷酸钠的质粒 DNA	M1 巨噬细胞	促进 M1-M2 巨噬细胞极化，上调 IL-10
类风湿关节炎	间充质干细胞	miR-192-5p	未确定	迟发性炎性反应
类风湿关节炎	间充质干细胞	miR-150-5p	滑膜细胞	抑制滑膜细胞增生和血管生成
类风湿关节炎	间充质干细胞	姜黄色素	滑膜成纤维细胞	降低了抗凋亡蛋白和炎症介质的水平
骨关节炎	树突状细胞	IL-4	T 细胞	调节 APC 和 T 细胞的活性
骨关节炎	骨髓间充质干细胞	miR-140-5p	软骨细胞	促进软骨细胞的增殖和迁移
骨关节炎	人尿源性干细胞	姜黄色素	软骨细胞	抑制 IL-1B 刺激的骨关节炎软骨细胞的迁移

续表

疾病	来源	装载组分	目标细胞	最终效果
骨关节炎	树突状细胞	miR-140	软骨细胞	抑制软骨降解蛋白酶
骨关节炎	树突状细胞	Kartogenin 岩白菜素	SF-MSCs	促进 SF-MSCs 的软骨生成
强直性脊柱炎	间充质干细胞	小干扰 RNA LOC100129516	THP-1 细胞	促进胆固醇外排，抑制细胞内脂质积累
强直性脊柱炎	M2 巨噬细胞	5-氮基乙酰丙酸己酯盐酸盐	未确定	增强抗炎作用，缓解 AS
强直性脊柱炎	THP-1 细胞	HSP 27	未确定	通过 TLR-4 激活 NF-KB，减少炎症斑块
强直性脊柱炎	HEK293T 细胞	IL-10	巨噬细胞	减轻了载脂蛋白 e 缺陷小鼠的 AS
溃疡性结肠炎	骨髓间充质干细胞	MiR-146a	未确定	抑制 TRAF 6 和 IRAK1 的表达

注：资料来源于 Wang（2023）。

二、外泌体在感染性疾病治疗中的应用

外泌体在细胞间信号传递、凝血、炎症和细胞内稳态等多种生物学过程中发挥着重要作用，从而影响各种疾病的生理和病理条件，包括肿瘤和神经退行性疾病、感染性疾病和自身免疫性疾病等（Boriachek，2018）。此外，外泌体的“载货”能力也被用来运送治疗药物。越来越多的研究表明，外泌体可能被用作感染性疾病的生物标志物，具有预防感染的可能性。

（一）外泌体与细菌感染

外泌体在细菌感染中的作用包括激活免疫反应以防止感染、保护宿主或协助传播感染。在预防感染方面，在外泌体中发现的脂质、蛋白质和碳水化合物可以通过将微生物抗原插入宿主免疫系统来保护其免受后续感染。在帮助病原体传播方面，外泌体中发现的脂质、蛋白质和碳水化合物可以通过激活促进细菌感染的基因转录来传播感染。同时，细菌外泌体能够转移毒力因子引起细胞毒性、协助细菌入侵并调节宿主免疫反应。在包括分枝杆菌、肺炎克雷伯菌和新生隐球菌在内的几种细菌感染的外泌体中已经显示出促炎反应，这些外泌体也被证明能激活抗原特异性 T 细胞反应。以前在胃肠道模型中的研究已经证明，TLR4 激活可以上调上皮细胞的组成性外泌体分泌。这些外泌体能够将

AMP 直接运送到入侵病原体的表面，导致病原体活性和感染剂量依赖性降低。

不可分型流感嗜血杆菌（NTHi）是最常见的急性中耳炎病原体之一。有研究用 NTHi 裂解液刺激人中耳上皮细胞（HMEEC），在细胞培养中进行氨基酸条件定量稳定同位素标记。质谱分析在样本中鉴定出与外泌体中的 miRNA 包装有关的 hnRNP A2B1 和 hnRNPQ，同时表明 NTHi 裂解液促进中耳上皮外泌体装载的 miRNA 的体外释放。研究表明，LPS 通过 TLR4 和核因子-κB 激酶激活抑制剂诱导鼻黏膜来源的外泌体分泌增加，并使外泌体诱导型一氧化氮合酶的表达和功能增加，为外泌体介导的人类上气道天然免疫监视和防御机制提供了证据。这些发现对降低气道先天免疫力、气道治疗药物的使用和宿主微生物群调节有一定的意义。尿路感染主要由革兰阴性菌、大肠杆菌（*E. coli*）引起，通过检测宿主细胞释放的尿液外泌体可以监测宿主与细菌的相互作用。研究发现，尿路感染患者尿液外泌体经抗菌药物治疗后胞内信号分子 Akt 显著降低，外泌体标志物 CD9 有下降趋势。这些结果提示尿液外泌体中 Akt 和 CD9 可作为尿路感染的诊断标记物。

外泌体还为抗生素细胞内给药提供了一种有效、经济、安全的选择。耐甲氧西林金黄色葡萄球菌（MRSA）是医院和社区感染的主要原因。利用携带利奈唑胺的外泌体研制一种纳米胶囊以克服病原菌在细胞内的感染，发现利奈唑胺外泌体制剂在体内外抗细胞内 MRSA 感染比游离利奈唑胺更有效（Yang, 2018）。结核分枝杆菌和人类免疫缺陷病毒-1（HIV-1）之间的协同作用干扰了治疗，并促进了这两种病原体的发病。从机制上讲，结核分枝杆菌特异的外泌体重新调整线粒体和非线粒体的耗氧率（OCR），并调节介导氧化应激反应、炎症和 HIV-1 反式激活的宿主基因的表达。蛋白质组学分析显示，几种宿主因子（如 HIF-1、Galectins 和 Hsp90）可以促进结核分枝杆菌特异性外泌体中 HIV-1 的重新激活。这将为结核病合并感染设计有效的治疗策略提供方向。幽门螺杆菌感染可增加胃上皮细胞 miR-25 的表达，并与外周血中外泌体传递的 miR-25 水平升高有关。另外，用 $CagA^+$ 幽门螺杆菌培养的人胃上皮细胞的外泌体或来自幽门螺杆菌感染的患者血清外泌体能显著降低内皮细胞功能，减少其迁移、微血管形成和体外增殖。将外泌体应用于根除幽门螺杆菌的实践中，通过直接和有针对性的抗生素输送来治疗幽门螺杆菌感染也是未来的研究方向。

（二）外泌体与病毒感染

病毒感染中外泌体的形成和作用机制研究仍是目前研究热点。病毒感染刺激宿主细胞分泌作为病原体相关分子模式的外泌体，携带炎症介质，并引起炎症。研究表明，外泌体是病毒感染发病机制中的重要组成部分。病毒能够利用细胞的外泌体并模仿细胞内蛋白的运输，从病毒感染的细胞中释放的外泌体包含各种病毒和宿主细胞因子，能够改变宿主细胞受体的反应性。外泌体也允许宿主通过激活抗病毒机制以及在相邻细胞之间运输抗病毒因子来产生对病原体的有效免疫。

1. 抗 HIV 感染

有研究将具有抗 HIV 活性的小分子药物或核酸药物包裹在外泌体中，然后递送至 HIV 感染的细胞。外泌体能够将药物准确地递送到靶细胞内，有效抑制 HIV 病毒的复制，并且减少了药物对正常细胞的毒性作用。

2. 治疗肝炎病毒感染

针对乙肝病毒（HBV）和丙肝病毒（HCV）感染，研究人员利用外泌体递送干扰 RNA（siRNA）等核酸药物。这些 siRNA 可以特异性地靶向 HBV 或 HCV 的基因序列，通过 RNA 干扰机制抑制病毒基因的表达，从而达到治疗肝炎的目的。

3. 抗击新冠病毒

在新冠肺炎的治疗研究中，外泌体也展现出了潜在的应用价值。一方面，可通过外泌体递送针对新冠病毒的中和抗体，使其在体内发挥中和病毒的作用，阻止病毒感染细胞；另一方面，利用外泌体递送免疫调节药物，调节机体的免疫反应，减轻炎症反应，降低“细胞因子风暴”对机体的损伤。

三、外泌体在组织工程和再生医学中的应用

干细胞在组织修复和再生医学领域有着广泛的应用。近年来研究表明，干细胞的组织再生修复能力主要是依赖它的旁分泌效应介导的。旁分泌效应是依赖于各种分泌物实现，旁分泌物中含有生长因子（如 VEGF、EGF、bFGF、HGF 等）和细胞因子（IL-6、IL-7、IL-8、IL-11、GM-GSF、TGF-β 等），它们在组织修复过程中发挥作用。干细胞旁分泌物包含外泌体、外囊泡和其他可溶性细胞因子，而外泌体作为重要的旁分泌因子之一，已成为研究人员关注的焦点。研究发现，干细胞外泌体不仅具备与干细胞相似的治疗功能，还携带 CD29、CD90、CD73、CD44 等特异性标志物，使其成为极具优势的药物递送载体（图 3-2）。

（一）炎症性疾病治疗

炎症性疾病包括感染性疾病与非感染性炎症性疾病。前者由细菌、病毒、

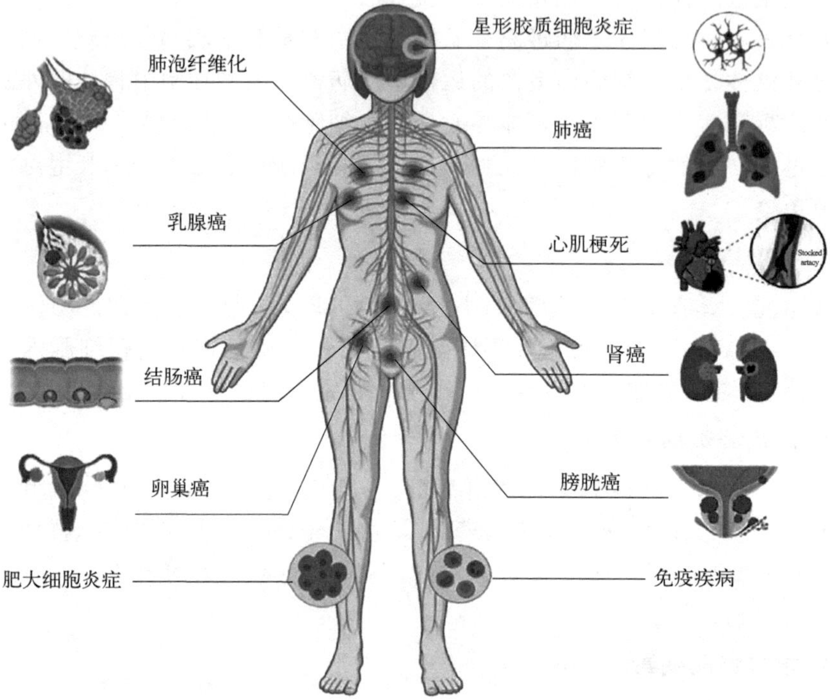

图 3-2　间充质干细胞衍生的外泌体作为来自不同组织的药物递送系统

（资料来源：Zhao，2024）

真菌或寄生虫感染引发（如肺炎、流感），后者由免疫反应或其他因素导致（如类风湿关节炎、炎症性肠病）。随着对间充质干细胞（MSC）外泌体研究的深入，其携带的 miRNA 被发现通过调控炎症反应、促进表皮细胞增殖迁移、刺激成纤维细胞增殖及胶原合成、调控细胞外基质形成等机制，在促进伤口愈合中发挥关键作用，为炎症性疾病治疗提供了新方向。有研究表明，MSC 外泌体可通过稳定线粒体 DNA 减轻线粒体损伤与炎症。这些发现揭示了 MSC 外泌体作为药物递送载体在治疗线粒体损伤引发的炎症反应中的潜力，提示其作为纳米治疗剂在海马星形胶质细胞异常相关神经疾病中的应用价值。此外，利用基因工程与光遗传学技术，可以使内皮型一氧化氮合酶（eNOS）在蓝光下自发装载于人脐带 MSC 外泌体，构建靶向治疗伤口的 UC-MSC-exo/eNOS。试验显示，该外泌体显著提高糖尿病小鼠伤口愈合率，增强血管生成与基质重塑，改善伤口部位炎症特征并调控相关免疫微环境，为促进慢性糖尿病伤口血管生成与组织修复提供了新策略。

（二）肿瘤治疗

肿瘤性疾病（恶性肿瘤或癌症）由细胞异常增殖失控引发（如乳腺癌、肺癌）。尽管现代医学在肿瘤学领域取得显著进展，但癌症仍是全球致死率最高的疾病之一，癌细胞的耐药机制与药物递送效率低下限制了现有化疗药物的疗效。近年研究表明，纳米药物载体（NDCs）可突破这些局限，而干细胞外泌体作为潜在的 NDCs，凭借其细胞间信息传递功能及低免疫排斥特性，成为肿瘤治疗的优势载体。Huang 等（2017）探讨了 MSC 外泌体携带的血小板源性生长因子 D（PDGFD）对肺肿瘤生长与转移的影响及分子机制，通过对比携带 PDGFD 的 MSC 外泌体与抗 PDGFD 抗体处理组，发现前者通过 PDGFD 促进肺肿瘤迁移，Western blot 分析显示抗 PDGFD 组上皮-间质转化与 PI3K 信号显著减弱。Ning 等（2023）发现 miR-99b-5p 浓度升高可抑制结直肠癌细胞增殖迁移，降低则效果逆转；人骨髓 MSC 外泌体携带 miR-99b-5p 可在体内外抑制结直肠癌细胞发展，提示其通过向结直肠癌细胞传递 miR-99b-5p 发挥作用，为结直肠癌治疗提供了新靶点。MSC 外泌体在肿瘤治疗中展现的独特性质使其成为向肿瘤细胞递送治疗剂的理想工具。作为威胁人类健康的重大疾病，肿瘤治疗探索从未停止，而 MSC 外泌体的治疗优势使其更适合作为肿瘤靶向治疗载体。

（三）抗衰

干细胞来源的外泌体通过多维度机制发挥抗皮肤衰老作用：在表皮层面，其可逆转因年龄增长导致的表皮厚度降低与角质形成细胞增殖放缓，例如表皮干细胞中外泌体携带的水通道蛋白 5（AQP5）能促进 HaCaT 细胞（永生化人角质形成细胞系）增殖与去分化，而诱导多能干细胞来源的间充质干细胞外泌体（iMSC-Exo）通过激活 ERK1/2 信号通路，显著提升 HaCaT 细胞及人真皮成纤维细胞（HDFs）的增殖活性，脂肪干细胞外泌体（ADSC-Exos）则借助 Wnt/β-catenin 通路促进细胞迁移并抑制凋亡。在真皮成纤维细胞调控中，外泌体通过多重信号网络发挥作用：人脐带血来源外泌体通过转运 miR21-3p 下调 PTEN 和 SPRY1，激活 PI3K/Akt 与 ERK1/2 通路，而血小板源性生长因子（PDGF）等细胞因子经外泌体递送至成纤维细胞后，可激活 MAPK 通路以促进增殖。此外，外泌体可逆转 UVB 诱导的成纤维细胞衰老，通过降低衰老相关 β-半乳糖苷酶（SA-β-Gal）表达及抑制活性氧（ROS）积累，恢复细胞活力。

针对皮肤衰老的核心分子机制，外泌体展现双向调节能力：一方面，通过下调 MMP1、MMP3、MMP9 等基质金属蛋白酶表达，抑制其对胶原纤维与弹性纤维的降解，同时上调金属蛋白酶组织抑制剂（TIMPs）以维持细胞外基质（ECM）稳态；另一方面，通过调控氧化还原平衡对抗衰老，如 ADSC 外泌体抑制 NOX1/2 表达以减少 ROS 生成，人真皮干/祖细胞条件培养基通过上调（超氧化物歧化酶 2）SOD2 增强清除能力，谷胱甘肽过氧化物酶 1（GPX1）的转运则进一步提升细胞抗氧化应激水平，逆转氧化应激导致的 AQP-1/AQP-3 表达下降及透明质酸分泌减少。相较于传统细胞治疗，干细胞外泌体具备低免疫原性、可－20℃冷冻保存 6 个月不失活、无伦理争议等优势，且体内外试验证实其安全性。然而，外泌体能否完全模拟干细胞功能、长期应用风险及分离纯化技术优化仍需深入探索。未来，靶向递送特定成分的外泌体或成为精准抗衰的新方向，为皮肤衰老的临床干预提供极具潜力的解决方案。综上所述，干细胞外泌体通过激活多种信号通路，参与调节表皮细胞和成纤维细胞的增殖、恢复 ECM 成分、降低 ROS 水平，最终逆转皮肤衰老。

（四）皮肤美白

间充质干细胞（MSCs）来源的外泌体在皮肤美白领域展现出独特潜力，其核心机制通过多维度调控黑色素代谢与皮肤微环境实现。首先，间充质干细胞外泌体携带的特定微小 RNA（如 miR-34a、miR-205 等）可精准靶向黑色素细胞，通过抑制酪氨酸酶（Tyrosinase）基因的转录或翻译，显著降低该酶的表达水平-酪氨酸酶作为黑色素合成通路中的限速酶，其活性下降直接导致多巴醌等关键中间体生成减少，从而从源头遏制黑色素的生物合成。此外，外泌体可通过调控自噬相关信号通路（如 AMPK/mTOR 通路），促进黑色素细胞内黑色素颗粒的自噬降解，并增强角质形成细胞对黑色素颗粒的吞噬与排出效率，加速皮肤表层色素代谢。值得关注的是，间充质干细胞外泌体兼具抗氧化与抗炎特性：其携带的超氧化物歧化酶 2（SOD2）、谷胱甘肽过氧化物酶（GPX）等抗氧化酶类可清除紫外线诱导的活性氧（ROS），减少氧化应激对黑色素细胞的刺激；同时，外泌体通过抑制炎症因子（如 IL-6、TNF-α）的释放，阻断炎症介导的异常色素沉着路径，进一步防止色素沉着恶性循环。多项体外研究证实，间充质干细胞外泌体可使黑色素细胞内酪氨酸酶活性降低，黑色素合成量减少；在动物模型中，局部施用含外泌体的制剂可显著减轻 UVB 诱导的色素沉着，缩小色斑面积。基于上述机制，含有间充质干细胞外泌体的美白产品通过临床验证，长期使用可有效改善黄褐斑、雀斑等色素性疾病，均匀肤色并提升肌肤透亮度，且因其低免疫原性、高生物相容性及非侵入性特点，规避了传统美白手段（如化学剥脱、激光）的潜在风险。未来，通过工程化改造间充质干细胞以富集特定美白功能成分（如高表达抗酪氨酸酶 miRNA 的外泌体），或结合纳米递送技术实现色素沉积部位的精准靶向，有望进一步提升其美白效能，为色素性皮肤问题提供更安全、高效的解决方案。

（五）毛发再生

毛发生长周期依赖于毛囊（HF）的精确调控，这需要细胞间可扩散因子、细胞表面配体和细胞表面受体构成的系统。由于毛囊是一个分区化器官，已有假设认为此类相互作用至少部分由外泌体介导。研究表明干细胞外泌体可通过表面携带的 Wnt 蛋白诱导 β-连环蛋白（β-catenin）激活，而该信号通路是毛发形态发生和再生的关键通路。β-连环蛋白不仅促进毛囊周期生长期（anagen）的启动和维持，还参与角质形成细胞的调控和分化。与外泌体治疗相关的毛囊解剖区域包括毛乳头、外根鞘和隆突区，这些区域已显示出对外泌体的应答。研究表明，毛囊干细胞（HFSCs）外泌体通过精准调控毛囊微环境与细胞信号通路，成为毛发再生的核心驱动因子。作为毛囊隆突区的成体干细胞，HFSCs 分泌的外泌体携带多种关键信号分子（如 Wnt 蛋白、β-连环蛋白、Shh 及特异性 miRNA），可直接作用于毛乳头细胞（DPCs）、外根鞘细胞及相邻 HFSCs，形成促再生信号网络。脂肪干细胞来源的外泌体也有强有力的临床前证据支持其促进毛发生长的作用。研究发现，脂肪干细胞外泌体可通过上调 Wnt/β-连环蛋白、TNF-α 信号通路及血管内皮生长因子表达，促进毛乳头细胞增殖，从而对毛发再生产生积极影响。与对照组相比，脂肪干细胞外泌体在培养中可显著增加碱性磷酸酶（ALP）、蛋白聚糖（versican）和 α-平滑肌肌动蛋白（α-SMA）的表达，以及毛乳头细胞的增殖和迁移能力。

（六）创面修复

EVs 通过加速伤口稳态重建、调控巨噬细胞抗炎症极化、促进血管内皮细胞和成纤维细胞增殖迁移、平衡细胞因子网络及重塑细胞外基质等多重机制驱动伤口愈合。MSC 外泌体可通过增加抗炎细胞因子、抑制促炎细胞因子实现炎症调控。相较于传统皮肤病治疗手段（如皮质类固醇、免疫抑制剂及生物制剂），MSC 外泌体具有靶向性强、生物相容性高的优势，其作用机制涵盖刺激组织再生、调控免疫应答及促进胶原合成，可规避长期药物治疗的副作用。例如，传统疗法虽以抑制炎症为核心，但可能导致皮肤萎缩、全身免疫抑制或感染风险；而外泌体疗法通过 miRNA 和蛋白介导的通路，在减少炎症的同时显著提升伤口愈合效率。多项研究证实 MSC 外泌体在伤口愈合中的应用潜力，例如，诱导多能干细胞（iPSCs）来源外泌体通过 miR-16-5p 增强角质形成细胞迁移，加速小鼠二度烧伤愈合。临床研究显示脂肪来源 MSC 外泌体通过上调 VEGF-C 表达促进糖尿病足溃疡血管生成，个案研究表明脂肪 MSC 外泌体通过表达 IL-6 减轻皮肤皮瓣缺血-再灌注损伤，凸显其免疫调节特性。此外，MSC 外泌体凭借免疫调节功能及促进皮肤屏障修复能力，不仅缓解特应性皮炎、银屑病等疾病的症状，更靶向调控其病理生理机制，为伤口愈合营造有利微环境。以上这些研究揭示了 MSC 外泌体作为药物递送载体在促进创面愈合中的潜力。

主要参考文献

Kim M S, Haney M J, Zhao Y, et al. Development of exosome-encapsulated paclitaxel to overcome MDR in cancer cells [J]. Nanotechnology, Biology, and Medicine, 2016, 12 (3): 655-664.

Wei H, Chen F, Chen J, et al. Mesenchymal stem cell derived exosomes as nanodrug carrier of doxorubicin for targeted osteosarcoma therapy via SDF1-CXCR4 axis [J]. International Journal of Nanomedicine, 2022, 17: 3483-3495.

Bukowski K, Kciuk M, Kontek R. Mechanisms of multidrug resistance in cancer chemotherapy [J]. International Journal of Molecular Sciences, 2020, 21 (9): 3233.

Wilbie D, Walther J, Mastrobattista E, 2019. Delivery aspects of CRISPR/Cas for in vivo genome editing [J]. Accounts of Chemical Research, 52 (6): 1555-1564.

Lin D, Zhang H, Liu R, et al. iRGD-modified exosomes effectively deliver CPT1A siRNA to colon cancer cells, reversing oxaliplatin resistance by regulating fatty acid oxidation [J]. Molecular Oncology, 2022, 16 (13): 2607-2608.

Pei X, Li Y, Zhu L, et al. Astrocyte-derived exosomes transfer miR-190b to inhibit oxygen and glucose deprivation-induced autophagy and neuronal apoptosis [J]. Cell Cycle, 2020, 19 (8): 906-917.

Gao B, Zhou S, Sun C, et al. Brain endothelial cell-derived exosomes induce neuroplasticity in rats with ischemia/reperfusion injury [J]. ACS Chemical Neuroscience, 2020, 11 (15): 2201-2213.

Wu X Y, Liao B Y, Xiao D, et al. Encapsulation of bryostatin-1 by targeted exosomes enhances remyelination and neuroprotection effects in the cuprizone-induced demyelinating animal model of multiple sclerosis [J]. Biomaterials Science, 2022, 10 (3): 714-727.

Frangogiannis N G. The inflammatory response in myocardial injury, repair, and remodelling [J]. Nature Reviews Cardiology, 2014, 11 (5): 255-265.

Horckmans M, Ring L, Duchene J, et al. Neutrophils orchestrate post-myocardial infarction healing by polarizing macrophages towards a reparative phenotype [J]. European Heart Journal, 2017, 38 (3): 187-197.

Loyer X, Zlatanova I, Devue C, et al. Intra-cardiac release of extracellular vesicles shapes inflammation following myocardial infarction [J]. Circulation Research, 2018, 123 (1): 100-106.

Fujiu K, Wang J, Nagai R. Cardioprotective function of cardiac macrophages [J]. Cardiovascular

Research，2014，102（2）：232-239.

Aurora A B，Porrello E R，Tan W，et al. Macrophages are required for neonatal heart regeneration [J]. Journal of Clinical Investigation，2014，124（3）：1382-1392.

Barile L，Lionetti V，Cervio E，et al. Extracellular vesicles from human cardiac progenitor cells inhibit cardiomyocyte apoptosis and improve cardiac function after myocardial infarction [J].Cardiovascular Research，2014，103（4）：530-541.

Wang C L，Xu M C，Fan Q Z，et al. Therapeutic potential of exosome-based personalized delivery platform in chronic inflammatory diseases [J]. Asian Journal of Pharmaceutical Sciences，2023，18（1）：100772.

Boriachek K，Islam M N，Möller A，et al. Biological functions and current advances in isolation and detection strategies for exosome nanovesicles [J]. Small，2018，14（6）：1702153.

Yang X，Shi G，Guo J，et al. Exosome-encapsulated antibiotic against intracellular infections of methicillin-resistant [J]. International Journal of Nanomedicine，2018，13：8095-8104.

Zhao W Z，Li K X，Li LB，et al. Mesenchymal stem cell-derived exosomes as drug delivery vehicles in disease therapy. International Journal of Molecular Sciences，2024，25（14）.

第四章

植物外囊泡与疾病治疗

植物外囊泡是植物细胞分泌的纳米级膜性囊泡，直径通常在 30～150nm 之间。它们广泛存在于植物的体液、分泌物及培养介质中，如叶片渗出液、根部分泌物和花蜜等，是植物细胞间及跨物种通讯的关键载体。植物源细胞外囊泡（PLEVs）作为一种天然存在的脂质双层膜结构，富含植物特有的鞘脂、固醇及膜蛋白（如跨膜蛋白、热激蛋白），内部包裹多种生物分子，包括 mRNA、miRNA、长链非编码 RNA、蛋白质、代谢产物（如次生代谢物、抗氧化物质）及矿物质等。

PLEVs 的存在于 1967 年首次被证实，当时科学家利用电子显微镜观察到胡萝卜细胞分泌的囊泡，这早于其在动物系统中的发现。PLEVs 作为维持体内平衡的潜在治疗途径引起了广泛关注，尤其是其抗癌、抗黑色素和抗炎作用。值得注意的是，多项研究探索了 PLEVs 在疾病治疗中的应用，特别是在人类结肠中的应用。例如，食用生姜和葡萄来源的 EVs 经口服后可被肠上皮细胞和巨噬细胞有效吸收，显著缓解急性结肠炎、预防慢性结肠炎并减轻结肠炎相关肿瘤。先前的研究表明，超声工程化负载岩藻黄质的 EVs 可有效降低炎症因子和组织氧化应激水平，促进巨噬细胞极化，重塑肠道菌群，并显著减轻小鼠结肠炎诱导的结肠组织损伤。除了高生物相容性、低免疫原性和穿越血脑屏障等组织屏障的能力外，PLEVs 还具有作为治疗药物和疾病治疗药物递送载体的巨大潜力。然而，一个关键挑战是天然 EVs 的靶向能力有限，因其进入体内后会被非靶细胞迅速清除和内化，或与细胞膜相互作用。因此，修饰

EVs表面特性可能是提高PLEVs靶向效率和稳定性的关键策略。

第一节　植物细胞外囊泡的生物发生与生理特性

一、植物外囊泡的生物发生

如图4-1(A)所示，PLEVs的生物发生始于反式高尔基体网络或早期内体的形成，后者成熟为多泡内体（MVEs）或多泡体（MVBs）。腔内囊泡的固有特征包括主动特异性吸收多种RNA分子（含mRNAs、miRNAs及其他含脂质和DNA的非编码RNA），这些分子存在于MVBs中，最终与质膜融合释放PLEVs。An（2006）在研究真菌侵染大麦叶细胞时提出并证实了PLEVs的存在（An Q，2006）。基于大豆原生质体的研究证实了MVBs的出现，并表明其囊泡形成可能由MVBs与质膜的融合引起。当然，文献中对PLEVs生物发生和分泌的认识也在不断发展。

二、植物外囊泡的生理特性

（一）PLEVs的多元生物分子组成及植物来源差异性

如图4-1(B)所示，与动物细胞来源的EVs类似，PLEVs含有蛋白质、脂质、RNA和代谢物等不同生物分子。与哺乳动物来源的EVs相似，这些生物分子调控受体细胞的命运和形态［图4-1(C)］。PLEVs的脂质分析显示，其主要脂质类别为磷脂和甘油酯，包含磷脂酰胆碱（PC）、磷脂酸（PA）、磷脂酰乙醇胺（PE）等丰富成分。

（二）PLEVs的植物来源差异性

不同植物来源的EVs脂质组成和含量存在差异。例如，生姜来源的EVs含约35.2%的PA，而葡萄柚和大蒜来源的EVs中PA仅占3.5%和5.5%；相反，葡萄柚和大蒜来源的EVs以PC为主，分别占36.2%和52.6%。PLEVs的膜表面或内部包含多种酶蛋白、通道蛋白和热休克蛋白，其蛋白质含量因植物来源而异。值得注意的是，拟南芥来源的EVs富含参与生物和非生物胁迫响应的蛋白质，尤其是转运蛋白，与其整体蛋白质组相比显著富集。质谱分析显示，葡萄柚和葡萄来源的EVs含调控碳水化合物或脂质代谢的蛋白质，葡萄来源的EVs还存在某些通道蛋白。生姜来源的EVs蛋白质相对较

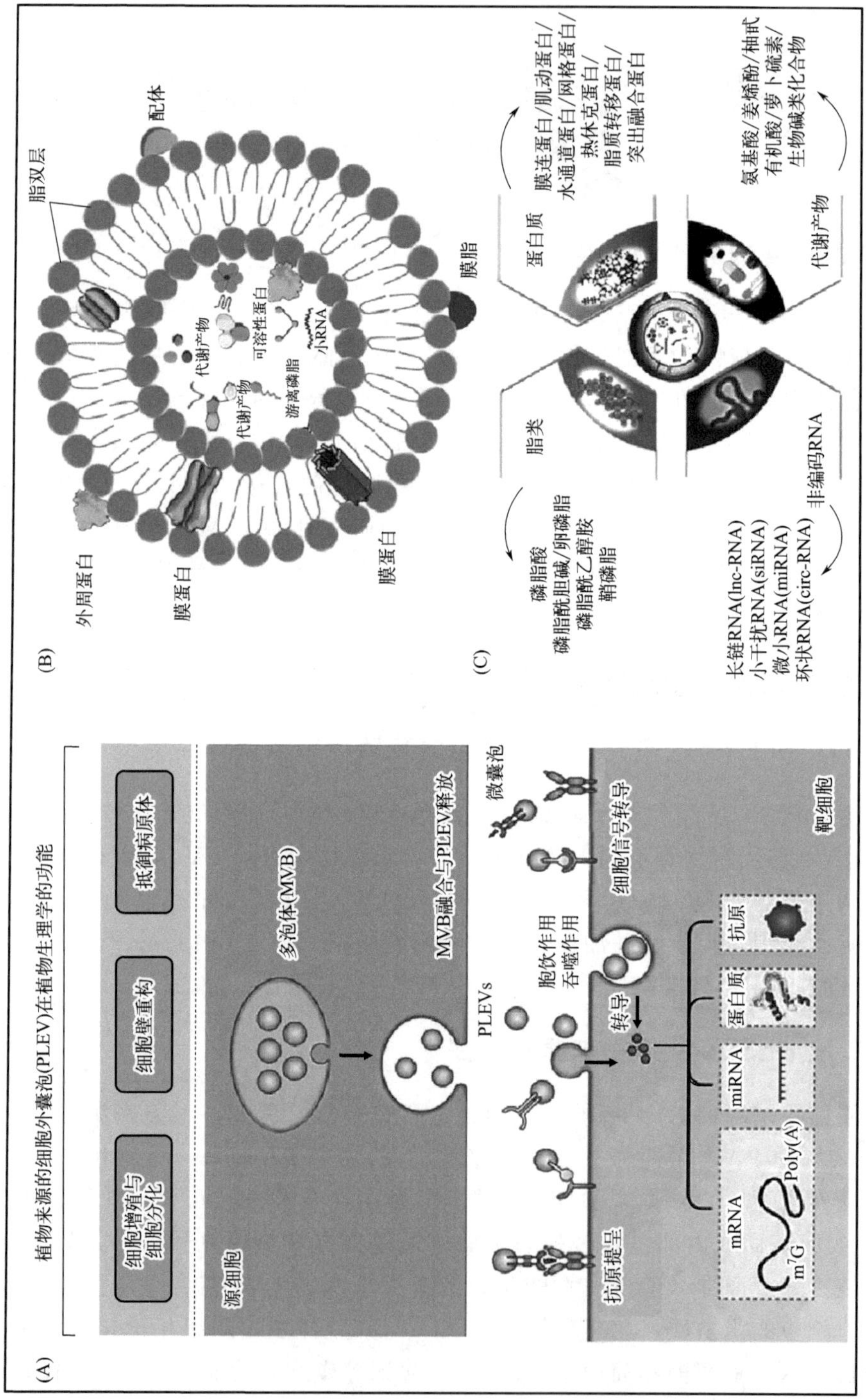

图 4-1 PLEVs 的生物发生及生理特性

（A）PLEVs 的一般组成；（B）PLEVs 的总体结构；（C）PLEVs 的生物发生及其功能

（资料来源：Wu，2024）

少，主要为肌动蛋白和蛋白水解酶等细胞质蛋白，以及少量与转运相关的膜蛋白。PLEVs还富含RNA，尤其是miRNAs，其存在和功能取决于植物来源：葡萄来源的EVs以miR-169家族为主，椰子水来源的EVs存在细胞外miRNAs。此外，研究人员对猕猴桃、大豆、番茄、豌豆、橙子、梨、哈密瓜、蓝莓、葡萄柚、生姜和椰奶来源的EVs进行了广泛分析，共鉴定出418种miRNAs[2]。靶标预测和功能分析显示，高表达的miRNAs与肿瘤相关通路和炎症反应密切相关。

（三） PLEVs的植物特异性生物活性成分及其功能机制

除常见大分子外，PLEVs还含有植物特异性生物活性化合物。Man等（2021）对生姜来源EVs的生物活性成分进行研究，鉴定出6-姜酚、8-姜酚和10-姜酚，发现EVs中姜酚含量显著高于同质量生姜，且这些姜酚可有效从囊泡递送至大鼠肠道并被吸收（Man，2021）。此外，Perut等（2021）观察到草莓来源EVs中高浓度的维生素C，表明其具有强效抗氧化作用（Perut，2021）。植物中天然存在的多糖、酚类和萜类等生物活性化合物已被广泛用于疾病缓解和损伤修复。值得注意的是，PLEVs的内体起源提示其可能参与原生质体营养物质的内化，以及受损膜和氧化副产物的隔离。PLEVs能够将其中的“货物”转运至中央液泡或细胞外空间，暗示其在细胞增殖、分化和应激反应中的潜在作用。

第二节　植物细胞外囊泡的分离方法

植物是生产细胞外囊泡（EVs）的丰富材料来源，从根到叶，从果实到种子，这些材料的每个部分均可用于外泌体提取。由于不同物种甚至同一植物的不同部位可能具有不同浓度的细胞外囊泡，因此必须针对各部位的粒径、数量以及不同的生物活性成分进行评估。另一个需要考虑的方面是细胞外囊泡的天然药用潜力：植物外泌体中发现的蛋白质、RNA及其他化学物质，必须对其药理活性展开研究。目前存在多种从植物基质中分离外泌体的策略，这些策略在设备、时间和资源消耗以及操作复杂度上各有不同。外泌体分离的金标准是差速超速离心法结合蔗糖梯度纯化。该方法基于待分离颗粒的密度和大小差异展开。

EVs的分离是其科学研究和应用（如活性物质转运）的第一步。根据国际细胞外囊泡协会（ISEV）发布的MISEV 2018指南，EVs的纯度要求主要取决于研究目的和具体问题。与哺乳动物来源EVs的研究类似，PLEVs的分离可结合多种方法，尤其是能有效保留EVs结构和组成的非标记方法。采用非标记分离模式的主要动机是降低从复杂生物环境中分离EVs的成本和复杂度，此类方法可根据尺寸、变形性、压缩性和电学性质等物理化学参数进行分析。

一、组织预处理后获取PLEVs

植物组织预处理是分离纯化PLEVs的前提。目前，植物组织预处理主要采用两种方法。第一种方法通过组织浸润收集植物质外体，可在较大程度上维持细胞完整性。Rutter（2017）从拟南芥莲座叶的质外体洗液中分离EVs，具体步骤为：用缓冲液处理叶片周围组织，去除叶片表面残留液体，经离心获得拟南芥来源的EVs（Rutter，2017）。然而，组织浸润法获得的PLEVs浓度相对较低，主要原因是使用的质外体洗液可能稀释质外体，且浸润过程中质外体的稀释可能促使植物产生反应并分泌更多代谢物。因此，该方法目前仅适用于植物叶片的组织浸润，尚无植物根茎或果实组织浸润的相关报道。

二、组织破碎法获取PLEVs

利用搅拌机获取植物汁液，然后对新鲜汁液进行低速离心以去除粗大纤维和细胞碎片。多数研究采用2～3次低速离心步骤去除细胞或细胞器碎片，随后通过超速离心分离富集PLEVs，并选择磷酸盐缓冲液作为重悬缓冲液。组织破碎法具有独特优势，其获得的PLEVs浓度通常远高于组织浸润离心法。研究人员通常倾向于使用组织破碎离心法，因为能获取更多初始材料。但该方法不可避免地破坏细胞，可能导致细胞器或质膜的膜结构与EVs融合。正如一项EVs蛋白质组研究所示，该方法获得的EVs蛋白质包含组织破碎产生的破碎膜和细胞碎片，主要来源于细胞质、细胞核和细胞器。因此，该方法需要建立标准操作程序，以减少植物原料、研磨时间、研磨强度、预处理离心参数等影响PLEVs生化组成和异质性的因素。

通过组织破碎或组织浸润离心获得异质混合物后，需进一步纯化以分离不同亚型的PLEVs。与哺乳动物来源的EVs类似，PLEVs可根据尺寸、变形性、压缩性和电学性质进行分离。超速离心（UC）仍是分离PLEVs的主要技术，其原理与动物来源的细胞外囊泡（EVs）的分离方法相似。不同离心设备可产生具有不同沉降系数的颗粒。通常，低离心力（$<10000g$）用于去除细胞碎片，而高离心力（$>40000g$）用于沉淀和浓缩PLEVs。UC尤其适合大规模样品处理，可在单次离心操作中富集数百毫升含PLEVs的植物汁液。

值得注意的是，植物来源的多样性可能导致离心分离的 PLEVs 在尺寸、浓度和纯度上存在差异，且离心力、时间和温度等具体参数会影响 PLEVs 的组成和结构。Zand Karimi 等（2022）通过离心拟南芥叶片质外体洗液获得三个 EVs 亚群：P100、P40（最终超速离心步骤中分别在 100000*g* 和 40000*g* 下获得的沉淀）和 P100-P40（40000*g* 离心上清液经 100000*g* 离心获得的沉淀）（Zand Karimi，2022）。与其他两组 EVs 相比，P100 中的 EVs 尺寸与哺乳动物来源的 EVs 相似，直径范围为 30～150nm。

三、超滤法获取 PLEVs

超滤（UF）分离悬浮颗粒或聚合物主要基于其尺寸或分子量，通过外部驱动力使具有特定孔径的小分子穿过聚合物膜，同时截留大分子。De Robertis 等（2020）通过 0.45μm 过滤和 1000MWCO 超滤进一步分离纯化蓝莓来源的 EVs。与 UC 相比，UF 在保持 PLEVs 良好形态的同时提高了分离效率，但存在更多蛋白质污染。超滤可与其他分离方法结合以提高分离纯度，例如 Lee 等（2020）在差速离心后使用 100kDa 离心过滤器从茎叶汁液中收集 EVs，首先通过低速离心去除汁液中的粗大纤维碎片等杂质，再通过超滤去除杂质获得 EVs。

四、尺寸排阻色谱法获取 PLEVs

尺寸排阻色谱（SEC）也可用于分离植物来源的 EVs。SEC 基于分子筛对不同分子体积的选择性效应，利用多孔基质按尺寸分离小于孔径截止值的可溶性成分和颗粒可暂时渗透多孔基质，而大于孔径截止值的颗粒被排除在基质外。因此，在通过 SEC 分离上清液时，EVs 会先从柱中洗脱，较小的杂质蛋白颗粒则在柱中保留更长时间。SEC 法可按时间分馏不同成分，实现 PLEVs 与杂质蛋白的分离。卷心菜来源的 EVs 可通过 SEC、UC 和聚乙二醇（PEG）沉淀法制备，但与后两种方法相比，SEC 法获得的卷心菜 EVs 尺寸均一且提取率高。该方法不仅适用于卷心菜来源的 EVs，还可应用于黄瓜、辣椒和番茄等其他植物。

五、免疫亲和技术获取 PLEVs

免疫亲和技术基于膜表面不同类型蛋白质受体的存在。当特异性抗体结合到固体基质上时，可选择性结合脂质双层表面表达的特定蛋白质，从而分离外泌体。该技术能获得高纯度外泌体，但产率较低（仅识别特定亚型的外泌体）。该技术的一个应用实例是免疫磁珠法：利用磁珠在磁场作用下分离植物来源的囊泡，通过识别植物外泌体表面蛋白，可控磁场能够分离所有外泌体或选择性分离其亚型。然而，作为一项较新的技术，免疫亲和法可用的配体有限，需开发更多选择性配体；此外，该方法成本较高，且受限于实用性和苛刻的操作条件，并非始终适用。

六、沉淀法获取 PLEVs

沉淀法包括使用聚合物，可处理大量起始材料。Kalarikka 等（2020）使用10％聚乙二醇（PEG），一种高亲水性聚合物，通过改变外泌体的溶解度将其捕获。该技术操作简便、成本低，且不影响外泌体质量。但由于囊泡聚集，可能导致与其他 EVs 或细胞成分共分离。尽管通过样品预处理可部分避免这一问题，但额外步骤会延长操作时间，且缺乏选择性分离方法会影响外泌体纯度。Kim 等（2015）报道了一种双水相分离法：利用 PEG 和葡聚糖形成双水相系统，外泌体 EV 因其表面特性主要与葡聚糖相相互作用，通过离心将蛋白质分离到顶部的 PEG 相，将 EV 分离到底部的葡聚糖相相互作用，从而实现分离甚至纯化。该方法更快速、经济，无需超速离心机等特殊设备，但其缺点是最终产物中残留的葡聚糖可能具有细胞毒性，还会干扰蛋白质印迹等分析方法，并增加溶液黏度（Kim，2015）。

七、微流控技术法获取 PLEVs

微流控技术近年来取得进展，其原理多样，包括基于尺寸的筛孔过滤或免疫亲和法。这些方法使用简便、快速且成本低，但产率低且标准化不足，不适用于药物递送，更适合诊断用途。Abraham 等（2022）尝试了一种新型提取方法：对预先用 Ultra-Turrax 均质机研磨的黄瓜汁进行高压均质循环，诱导形成植物晶体组分。该方法间接表明研磨过程可促使外泌体形成，但若采用尺寸排阻色谱和梯度超速离心等传统方法，仍无法有效提取和纯化外泌体（Abraham，2022）。

八、外加电场法获取 PLEVs

除常规纯化方法外，针对 PLEVs 纯化的特定挑战，研究人员开发了专用技术。例如，利用 PLEVs 表面的固有负电荷，通过基于电场的方法从植物提取物中提取 EVs。该方法通过电泳和透析分离 PLEVs，利用带电蛋白质和 RNA 在电场作用下向正负极移动的特性，通过透析袋使 EVs 在电极两侧富集，最终实现分离。Yang 等（2020）采用类似的电泳技术，结合 300kDa 截止值的透析袋分离柠檬汁来源的 EVs，将含柠檬汁的透析袋进行电泳，使

RNA 和蛋白质迁移到电泳缓冲液中，而 EVs 保留在透析袋内，2.5h 后成功获得柠檬来源的 EVs（Yang，2020）。研究表明，PLEVs 还可通过 PEG 沉淀、免疫捕获技术和微流控技术提取。Kalarikkal 等（2020）使用 PEG-6000 富集生姜根茎来源的 EVs，与超速离心相比，PEG 法的提取效率为后者的 60%～90%。多数免疫捕获分析采用固定在平板、磁珠或芯片表面的单克隆抗体，捕获展示特定配体的 EVs。

九、试剂盒法获取 PLEVs

此外，有研究表明，研究人员利用商用分离试剂盒分离植物源性细胞外囊泡 PLEVs。该方法操作简便，但分离效果较差，相似大小的蛋白质及各类杂质因差异过大而难以有效分离，进而影响 PLEVs 的分离效果。并且，单次分离获得的囊泡数量较少，不适用于大规模生产。

鉴于每种方法的优势与局限性，研究人员通过结合上述分离方法获取更高质量的 PLEVs。超滤技术常作为辅助手段与其他方法联合分离 PLEVs，其原理是借助外部驱动力使小分子通过特定孔径的聚合物膜，同时截留大分子物质。实践证明，差速离心与超滤结合是一种经济的分离方法。例如，Lee 等（2020）在差速离心后，利用 100K 离心过滤器从刺五加茎叶汁液中富集 EVs。该方法首先通过中速离心去除汁液中的大纤维碎片等杂质，再通过超滤进一步除杂，避免了使用高速离心设备，兼具成本效益与商业实用性。然而，由于杂质蛋白的粒径通常小于目标颗粒，仍需对样品纯度进行验证。

第三节　植物细胞外囊泡的表征、成分组成及储存研究进展

一、植物外囊泡表征及成分组成

（一） PLEVs 的表征技术

透射电子显微镜（TEM）分析被用于评估分离的 EVs 的完整性和形态。原子力显微镜（AFM）和冷冻透射电子显微镜（cryo-TEM）有助于观察这些 EVs 的形状和尺寸。此外，通过动态光散射（DLS）或纳米颗粒跟踪分析（NTA）进行粒径分析也至关重要。DLS 适用于单分散颗粒，而 NTA 可用于多分散样品，因其能追踪单个颗粒。NTA 还常用于测量 zeta 电位，这一参数

之所以重要，是因为它决定了颗粒的聚集倾向，进而影响纳米颗粒的稳定性。研究显示，zeta 电位会影响运输效率，例如，葡萄柚外泌体的细胞摄取效率高于番茄来源的外泌体，后者粒径更大且 zeta 电位更负。

（二） PLEVs 的成分组成与功能机制

1. PLEVs 脂质组成对药代动力学的影响及机制

细胞外囊泡（EVs）的结构、排列方式和内部成分可能影响其药代动力学和药理活性。因此，为理解其生物活性，对其内部成分进行适当表征也至关重要。植物来源的外泌体具有多样的内部成分，这些成分决定了其独特特性。脂质对于囊泡稳定性和保护内容物免受胃消化至关重要。一旦给药，脂质组成可改变外泌体在肠道细胞中的分布和吸附。磷脂酸（PA）在膜的裂变与融合调控中起重要作用，其机制可能是通过诱导细胞骨架重排实现的；PA 似乎有助于外泌体在肠道内停留。PA 还能通过促进膜曲率形成和招募合适的胞内蛋白，辅助外泌体形成。生姜来源的外泌体富含 PA，且 PA 参与鼠李糖乳杆菌对外泌体的摄取过程，从而增加该菌在肠道内的数量。磷脂酰胆碱已被证实参与植物来源外泌体从肠道到肝脏的迁移。此外，由于外泌体可被肠道微生物群吸收，研究发现它们能调节肠道细菌的组成和定位。由于不同植物的脂质组成可能存在差异，其靶向的细菌类型也可能随之改变。

2. PLEVs 膜脂成分的结构差异与稳定性机制

磷脂酰乙醇胺和磷脂酰胆碱等多不饱和脂肪可使膜更具柔韧性，这有助于外泌体通过内吞作用进入细胞，因为该过程需要膜发生形变。胆固醇存在于哺乳动物来源的外泌体及某些脂质体中，可提供膜的刚性和稳定性，但植物来源的外泌体膜中完全不含胆固醇。二半乳糖基二酰甘油和单半乳糖基二酰甘油等糖脂则在冻干过程中参与维持膜稳定性。然而，不同植物外泌体的成分存在差异：生姜外泌体主要富含磷脂酸和二半乳糖基二酰甘油，而葡萄柚外泌体则主要由磷脂酰乙醇胺、磷脂酰胆碱和磷脂酰肌醇组成。

3. PLEVs 非编码 RNA 的跨物种调控功能

在植物来源外泌体的成分中，一类极具吸引力的物质是多种非编码 RNA，这些 RNA 以调控多种生理过程及参与病原体防御系统的功能而闻名。其中，mRNA 和 miRNA 在细胞间通信中发挥重要作用。Xiao 及其团队（2018）分析了 11 种可食用果蔬的 miRNA，发现它们在种间和细胞间通讯中具有重要作用，这种作用体现在对蛋白质的转录后调控——既可促进蛋白质转录，也可促进其降解。他们还预测了 miRNA 的人类基因靶点，并揭示了其潜在的免疫调节、抗炎和抗癌作用。研究表明，miRNA 可通过调控细菌基因表达来塑造肠道微生物群，这已被证实对治疗小鼠结肠炎有益。

4. PLEVs 蛋白质组成的物种差异与细胞互作

植物来源外囊泡中的蛋白质主要来源于细胞质，且不同物种的蛋白质组成存在差异。研究主要检测到水通道蛋白、氯离子通道等通道蛋白，以及蛋白酶、肌动蛋白等胞内蛋白。与哺乳动物来源的 EVs 相比，植物外泌体的蛋白质含量较低，但柠檬来源的外泌体是例外，其检测到的蛋白质水平高于其他植物物种，且与哺乳动物外泌体共享 56.7%的蛋白质。这些蛋白质功能多样，且当植物在病原体感染或胁迫条件下收获时，其功能可能发生改变。某些表面蛋白已被证实参与细胞吸收过程：若去除外泌体表面的这些蛋白，其在肝癌细胞中的吸收效率会降低。四次跨膜蛋白、整合素等表面蛋白则负责与靶细胞黏附，从而促成物质转移过程。

（三）植物外囊泡富含治疗性次生代谢产物

植物因富含多种具有治疗特性的次生代谢产物而闻名。例如，生姜以含有 6-姜酚和 6-姜烯酚著称，这些成分具有抗氧化、抗炎和抗肿瘤特性。柠檬和草莓来源的外泌体中发现了维生素 C，葡萄柚外泌体中含有柚皮素，均具有抗氧化作用。人参外泌体富含人参皂苷、多糖、多肽等成分，不仅具有出色的抗氧化、抗疲劳能力，还能调节免疫，通过携带功能性 RNA 与蛋白质，清除自由基、刺激免疫细胞，延缓衰老并预防疾病。黄芪外泌体以黄芪甲苷、黄酮类化合物和生物碱为核心，展现出强大的抗炎、促血管新生与免疫调节功能，能抑制促炎因子释放，诱导血管内皮细胞迁移，改善组织供血，维护机体稳态。当归外泌体包含阿魏酸、藁本内酯、当归多糖等，在活血化瘀、抗血栓与促进组织再生方面表现卓越，阿魏酸可抑制血小板聚集，藁本内酯与当归多糖能加速细胞迁移分化，促进伤口愈合。一项评估植物来源 EVs 在肿瘤治疗中应用的荟萃分析显示，口服给药后其普遍无毒性且安全性良好（Qiang，2024）。这进一步支持了将其作为安全的药物递送系统的可能性。

二、植物外囊泡储存

植物来源外囊泡的储存仍需更多研究，目前相关信息有限且大多基于哺乳动物外泌体的研究。开发可靠的储存方法对防止内容物降解至关重要，维持膜完整性是其生物活性的关键。低于−70℃的温度被认为是外泌体储存的最佳条件，为避免膜损伤，需使用海藻糖、二甲基亚砜或甘油等冷冻保护剂，不建议在 25℃以上储存。例如，Zhang 等（2017）发现生姜来源外泌体在 4℃储存

25h后，形态和功能均未发生变化。冻干技术可在较高温度下保存植物EVs，不影响其尺寸、形态等参数，但可能降低蛋白质活性。有研究团队观察到，蛋白质皂素载入EVs并冻干后，生物活性减弱。冻干材料易于储存，加水即可复溶并保留外泌体活性和内容物，但需添加海藻糖等冷冻保护剂，以避免冰晶形成破坏脂质双层。反复冻融会减少外泌体数量和蛋白质含量，酸性环境影响其稳定性，低温可减缓蛋白质降解，但不同来源的外泌体对储存条件的反应可能不同，稳定性存在差异。植物来源外泌体可耐受胃和肠道环境，但pH会影响囊泡尺寸（根据成分不同，尺寸可能增大或减小）。Kim等（2022）比较了防腐剂TMO在−20℃、4℃、25℃和45℃下对木通外泌体的保护效果，发现4℃下经TMO处理的外泌体最稳定，pH（约5）和尺寸（30～200nm）无显著变化，且细胞摄取效率显著高于未保护的外泌体。

第四节　植物细胞外囊泡的功能

一、参与植物免疫反应

目前EVs在植物中的研究还比较局限，Regente研究团队（2009）通过观察从向日葵种子收集的液体中发现了直径为50～200nm的囊泡状物质，这也是目前已知的研究中首次尝试从植物中提取EVs，同时发现EVs可以影响真菌正常的生长发育过程，表明EVs可以参与植物与微生物互作过程（Regente，2009）。Rutter和Innes研究团队（2017）从拟南芥叶片质外体中提取出了囊泡，并利用质谱技术检测了接种假单孢杆菌的拟南芥叶片质外体EVs和未接种叶片质外体EVs中的蛋白质含量，试验结果表明接种假单孢杆菌的叶片质外体EVs中富含参与胁迫和防御相关的蛋白质。同时作者还统计了EVs的数量，发现接种假单孢杆菌的叶片质外体中EVs的数量是未接种的两倍之多，这预示了EVs参与植物的免疫反应。

（一）通过运输sRNAs

Small RNAs（sRNAs）是一段短的不编码蛋白质的RNA分子，它可以在生物体和对应的宿主之间移动从而诱导基因沉默，这种相互之间的移动称为跨界RNA干扰（RNAi）。已有的研究发现，胃肠道寄生虫可以通过分泌特定的外泌体将miRNAs运送到哺乳动物体内从而抑制免疫反应。

2018年美国加州大学河滨分校金海翎研究团队通过研究拟南芥-灰霉菌的

致病系统发现拟南芥细胞通过分泌外泌体样的细胞外囊泡将 sRNAs 传递到灰霉菌中，含有 sRNA 的囊泡能够聚集在感染部位并被灰霉菌吸收，从而导致灰霉菌中的关键致病基因被沉默，促进植物免疫反应。

（二）通过运输脂质

脂质形成膜分离细胞内隔室。在植物中，鞘脂由连接脂肪酸链的鞘长链碱基和极性头组成，根据极性头基的复杂程度可以分为简单鞘脂（神经酰胺 Cers、羟基神经酰胺 hCers）和复杂鞘脂（糖基神经酰胺、糖基肌醇神经酰胺 GIPCs）；甘油磷脂由疏水的二酰基甘油和极性头基组成，极性头基包括磷脂酸（PAs）中的磷酸、磷脂酰胆碱（PCs）中的胆碱、磷脂酰甘油（PG）中的甘油及磷脂酰肌醇（PI）中的肌醇等。它们可以参与调节多种生理过程，应对生物胁迫。

2020 年中国科学院植物生理生态研究所陈晓亚团队对拟南芥莲座叶进行了脂质组学分析，揭示了鞘脂在 EVs 中高峰度富集，建立了拟南芥叶片 EVs 脂质图谱，同时也表明了 EVs 中的脂质可参与植物免疫反应，为植物 EVs 的产生和功能研究提供了新的思路。

二、参与形成植物细胞壁组成成分

植物细胞壁是位于植物细胞最外层的一层厚壁，起保护作用。主要由胞间层、初生壁及次生壁三部分构成。胞间层的主要成分为果胶，初生壁的主要成分为纤维素和半纤维素，次生壁的主要成分为纤维素、木质素。细胞壁常常会发生木质化和栓质化从而增加细胞壁的硬度。

日内瓦大学植物与植物生物系 Marie Barberon（2022）团队研究表明胞外囊泡管状结构（EVBs）与细胞壁中木质素的沉积相关，在早期和晚期对分泌途径抑制会干扰 EVB 的形成和木栓素的积累。同时证明了木质素前体或生物合成酶向质外体的运输及植物中次生壁的形成都需要 EVB。

三、良好的生物活性

植物用于疾病治疗的历史悠久，其天然形式或提取的活性物质（如多糖、酚类和萜类化合物）常用于抑制疾病发展并修复疾病损伤。然而，作为植物新成分的植物源性细胞外囊泡的研究仅在近年才起步。经研究人员初步探索，多种可食植物来源的 PLEVs 已显示出良好的生物活性，如抗炎、抗癌、抗细菌真菌及抗氧化等，它们通过基因调控、肠道菌群、巨噬细胞、基因沉默及自身特异性活性分子等多种途径发挥优异效果。

（一）抗炎作用

炎症通常被视为免疫动态平衡失调引发的现象，若这种失衡未得到控制，可能发展为急性或慢性炎症性疾病，影响人体健康。姜、葡萄柚、葡萄等植物来源的PLEVs在相关研究中已展现出卓越的抗炎效果。该领域研究表明，PLEVs中的脂质和RNA均可能参与抗炎作用，但其抗炎机制存在差异。脂质成分在PLEVs的抗炎效应中至关重要，它们可能通过调节机体炎症部位细胞的基因表达治疗炎症，也可通过作用于巨噬细胞改善炎症。此外，PLEVs含有的多种miRNA可先被肠道微生物群摄取，通过改变肠道菌群的组成和生理状态，影响RNA的转录和翻译，进而调节下游炎症因子或趋化因子的数量，达到减轻炎症的效果。

PLEVs的抗炎作用在急慢性结肠炎治疗中尤为突出。生姜来源的PLEVs可强烈诱导巨噬细胞表达血红素加氧酶-1（HO-1）和白细胞介素-10（IL-10），发挥抗氧化和抗炎作用，还可通过诱导IL-22产生的机制改善小鼠结肠炎，由于富含磷脂酸（PA），生姜PLEVs进入肠道后首先以脂质依赖方式被乳酸杆菌摄取，其携带的Mdo-miR-7267-3p通过靶向LGG单加氧酶ycnE并上调吲哚-3-甲醛（I3A）含量，而I3A作为芳香烃受体（AHR）的配体，可诱导IL-22产生，抑制促炎细胞因子IL-1β和TNF-α的诱导，IL-22则增强肠道屏障防御能力，缓解结肠炎症状。葡萄及葡萄柚来源的PLEVs可诱导Wnt/TCF4信号通路激活：口服葡萄PLEVs后，其靶向肠道干细胞，促进BMI1干细胞增殖，显著上调多能干细胞标志物SOX2、Naong、OCT4和KLF4的基因表达，并触发下游经典Wnt信号激活，诱导Lgr5＋干细胞增殖，加速肠黏膜再生，促进肠道组织重塑，保护小鼠肠道并抑制DSS诱导的结肠炎。综上，生姜PLEVs通过激活Nrf2核转位及诱导抗炎细胞因子发挥抗炎作用，葡萄柚PLEVs则在Wnt信号通路的抗炎调控中起主导作用，Nrf2核转位与Wnt/TCF4信号通路激活是抗炎反应的关键环节。

（二）抗肿瘤作用

肿瘤是严重威胁人们生命健康的重大疾病，尽管已发现多种对抗恶性肿瘤的方法和药物，但由于恶性肿瘤的顽固性及药物副作用，尚未找到兼具高效与安全的理想方案。许多抗癌药物因对免疫系统的非特异性作用，会导致急慢性副作用，如过敏反应、恶心、肝功能升高、胰腺炎等危及生命的不良反应，限制了其进一步应用。

1. 植物细胞外囊泡的抗肿瘤潜力与机制

植物细胞外囊泡含有大量蛋白质、脂质和微小 RNA（miRNAs），它们可作为细胞信使，将这些生物活性物质从体外转移到体内，再传递至病变组织，最终进入细胞。因此，植物细胞外囊泡能够介导特异性的跨界细胞或组织反应。其中，植物来源的 miRNAs 不仅参与植物的生长、发育和防御反应，这类小型非编码 RNA 最近还被用作肿瘤抑制 RNA，在肿瘤进展中发挥作用。例如，西蓝花 miR-159 可跨界抑制乳腺癌细胞生长；橄榄小 RNA 与人类 miR-34a 功能同源，转染后可跨界降低 hsa-miR-34a mRNA 靶标的蛋白质表达，促进多种肿瘤细胞凋亡并抑制其增殖；玉米来源的某些小 RNA 可显著抑制 HeLa 细胞增殖。除口服吸收外，这些植物 RNA 进入人体的途径可能还包括细胞外囊泡介导。植物细胞外囊泡的分子结构与动物细胞外囊泡相似，这使其也可作为天然治疗剂用于疾病治疗。例如，从小麦、芦笋和葡萄柚中分离的外泌体具有抗氧化作用，可增强细胞活力，并在伤口愈合和皮肤再生过程中促进皮肤细胞增殖和迁移。食物来源的植物外泌体（绿茶、西兰花、柠檬）可通过口服直接塑造肠道菌群并维持免疫稳态，从而预防和治疗多种肠道疾病。受此启发，研究人员开始尝试将植物细胞外囊泡应用于肿瘤细胞。令人欣喜的是，这些囊泡也展现出良好的抗癌活性，包括抑制恶性肿瘤的增殖和侵袭、促进癌细胞凋亡、阻滞细胞周期以及降低癌细胞耐药性。

2. 植物细胞外囊泡在不同肿瘤治疗中的应用

黑色素瘤是一种致命的皮肤疾病，在许多白人国家构成重大公共卫生问题。紫外线辐射常被认为是诱因，紫外线暴露增加会提高黑色素瘤的发病率。人参是东南亚国家的传统中药材，除人参皂苷在黑色素瘤治疗中表现出肿瘤抑制作用外，从人参细胞培养上清液中分离的人参细胞外囊泡可通过下调黑色素生成相关蛋白，改善紫外线 B（UV-B）辐射诱导的细胞黑色素沉着。人参细胞外囊泡依赖 TLR4 和 MyD88 信号通路，促进肿瘤相关巨噬细胞从 M2 表型向 M1 表型转化，从而抑制黑色素瘤生长。铁皮石斛茎叶提取的细胞外囊泡可抑制黑色素生成相关基因 MITF 及酪氨酸相关蛋白 TYR、TRP-1 和 TRP-2 的表达，诱导黑色素瘤细胞中黑色素减少（除人参细胞外囊泡外，葡萄柚细胞外囊泡已被证明可降低细胞周期蛋白 B1 和 B2 的表达水平），上调细胞周期抑制剂 P21 的表达，将黑色素瘤细胞周期阻滞在 G2/M 期，从而抑制肿瘤细胞增殖。

在人类乳头瘤病毒引发的宫颈癌中，欠发达地区的死亡率极高。研究显示，辣木种子水提取物中分离的囊泡可通过下调 B 细胞淋巴瘤 2（Bcl-2）抗凋亡蛋白，在体外诱导培养的 HeLa 细胞肿瘤生长减少并促进凋亡。在肝癌治疗研究中，芦笋细胞外囊泡取得了新进展。体内外试验结果表明，芦笋细胞外囊泡通过降低肝癌细胞中 Ki67 和 PCNA 的表达水平抑制癌细胞增殖，并增加 AIF、Bax 和 Bak 的蛋白质水平，触发半胱天冬酶-9（caspase-9）激活，导致包括 DNA 修复酶 PARP 在内的关键细胞蛋白裂解，最终引发癌细胞死亡。柠檬细胞外囊泡在肿瘤治疗试验中，凋亡相关蛋白 caspase 3 的下调和裂解型 caspase 3 的上调表明，柠檬细胞外囊泡可诱导胃癌细胞凋亡。此外，胃癌细胞发生 S 期细胞周期阻滞，癌细胞增殖也受到抑制。此外，柑橘柠檬外泌体还被证明可通过特异性到达肿瘤部位并激活 TRAIL 介导的凋亡性细胞死亡，抑制多种肿瘤细胞系的增殖：A549（人肺癌细胞系）、SW480（人结肠直肠腺癌细胞系）、LAMA84（慢性髓性白血病细胞系）。

在小鼠结肠肿瘤细胞研究中，研究人员发现玉米细胞外囊泡通过抑制结肠癌 CT-26 细胞增殖（直接作用）和激活巨噬细胞等免疫细胞浸润肿瘤（间接作用）产生肿瘤坏死因子（TNF-α），两种作用的协同或相加效应使玉米细胞外囊泡在体内表现出显著的抗肿瘤效果。大蒜来源的细胞外囊泡对 A498（人肾癌细胞系）具有抗癌特性，可减少细胞增殖并使细胞周期阻滞在 S 期。经大蒜细胞外囊泡处理的肿瘤细胞中，*p53*、*Bax*、*Cas3* 和 *Cas9* 等促凋亡基因的表达水平显著升高，*Bcl-2* 抗凋亡基因的表达水平显著降低。作为强效血管生成因子，血管内皮生长因子（VEGF）的分泌也显著减少，抑制了肿瘤血管生成，从而发挥抗肿瘤作用。

综上，植物细胞外囊泡可通过免疫途径（巨噬细胞和 B 淋巴细胞）及直接作用，抑制癌细胞增殖和侵袭、促进细胞凋亡并阻滞细胞周期（Tan ZL，2022）。

（三）对细菌和真菌的作用

关于 PLEVs 的内化及其对细胞功能影响的研究进展迅速，但其对细菌生长的作用仍需进一步研究。PLEVs 可促进某些益生菌生长，反之则抑制不利于人体健康的细菌。现有研究表明，在适宜条件下，部分 PLEVs 与细菌共孵育后可被细菌吸收，其对细菌生长的调控机制可能是内化的 miRNA 诱导细菌基因表达。例如，椰子水来源的 PLEVs 可促进益生菌 MG1655 和植物乳杆菌 WCFS1 的生长；拟南芥来源的 PLEVs 可携带小 RNA（sRNA）至感染部位并被真菌病原体灰葡萄孢吸收，这些 sRNA 可诱导真菌关键基因沉默；生姜 PLEVs 通过与牙龈卟啉单胞菌表面的血红素结合蛋白（HBP35）相互作用，以依赖 PLEVs 的方式被该菌选择性吸收，结合后，生姜 PLEVs 携带的 PA 和

miRNA 等生物活性分子显著削弱牙龈卟啉单胞菌的致病机制；植物根系释放的 PLEVs 还具有抗真菌活性。鉴于 PLEVs 在影响细菌生长方面的优异表现，其在治疗细菌相关疾病中也具有良好的发展前景。

（四）抗氧化作用

氧化是衰老、炎症等负面因素的诱因，PLEVs 的脂质双层囊泡结构可保护囊内不稳定的抗氧化剂。具有显著抗氧化活性的果蔬中的抗氧化剂可被包裹在相应 PLEVs 中，并转运至体外质粒。研究发现，柠檬 PLEVs 富含柠檬酸和维生素 C，对间充质干细胞（MSC）的氧化应激具有显著保护作用；草莓来源的 PLEVs 可被 MSC 内化且不影响其活性，试验表明，草莓 PLEVs 可通过剂量依赖方式预防氧化应激，这可能归因于囊泡中丰富的维生素 C。PLEVs 的抗氧化作用在美容和医学领域具有巨大潜力，将这些植物源性囊泡作为食品新成分，评估其健康益处及食品衍生技术的潜力具有重要意义（Wang，2022）。

四、对疾病的治疗作用

（一）植物源性细胞外囊泡在结肠炎治疗中的应用

结肠炎是由免疫、遗传、环境、感染等因素引发的结肠病理改变，主要临床表现为腹痛、腹泻、便血及便秘等。传统治疗依赖高频使用抗生素、非甾体抗炎药、生物制剂和免疫调节剂等大剂量药物以减轻炎症，部分药物可缓解早期症状，但其长期疗效因累积毒性受限。其他进入临床试验的纳米制剂因药物早期释放、靶向性弱及材料免疫毒性高而失败。因此，亟需安全、有效、稳定的新型纳米药物递送系统。基于此，植物源性细胞外囊泡（PLEVs）因其低免疫原性、高稳定性和靶向性成为理想选择。目前多项研究表明，PLEVs 在结肠炎治疗中具有较高安全性和有效性，可食用植物来源的 PLEVs 有望成为防治肠道相关炎症性疾病的新型制剂。不同来源 PLEVs 的脂质和 RNA 成分差异，导致其细胞特异性和作用机制不同，主要分为以下类别：

1. 调节肠道巨噬细胞功能

肠道巨噬细胞在维持黏膜耐受性和抑制炎症、保持宿主稳态中起重要作用。但在炎症性肠病（IBD）病理条件下，肠道巨噬细胞失去耐受性，引发失控性肠道炎症，因此调节其功能被视为治疗 IBD 的关键策略。研究显示，葡萄柚来源的 PLEVs 可被肠道巨噬细胞选择性吸收，改善右旋糖酐硫酸钠（DSS）诱导的小鼠结肠炎。肠道巨噬细胞摄取葡萄柚 PLEVs 后，上调血红素加氧酶-1（HO-1）表达，抑制促炎细胞因子 IL-1β 和 TNF-α 的产生。此外，葡萄柚作为可食植物，其 PLEVs 具有优异的生物相容性、生物降解性、宽 pH 稳定性及肠道巨噬细胞靶向性，与副作用较多的免疫抑制剂和类固醇相比，安全性更强，作为治疗结肠炎的潜在药物或递送系统优势显著。在药物递送方面，与游离甲氨蝶呤（MTX）相比，将抗炎药 MTX 负载于葡萄柚 PLEVs（MTX-PLEVs）并递送至小鼠体内，显著降低了 MTX 毒性，增强了对 DSS 诱导结肠炎的治疗效果。这些发现表明，葡萄柚 PLEVs 可作为肠道免疫调节剂维持巨噬细胞稳态，开发为口服小分子药物递送系统以减轻人类疾病炎症。

2. 促进肠道干细胞增殖

葡萄来源的 PLEVs 可通过促进肠道 Lgr5＋干细胞增殖、介导肠道组织重塑，保护 DSS 诱导的小鼠结肠炎。口服葡萄 PLEVs 后，荧光信号显示其在 6h 内富集于肠道，48h 内逐渐减少但未完全清除。葡萄 PLEVs 靶向 Lgr5hi 小鼠肠道干细胞并促进其增殖，加速黏膜上皮再生。机制研究发现，葡萄 PLEVs 被肠道干细胞摄取后，*BMI1* 基因数量增加，多能干细胞标志物 SOX2、Naong、OCT4、KLF4 的基因表达显著上调；同时触发下游经典 Wnt 信号激活，诱导 Lgr5＋干细胞增殖，加速肠黏膜再生，促进肠道重塑，保护小鼠肠道并抑制 DSS 诱导的结肠炎。其中，葡萄 PLEVs 脂质组装的 LLN 表现出靶向和诱导结肠干细胞增殖的功能。

3. 调节肠道免疫微环境稳态

西兰花来源的 PLEVs 主要通过靶向树突状细胞（DCs）调节肠道免疫稳态。DCs 中的腺苷酸活化蛋白激酶（AMPK）是参与免疫稳态网络调节的关键酶（Antonioli，2016），其在巨噬细胞、中性粒细胞、DCs、淋巴细胞等多种免疫细胞中表达，调控细胞因子产生、趋化、细胞毒性、凋亡和增殖等功能。西兰花 PLEVs 靶向 DCs 并激活其 AMPK，抑制 DCs 活化和单核细胞募集；同时，PLEVs 中的萝卜硫素诱导耐受性 DCs 产生，通过这两条途径预防小鼠结肠炎。该研究为可食纳米囊泡是否通过携带植物特异性抗原诱导食物特异性口服耐受提供了依据，表明西兰花 PLEVs 可通过上皮屏障诱导免疫调节性或耐受性 DCs，维持肠道免疫稳态。这些结果提示，天然靶向结肠组织并具有抗炎特性的可食 PLEVs，可能成为新型天然无毒药物递送系统，易于扩展用于治疗 IBD 等胃肠道疾病患者。

4. 重塑肠道菌群并改变宿主生理

改善肠道菌群是治疗结肠炎的有效新途径。PLEVs 可被肠道微生物群吸收，其携带的 RNA 能改变菌群组成和宿主生理，揭示植物产物及其对菌群的作用可用于通过特定宿主过程缓解疾病。姜来源的 PLEVs 含靶向鼠李糖乳杆菌（LGG）多种基因的 miRNA，以脂质依赖方式被乳杆菌科优先摄取。LGG 摄取 PLEVs 后，其携带的 mdo-miR7267-3p 靶向 LGG 单加氧酶 ycnE，上调吲哚-3-甲醛（I3A）含量。I3A 作为芳香烃受体（AHR）配体，足以诱导 IL-22 产生，后者与肠道屏障功能改善相关。姜 PLEVs 的 RNA 功能可通过 IL-22 依赖机制改善小鼠结肠炎。

（二）植物源性细胞外囊泡对酒精性肝病的治疗作用

不同来源的 PLEVs 可靶向特定细胞并产生疗效，其进入细胞后介导 NRF2、NLRP3 等关键调控枢纽，这些枢纽的激活或抑制影响下游重要基因表达。例如，姜 PLEVs 通过血管靶向肝细胞，对肝脏疾病具有一定治疗作用。姜 PLEVs 提取物可保护小鼠免受酒精性肝损伤，其机制为介导肝脏 NRF2 激活，诱导一组肝脏解毒/抗氧化基因表达，抑制活性氧（ROS）产生，从而发挥肝保护作用。香菇来源的 PLEVs 通过抑制 NLRP3 炎症小体激活，缓解 D-半乳糖胺/脂多糖诱导的小鼠肝损伤（Liu，2020）。因此，口服这些 PLEVs 可能用于治疗酒精性肝病。

（三）植物源性细胞外囊泡对 COVID-19 的作用

全球 COVID-19 疫情导致数百万人死亡，严重影响经济发展，但尚无特效药物。饮食来源的 PLEVs 富含小 RNA（sRNA），这些 sRNA 已被证明可实现植物与其他物种间的跨域调控，因此生姜 PLEVs 可能具有抑制新型冠状病毒的潜力。Gopinath M. Sundaram 等（2021）进一步证实了这一点：从生姜和葡萄柚中分离 PLEVs，对高丰度 RNA 测序，通过 RNA 杂交软件预测 SARS-CoV-2 基因组序列的靶位点，试验证实生姜和葡萄柚 PLEVs 中存在靶向 SARS-CoV-2 的 miRNA（Kalarikkal SP，2021）。然而，这些 miRNA 的细胞内稳定性及其在体内外的抗病毒活性仍需深入研究。此外，研究人员发现外泌体在 COVID-19 发病中的作用及 PLEVs 的潜在治疗价值：在 COVID-19 致病机制研究中，小鼠暴露于 SARS-CoV-2 Nsp12、Nsp13 肺上皮细胞释放的外泌体后感染肺炎，证明 SARS-CoV-2 外泌体 Nsp12、Nsp13 在肺炎症发展中起重要作用；同时，吸入生姜 PLEVs 后，其携带的小 RNA（Aly miR396a-5p 和 rlcv-miR-28-3p）在肺中分别介导 *Nsp12* 基因表达抑制，进一步证实生姜 PLEVs 对 SARS-CoV-2 诱导的细胞病变效应（CPE）的抑制作用。总之，PLEVs 及其 RNA 的跨域调控为开发治疗 COVID-19 的 PLEVs 制剂提供了巨大潜力。

五、在医美领域中的应用

（一）抗黑色素生成活性

大量研究表明，植物源细胞外囊泡可能对色素沉着过度具有显著抑制作用。例如，对刺五加叶源细胞外囊泡（LEVs）和茎源细胞外囊泡（SEVs）开展的黑色素生成抑制效应显示，该 EVs 可在 B16BL6 小鼠黑色素瘤细胞系中呈浓度依赖性降低黑色素含量及酪氨酸酶（TYR）活性。进一步研究发现，LEVs 能够逆转黑色素生成相关基因及蛋白表达（如小眼畸形相关转录因子 MITF、TYR 及酪氨酸酶相关蛋白 TRP-1 和 TRP-2）。与阳性对照酪氨酸酶抑制剂熊果苷相比，LEVs 对黑色素形成的抑制效能更优，提示其在色素沉着过度性疾病治疗中的应用潜力。另有研究报道，褐藻来源的 EVs 与间苯三酚联合处理紫外线照射的角质形成细胞及动物皮肤模型时，表现出显著抗黑色素生成作用。其作用机制与抑制氧化应激反应，以及调控核苷酸结合结构域-亮氨酸富集重复序列-吡啶结构域蛋白 3（NLRP3）和 IL-18 炎症小体通路相关。雪绒花作为具有皮肤保护作用的濒危植物，其愈伤组织经 LED 光照处理后，分离的 EVs 中黄酮类、酚类物质及次级代谢物含量显著提升。该囊泡可在 α-促黑素（α-MSH）刺激的 B16F10 细胞中通过美白效应抑制黑色素合成，并在成纤维细胞中上调丝聚蛋白（FLG）、水通道蛋白 3（AQP3）及胶原蛋白 1（COL1）等皮肤结构功能蛋白表达。另一项针对白术根茎来源外泌体样纳米颗粒的研究表明，该颗粒可降低 α-MSH 处理的 B16-F10 黑色素瘤细胞中 MITF、酪氨酸酶、酪氨酸酶相关蛋白 1 及多巴铬互变酶等黑色素生成关键基因水平，提示其在黑色素过度生成相关疾病中的治疗价值。

（二）抗衰老活性

植物源细胞外囊泡在抗衰老领域亦展现出重要的应用前景。研究发现，褐藻来源囊泡可通过上调热休克蛋白 70（HSP70）表达，同时下调炎症因子 TNF-α、丝裂原活化蛋白激酶（MAPK）及核因子 κB（NF-κB）信号通路活性，在体外角质形成细胞及体内衰老小鼠模型中发挥减轻氧化应激和延缓衰老的作用。此外，桑黄来源外泌体被证实对紫外线诱导的皮肤衰老具有显著改善效应。

（三）促进毛发生长

近期的研究表明，植物来源的化合物可通过靶向毛囊再生的关键通路帮助缓解脱发。锯棕榈和迷迭香提取物等植物提取物具有抗雄激素、抗氧化和抗炎特性，有助于毛发生长和毛囊健康。植物来源的生物活性化合物具有多模式作用机制和良好的潜在安全性，可能成为脱发管理的替代疗法。而植物外泌体通过携带活性成分靶向调控毛囊微环境，在促进毛发再生中展现出多元潜力：德国鸢尾根茎外泌体可通过激活 Wnt/β-catenin 通路（β-catenin 表达显著提升），逆转双氢睾酮诱导的毛乳头细胞氧化应激（ROS 水平降低约 50%）和线粒体功能障碍，并通过伤口愈合试验证实其促进细胞迁移的能力）。人参外泌体通过激活 Wnt/β-catenin 信号传导，使毛乳头细胞增殖率提升，并增加裸鼠移植区毛发密度。石斛外泌体通过多酚类成分发挥抗氧化作用（ROS 清除能力提升），并抑制炎症反应，使斑秃模型中生长期毛囊数量增加。这些植物外泌体凭借天然纳米载体特性、多通路协同调控（抗氧化、促血管生成、免疫调节）及低免疫原性优势，为脱发治疗提供了传统中药与现代生物技术结合的创新路径，未来需进一步优化递送工艺并推进临床验证。

第五节 植物细胞外囊泡药物递送载体用于疾病的治疗

一、植物细胞外囊泡药物递送

（一）药物递送系统面临挑战

很多药物面临因非特异性积累导致的药物毒性和生物利用度差的问题。为应对这些挑战，研究人员开发了药物递送系统（DDSs）作为载体将活性药物输送至最需要的部位。这些递送系统旨在改善药物分子在体内的药代动力学和药效学特征。合成纳米颗粒（如脂质体和脂质纳米颗粒）已在研究和临床环境中用作药物载体，并展现出良好应用前景。然而，毒性与免疫原性问题、生物分布不佳以及规模化生产成本高昂，仍是尚未解决的难题。因此，开发替代合成纳米颗粒的新型递送系统尤为迫切。

（二） EVs 药物递送系统

近年来，利用 EVs 等天然载体进行药物递送的研究正迅速增长。EVs 是脂质包被的结构，能够在水相核心中封装亲水性药物，同时在脂质双层中容纳疏水性药物。此外，它们可在邻近细胞间或远距离部位运输生物活性分子，通过高效的细胞间通讯调节受体细胞的生理过程。与脂质体等传统合成纳米颗粒相比，EVs 具有更高的生物相容性，且在体内使用时表现出极低的细胞毒性。因此，研究人员已将 EVs 视为可能替代合成纳米颗粒的药物递送载体。

（三）植物 EVs 药物递送系统

多项研究和正在进行的临床试验支持哺乳动物来源的 EVs 作为潜在递送系统。然而，牛源、鼠源甚至人源的 EVs 仍存在免疫原性风险。尽管自体来源的哺乳动物 EVs 可缓解这一问题，但仍有诸多障碍限制该策略。例如，利用肿瘤来源的 EVs 向肿瘤患者的肿瘤组织递送治疗药物，可能将促癌特性因子传递给正常细胞；用于治疗感染性疾病的感染细胞来源 EVs，存在病原体传播风险，已有报道显示此类 EVs 可递送具有功能的病毒 RNA。

PLEVs 作为新型药物载体，成为哺乳动物来源 EVs 的极具潜力的替代品。与 EVs 类似，PLEVs 由脂质双层组成，能够运输疏水性和亲水性有效载荷。此外，PLEVs 相比合成纳米颗粒和哺乳动物来源 EVs，具有多重优势使其更适合作为递送系统：首先，植物不含人畜共患病或人类病原体，相较之下，PLEVs 降低了致病基因或蛋白质意外转移的风险；其次，PLEVs 的天然属性使其更少引发不良反应，且已证明其具有优异的细胞摄取能力、胃肠道稳定性和特异性靶向能力；最后，作为天然“纳米工厂”，与哺乳动物来源或人工合成纳米颗粒相比，植物为 PLEVs 提供了成本效益高、可持续且可再生的资源。鉴于其独特的跨物种运输能力和跨越生理屏障的内在特性，研究人员正在探索将 PLEVs 用于新型药物载体。

1. 载药方法

由于其尺寸和组成特性，植物来源的细胞外囊泡（EVs）适合作为小分子纳米载体。植物 EVs 本身携带天然生物活性成分，这些成分可单独使用或与治疗性活性成分联合使用。以下介绍几种载药方法，其中许多方法也普遍适用于其他纳米颗粒系统。大量研究已证实，这些从哺乳动物外泌体或脂质体衍生的技术可应用于植物 EVs。

（1）被动载药法　其依赖疏水分子扩散并与脂质双层相互作用的能力。该过程包括将含药溶液与外泌体共孵育，未载入的药物可通过超滤去除。You 及其团队（2021）将化疗药物阿霉素与卷心菜来源的 EVs 在 37℃孵育 4h，发现载药后 EVs 的尺寸未发生明显变化。由于植物来源外泌体膜带负电荷，正电荷小分子可通过离子相互作用更易被被动载入，但负电荷和中性药物也能载入外泌体，表明疏水性可能比表面静电力起更主导的作用。Lu 等（2023）将芹菜来源的 EVs 与阿霉素在 37℃孵育 1h，经高速离心沉淀后重悬用于药物递送。Abraham 团队（2022）比较了两种制备载药植物 EVs 的方法：一种是将活性成分（AI）与 EVs 混合并温和涡旋促进孵育；另一种是在高压均质（HPH）前将 AI 与黄瓜提取物混合；后者可制备“植物晶体 EVs”。研究显示，HPH 前加入 AI 制备的 EVs zeta 电位变化更小，推测其载药率更高（因表面正电荷 AI 更少，zeta 电位降低）。被动孵育法仅对具有有利理化特性的小分子有效，对正电荷分子尤其高效（因易被 EVs 负电荷吸引）。

为提高负电荷为主物质的载药效率，研究探索了其他方法。例如，多次超声处理（间隔冷却）后 37℃孵育，可使阿霉素和紫杉醇的内化效率提升至 28%，而被动孵育和电穿孔法分别为 1%和 5%（Kim，2016）。超声可短暂破坏膜结构，允许分子进入颗粒，结束后膜完整性恢复。但膜完整性对外泌体功能至关重要，通过超声维持植物 EVs 天然特性并非最佳载药方法，有研究报道超声后外泌体药理功能会丧失。

（2）电穿孔法　广泛用于其他纳米囊泡（尤其是亲水分子）的载药，预计对植物 EVs 同样有效，但需确定电压、脉冲时间和电容等参数。该方法通过瞬时使膜多孔化实现分子包封。超声和电穿孔均可能损伤膜结构，甚至导致内容物丢失。方法选择需结合最终目标：若需利用天然药理活性成分，温和载药法更优。

（3）冻融法　常用于哺乳动物外泌体载药，也可能适用于植物 EVs：将药液与植物 EVs 混合，在－80℃速冻后 30℃水浴解冻。多次循环可提高载药效率，但需避免过度处理导致膜损伤和物质流失。研究显示，循环次数增加会使小鼠黑色素瘤细胞系中 EVs 尺寸分布变宽、细胞摄取效率降低。Kilasoniya 团队（2023）还成功将 HSP70 蛋白载入番茄和葡萄柚 EVs：4℃被动孵育过夜后，35kHz 超声处理 15min 主动载药，额外孵育后通过离心过滤去除未结合蛋白。番茄 EVs 粒径更大（140～170nm）、zeta 电位更负（－25mV），但悬浮稳定性优于葡萄柚 EVs（86～125nm，－10mV）。

目前对活性成分的载药尝试较少，更多研究倾向于利用 EVs 天然成分。每种药物因其特性可能需要不同载药方案，甚至多种方法结合。此外，需考虑是否需去除 EVs 天然内容物以构建更可控的系统并更好地调控药理效应。

（4）核苷酸载药方法　由于 DNA、RNA、siRNA 和 miRNA 等核苷酸的尺寸和负电荷特性，将其载入外泌体仍具挑战性，这些特性可能阻碍实现高产率载药。在载药时，可考虑借鉴已应用于哺乳动物细胞外囊泡的载药方法。已有多项研究尝试将物质载入植物细胞外囊泡。例如，卷心菜 EVs 与 miRNA 在 37℃转染 6h，包封效率高，且载药后尺寸（100nm）和 zeta 电位（－14.2mV）均未发生明显的变化。Umezu 及其团队（2021）测试了不同载药方法并比较效果：将 miRNA 溶液与经或未经 $CaCl_2$ 处理的针叶樱桃外泌体混合，冰浴孵育后 42℃热激，所有方法均成功载药，其中未经额外处理的冰浴孵育 30min 组效率最高。Zhang 等（2017）从超速离心和蔗糖梯度离心获得的生姜 EVs 中提取总脂质，去除溶剂后与 siRNA 混合并超声 5min，最终通过挤出机制备目标尺寸的囊泡，所得 EVs 模拟物尺寸为 189.5nm（略小于天然生姜 EVs 的 232.7nm），载药后 zeta 电位从－18.1mV 轻微降至－18.4mV，基本保持不变。有趣的是，Pomatto 团队（2023）开发了一种基于聚阳离子物质的载药方法，通过修饰脂质膜表面电荷促进 mRNA 进入，该专利方法（“基于阳离子的相互作用结合可控渗透休克”）使载药后 EVs 尺寸从（167±10)nm 略微增加至（227±24)nm，显著优于被动孵育法的低效载药。总体而言，主动载药或多种方法结合可提高核苷酸在 EVs 中的载药率。

（四）载药植物 EVs 的应用

植物来源的多样性导致其内部成分差异巨大，赋予这些系统广泛的潜在应用价值。目前已有多种药物被载入植物来源外泌体并开展研究。

1. 肿瘤治疗

迄今为止，哺乳动物细胞外囊泡在肿瘤治疗中的应用已涵盖靶向化疗、基因治疗和疫苗开发等多个方面。尽管植物来源的细胞外囊泡与动物细胞外囊泡具有相似的结构组成，但仅有少数研究将其开发为药物递送平台。与动物细胞外囊泡相比，植物细胞外囊泡凭借天然来源及无动物或人类病原体的优势更具潜力。经口服、透皮和血液运输三种给药途径验证，植物细胞外囊泡安全可靠。最新研究表明，植物细胞外囊泡在包括肿瘤在内的多种疾病发病机制中发挥重要作用。姜外泌体携带的 miRNAs 可抑制肺上皮细胞中 Nsp12 的表达，在炎症治疗中预防 Nsp12 介导的肺部炎症。姜外泌体可用于递送抗炎药物甲氨蝶呤治疗结肠炎，并作为免疫治疗剂维持肠道巨噬细胞稳态，还可通过抑制 NLRP3 异常激活用于阿尔茨海默病和糖尿病治疗。在肿瘤治疗领域，也取得了新突破。研究表明，在口腔鳞状细胞癌（OSCC）治疗中，苦瓜外泌体与化疗药物 5-氟尿嘧啶（5-FU）联合使用时，可通过下调炎症小体 NLRP3 的表达增强细胞毒性并降低 5-FU 耐药性。苦瓜细胞外囊泡通过触发活性氧（ROS）介导的线粒体损伤诱导口腔鳞状细胞癌细胞凋亡，这一过程可能由 MAP30 蛋白介导。为抑制脑肿瘤进展，研究人员将 miR17 包裹在叶酸和聚乙烯亚胺（PEI）修饰的葡萄柚外泌体中，通过鼻内给药途径将 miR17 快速递送至脑部，并被 GL-26 癌细胞选择性摄取。通过抑制 GL-26 癌细胞中 MHC1 的表达杀死癌细胞，并触发自然杀伤细胞（NK 细胞）激活。除递送 miRNA 治疗剂外，一些研究团队将葡萄柚细胞外囊泡与适配体 HA1 结合，负载化疗药物阿奇霉

素以靶向杀灭 HER^{2+} 乳腺癌细胞。通过用活化白细胞膜包被葡萄柚外泌体，增加 LFA-1 或 CXCR1、CXCR2 的表达，改善外泌体向癌细胞的募集效率。包裹在葡萄柚外泌体中的阿霉素成功递送至 CT26 结肠癌细胞并发挥杀瘤作用。此外，新研究显示，在卵巢癌治疗中，对柠檬外泌体表面进行功能性肝素-cRGD（HR）修饰，通过内吞作用将负载阿霉素的修饰柠檬外泌体递入癌细胞，可抑制糖蛋白（P-gp）的表达，减少 ATP 生成，降低 ATP 水解产生的能量，减少药物从癌细胞排出，从而实现克服肿瘤耐药性的目的。综上，在实际应用中，除直接将天然植物细胞外囊泡作为药物递送平台外，为增强其靶向性、特异性肿瘤识别能力及抗肿瘤特性，研究人员还尝试通过不同方法对植物细胞外囊泡进行重新设计。

此外，You 及其团队（2021）成功将阿霉素载入卷心菜来源外泌体，证实该纳米颗粒可靶向肿瘤部位，抑制结肠癌细胞增殖，结合其天然的抗炎和促凋亡能力，成为抗癌治疗的有效药物递送系统。该研究还证实卷心菜外泌体的安全性不仅不降低细胞活力，反而促进细胞增殖。另一项研究显示，载阿霉素的芹菜 EVs 比脂质体具有更高的吸收效率和治疗活性，能更有效地减少小鼠肿瘤体积，且静脉注射后无毒性迹象，EVs 在腹腔注射后分布于整个腹腔，静脉注射后在肝脏富集，信号持续 48h 以上。递送系统可降低活性成分的毒性副作用，如单独使用阿霉素时的副作用。Zhang 团队（2016）通过叶酸修饰生姜 EVs 膜，增强其靶向能力（叶酸受体在多种肿瘤细胞中高表达），MTT 法和细胞-基质阻抗传感等检测显示，载药生姜 EVs 的安全性优于阳离子脂质体。Del Pozo-Acebo 团队（2022）筛选西兰花外泌体中的天然 miRNA，通过脂质转染法将 5 种候选 miRNA 载入同源外泌体，使 miRNA 表达量提升 600 倍。封装于西兰花 EVs 中的 miRNA 更耐受胃消化，可降低 Caco-2 细胞活力 30%，显示出抗癌潜力。Kilasoniya 团队（2023）通过被动孵育结合超声处理，将 HSP70 蛋白载入番茄和葡萄柚 EVs，该 EVs 因含黄酮、抗坏血酸和花青素等活性成分而具有抗氧化活性，且对胶质瘤细胞无毒性。Niu 等（2021）构建了载阿霉素的肝素纳米颗粒-葡萄柚 EVs 复合物，利用外泌体膜脂质氨基与肝素羧基的静电作用，使载药效率提升 4 倍。葡萄柚 EVs 可穿越血脑屏障，通过受体介导的转胞吞和膜融合靶向胶质瘤组织，体内外试验均显示显著的抗肿瘤增殖效果。苦瓜 EVs 可通过抑制 NLRP3 受体增强 5-氟尿嘧啶的细胞毒性，降低口腔鳞状细胞癌的耐药性，凸显植物 EVs 天然成分与现有药物的协同潜力。柠檬 EVs 表面修饰肝素-cRGD 环肽后载阿霉素，显著提高卵巢癌细胞摄取效率，抗增殖和抗肿瘤效果优于游离药物，且生物安全性良好。

2. 皮肤病治疗

Abraham 团队（2022）发现，黄瓜来源的植物晶体 EVs 和经典 EVs 均可作为高效的透皮给药载体，尤其适用于递送亲脂性活性成分。试验显示，当这类活性成分与 EVs 联合使用时，其皮肤渗透效率可达到缓冲液递送效率的两倍，大大增强了药物的局部生物利用度。具体而言，经典 EVs 的载药率高 100%，其制备方法主要包括超速离心、密度梯度分离等，保证了 EVs 的结构完整性和较高的包载能力。而植物 EVs，尽管其载药率略低（约为 50%），但因来源天然，易于大规模生产，且在结构和成分上更接近皮肤天然屏障，有助于其在临床应用中取得更好的耐受性和渗透效果。两类 EVs 均展现出优于传统给药系统的渗透能力，说明其可作为有效的经皮给药工具，尤其适合用于慢性炎症性皮肤病、色素性疾病以及美容治疗中的活性成分传递。在机制层面，外泌体能够以多种方式穿越皮肤屏障。它们既可以通过脂质融合机制与角质层或表皮细胞膜融合，实现有效递送，还可以被皮肤细胞通过胞吞机制摄取，包括吞噬作用、微胞饮作用以及网格蛋白介导的内吞作用。此外，研究还指出外泌体可借助毛囊途径渗透皮肤，这一路径在某些药物难以穿透角质层的情况下尤为重要。EVs 的这些独特穿透方式，不仅增强了药物在表皮和真皮中的分布，还可能刺激局部免疫调节，改善皮肤微环境。此外，另一项研究进一步证实了植物来源的外泌体在皮肤病治疗中的潜力。研究者将葡萄柚来源的外泌体与工程化的间充质干细胞膜融合，构建了复合纳米囊泡，用于递送抗炎药物 CX5461 治疗银屑病和特应性皮炎。结果显示，该系统显著抑制了 Th17 细胞的增殖，增加了调节性 T 细胞（Tregs）的比例，减轻了皮肤炎症反应，疗效优于传统的糖皮质激素治疗。这些研究成果不仅证实了植物源 EVs 的可行性，还强调了 EVs 在透皮递送亲脂性药物方面的独特优势。为开发天然、无创的皮肤病治疗策略提供了理论支持，也拓展了外泌体在皮肤美容、抗炎、抗衰老等多领域的应用前景。随着外泌体提取、纯化技术的进步，其在皮肤病精准治疗中的应用潜力也将更加广阔。

3. 肠道疾病治疗

Umezu 等（2021）发现，由于纳米颗粒膜带负电荷，miRNA 通过物理相互作用（而非静电作用）吸附于针叶樱桃 EVs 表面，经口服后可在小肠及其他器官检测到，表明 EVs 可先抵达肝脾再扩散至全身。与游离 miRNA 相比，EVs 递送的 miRNA 在胞质中浓度更高，在肠道上皮局部作用潜力显著。Yang 等（2020）证实，载 6-姜烯酚的生姜脂质纳米颗粒（EVs 模拟物）治疗溃疡性结肠炎时，药物释放动力学优于游离制剂，巨噬细胞摄取效率高，口服后结肠中药物浓度和滞留时间显著增加，促进肠黏膜愈合。

4. 疫苗

Pomatto及其同事（2023）探索了甜橙果实来源的植物源细胞外囊泡（EVs）作为SARS-CoV-2 mRNA疫苗载体的应用，通过基于阳离子的相互作用结合可控渗透应激技术，将编码刺突蛋白S1亚基、全长刺突蛋白和核衣壳蛋白的mRNA高效装载至EVs中（装载效率72%±11%，装载量3.51±1.09ng/10^{11}个EVs，且不受mRNA长度影响）。研究显示，EVs包裹的mRNA经胃肠外、口服、鼻内三种途径给药均能保持完整性和稳定性，可递送至抗原呈递细胞并激活T淋巴细胞，其中口服给药可诱导与肌内注射相当的血清IgM、IgG及病毒中和抗体，还能显著诱导病毒特异性分泌型免疫球蛋白A（S-IgA），而将EVs封装于耐酸胶囊后可避免胃部吸收并在大鼠中成功激发免疫反应，且冻干制剂在4℃和20℃下可稳定保存1年。该疫苗通过多途径给药有效激发体液免疫和细胞免疫，其热稳定性和便捷给药方式具有重要意义。

5. 临床试验

目前从相关的数据显示，绝大多数植物来源EVs的临床试验正处于探索其天然药理特性的阶段。植物EVs领域尚未有药物或疗法完成关键的Ⅲ期临床试验并获得批准上市，甚至于公开报道的、设计严谨的Ⅰ/Ⅱ期临床试验数据也相对罕见。大部分人体应用数据可能来自非注册的、小样本的初步尝试或个案报告。虽有多项植物来源EVs的临床试验正在探索其天然药理特性，但仅有一项试验涉及明确载药的EVs，2011年启动的一项针对结直肠癌的临床试验，采用通用植物EVs联合姜黄素治疗，目前仍在进行中（Langellotto，2025）。

二、改造的植物外囊泡用于药物递送

除直接使用PLEVs进行药物递送外，科学家还利用从PLEVs提取的脂质设计了称为PDNVs的改造的植物细胞外纳米囊泡。目前，研究人员通过Bligh和Dyer法从PLEVs中提取总脂质。简而言之，使用2∶1（体积分数）的甲醇∶氯仿提取PLEVs脂质，随后加入氯仿和水，离心分离有机相，在氮气下干燥有机相。干燥后的脂质在缓冲液中重悬，超声处理后挤压形成PDNVs。所制备的PDNVs尺寸更均匀，电镜下呈球形。与PLEVs类似，PDNVs也能够以安全的方式向不同类型细胞递送治疗性分子。此外，PDNVs的脂质双层可进一步修饰以增强肿瘤靶向性。

Zhuang等（2016）的一项有趣研究表明，葡萄柚来源纳米载体（GDNVs）

可通过鼻内途径向小鼠脑肿瘤递送治疗性microRNA（miRNA），且未检测到毒性。鼻内给药的DIR染料标记GDNVs在12h后于小鼠脑中被检测到，而用于基因转移的DOTAP脂质体在脑中未被检测到。这表明，与脂质体不同，GDNVs能够穿越血脑屏障等生物屏障，有望用于治疗中枢神经系统疾病。GDNVs还能够保护治疗性RNA免受降解。此外，与单纯PEI/RNA相比，与GDNVs复合的聚乙二醇（PEI）/RNA毒性更低，且不诱导任何免疫反应。PEI-GDNVs还可包覆叶酸（FA-pGDNVs）以增强对叶酸受体阳性GL-26脑肿瘤的靶向性。脑肿瘤评估显示，FA-pGDNVs被GL-26肿瘤细胞选择性摄取，其中的miR17也抑制了GL-26细胞中MHC-1的基因表达，延长了小鼠脑肿瘤模型的生存期。这些结果证明了GDNVs递送治疗剂并通过修饰增强靶向性的能力。安全性方面，Wang等（2013）还证明GDNVs无法穿越怀孕小鼠的胎盘屏障，表明GDNVs可潜在用作孕妇的药物载体而无妊娠并发症风险。

（一） PLEVs与PDNVs的比较

显然，PLEVs和PDNVs作为药物载体具有巨大潜力，且两者均具备独特优势。例如，PDNVs的一个优势是可通过高压均质机制备尺寸均匀的纳米颗粒，其尺寸可调控。纳米颗粒的尺寸影响其从体内清除的速率，并可能增强在肿瘤中的蓄积。鉴于PDNVs尺寸可调，有望延长其在循环中的滞留时间，增加靶向病灶的机会，从而改善治疗效果。

然而，PLEVs可能因自身内容物与负载药物分子的协同效应而具备额外优势。如前所述，协同效应可在最小化药物副作用的同时实现更好的治疗效果。此外，PLEVs在制备过程中节省资源和时间，与PDNVs相比，负载药物的PLEVs制备所需设备和步骤更少，且PLEVs无需任何膜操作即可展现固有靶向能力。目前，分离尺寸均匀的PLEVs仍具挑战性，但通过进一步优化现有分离方法，未来有望将尺寸均匀的PLEVs用作药物载体。

所有这些研究表明，PLEVs可作为向特异性靶位点递送小分子药物的新途径。直接使用或修饰为纳米载体的PLEVs能够安全递送治疗剂，并可经济地大规模生产。此外，鼻内和口服给药途径为患者提供了实用、无创的治疗剂递送方法。鉴于PLEVs相较哺乳动物来源EVs和现有药物载体的优势，其有望成为下一代药物递送系统。

（二） PLEVs与PDNVs的体内生物分布特征

鉴于PLEVs和PDNVs作为治疗剂和药物递送载体的潜力，明确这些纳米囊泡在体内的分布，对评价其生物安全性及治疗效果，乃至开发新的递送途径至关重要。其生物分布特征受给药途径和表面配体影响。

（三）给药途径

1. PLEVs 与 PDNVs 的体内递送途径及生物分布概述

PLEVs 和 PDNVs 已通过多种途径在体内模型中实现递送，如口服、鼻内给药、静脉和腹腔注射。根据给药途径不同，其生物分布可能存在差异。例如，鼻内给药常用于向脑部递送。与其他形式的纳米颗粒类似，静脉或腹腔注射的 PLEVs 和 PDNVs 优先蓄积于肝脏和脾脏。

2. 口服给药的胃肠道稳定性与分布优势

胃肠道（GI）稳定性使口服和胃内给药成为可能。这种稳定性可通过将纳米囊泡在胃蛋白酶溶液（胃模拟条件）中孵育，随后在胰酶和胆汁提取物（肠模拟条件）中 37℃孵育来测试。口服或胃内给药后，PLEVs 和 PDNVs 在数小时内优先蓄积于胃肠道器官和肝脏，这对治疗结肠炎和胃癌等胃肠道相关疾病尤为有益。此外，口服给药还具有方便、患者依从性好、无创和毒性低等优势。

3. 不同给药途径的生物分布对比

多项研究对比了不同给药途径下 PLEVs 的体内生物分布特征。以人参来源的 PLEVs 为例，静脉给药后主要蓄积于肝脏和脾脏，而胃内给药则靶向分布于胃和肠道；腹腔注射时，PLEVs 可在肝脏、脾脏、肠道和胃等多器官检测到。类似地，可食茶花来源的 PLEVs 经静脉给药后主要蓄积于肝脏和肺，其生物分布模式与口服途径具有相似性（尽管未对胃肠道内分布展开研究）。值得注意的是，静脉给药可使肿瘤部位更早且更高浓度地蓄积 PLEVs，可能增强药理效应，但与口服途径相比，静脉给药小鼠体内补体 C3、丙氨酸氨基转移酶（ALT）和天冬氨酸氨基转移酶（AST）水平显著升高，提示静脉给药可能对肝脏产生更高的毒性负担（Chen，2022）。

鉴于 PLEVs 和 PDNVs 的口服递送潜力，未来研究应继续探索不同给药途径下其疗效和毒性，并比较不同时间点的生物分布特征，以深入理解其药代动力学特征。

（四） PLEVs 与 PDNVs 的表面膜工程

除改变给药途径外，PLEVs 和 PDNVs 的生物分布还可通过修饰其表面膜来调节。与哺乳动物来源 EVs 类似，PLEVs 和 PDNVs 的表面膜可通过化学连接和疏水相互作用引入靶向配体。然而，应用基因工程策略（如将配体与表面蛋白遗传融合）修饰 PLEVs 和 PDNVs 的表面仍具挑战性。在 PLEVs 表面引入靶向配体可显著提高作用部位的生物利用度，减少潜在的脱靶效应。例如，将 cRGD 肽偶联的肝素基纳米颗粒化学偶联至葡萄柚来源 PLEVs，可增加 PLEVs 在脑肿瘤中的蓄积。此外，噬菌体 phi29 马达包装 RNA（RNA3WJ-Chol）适体的胆固醇偶联三向接头也被用于在 PLEVs 表面展示靶向配体。将叶酸偶联适体引入生姜来源 PLEVs，可改善 siRNA 向 KB 细胞异种移植瘤的递送并抑制肿瘤生长。

PDNVs 的特异性靶向也可通过工程化实现。例如，在 PDNVs 制备前将脂质与叶酸混合，使叶酸掺入 PDNVs 膜，可增加其在肿瘤（脑和结肠，分别在不同研究中）中的蓄积。此外，PDNVs 的膜可通过“膜伪装”技术包覆具有固有靶向特性的另一层膜，如将葡萄柚来源 PDNVs 包覆活化白细胞来源的质膜，可改善其在炎症部位的蓄积。

三、工程化植物外囊泡提高递送效率

（一）细胞外囊泡的微流控工程技术

微流控技术可克服传统技术的不足，具备自动化和可持续性优势，实现细胞外囊泡（EVs）的工程化制备。Jo 等（2014）率先创建了以微尺寸为特征的微通道，用于细胞机械破碎。微通道表面的剪切力作用使产生 EVs 的细胞脂质双层膜发生伸长和破裂，促使新型纳米颗粒状 EVs 自发组装。研究团队开发了一种改进的微流控装置，利用厚度为 500nm 的微加工氮化硅刀片切割活细胞膜以产生 EVs（Jo，2014）。当活细胞进入流道并接触硅刀片锋利边缘时被切割，产生的细胞碎片因脂质双层自由能降低而重新组装成 EVs。值得注意的是，该方法产生的 EVs 数量约为相同数量细胞自然分泌 EVs 的 100 倍。在后续研究中，Jo 等（2014）引入了由聚碳酸酯滤膜（含微米级孔）组成的微过滤装置，利用微米级细胞挤压原理。离心过程中（1×10^{8} 个细胞，$2000g$），细胞通过亲水性微米级孔时因剪切力和细胞伸长而破碎，直接生成 EVs。据报道，这种离心微装置产生的 EVs 数量是自然分泌 EVs 的 250 倍。

（二）细胞外囊泡的表面工程

1. EVs 表面修饰策略概述

EVs 的表面修饰有助于其靶向递送特定细胞群，从而提高靶向效率并优化应用。囊泡表面的定制化修饰可大致分为两类：基于基因工程的亲本细胞修饰法和直接修饰 EVs 本身的策略。基于亲本细胞的修饰策略原理是通过基因工程改造亲本细胞，使其在细胞膜表面表达靶蛋白，进而在 EVs 膜表面表达该靶蛋白。亲本细胞的基因修饰已成为在 EVs 膜上呈现功能性蛋白或肽段的常用方法。Delcayre 等（2005）首次提出 EVs 表面修饰技术，将蛋白与乳黏附素（LA）的 C1C2 结构域融合，通过质粒转染在 EVs 膜表面表达，以调控其表面蛋白组成和表达量。

2. 基于亲本细胞的基因工程修饰策略与案例

由于 EVs 形成过程中选择性富集的跨膜蛋白与供体细胞一致，某些跨膜蛋白可用于在 EVs 表面表达配体，常用的膜蛋白包括溶酶体相关膜蛋白-2b（Lamp2b）、跨膜 4 超家族（CD63、CD9、CD81）和血小板衍生生长因子受体。当前常用方法是利用基因工程技术，将编码目标肽段的 cDNA 序列插入 EVs 膜蛋白的信号肽序列及成熟肽 N 端编码序列中，使目标肽段在 EVs 膜上表达并实现靶向。例如，Alvarez-Erviti 等（2011）通过将狂犬病病毒糖蛋白肽段与 Lamp2b 融合并利用质粒转染，成功在 EVs 表面表达该肽段，RVG 标记的 EVs 可在体内靶向神经元、少突胶质细胞和小胶质细胞。受体-配体结合也是 EVs 表面修饰的常用方法，血液中 EVs 的主要来源——网织红细胞膜含有转铁蛋白受体，便于转铁蛋白偶联。另一项研究中，通过转铁蛋白与转铁蛋白受体的特异性相互作用，合成转铁蛋白偶联的超顺磁性 Fe_3O_4 纳米颗粒并修饰网织红细胞来源的 EVs，随后将抗癌药物阿霉素以约 10%（质量分数）的效率负载到这些 EVs 中，对皮下接种 H22 肿瘤的小鼠给药后，施加磁场 24h 可增强阿霉素在肿瘤部位的聚集并抑制肿瘤生长。

3. EVs 直接修饰

（1）共价键合与点击化学应用　EVs 直接修饰的原理是通过特殊结合方法将特定物质与 EVs 表面膜结合，以表达目标物质。共价键合是 EVs 表面修饰工程的研究方向之一，点击化学已用于修饰 EVs 膜，其中 Husigen 环加成反应是典型代表，该反应在一价铜催化下将叠氮和炔基区域选择性生成三唑环。点击化学拓展了对核酸、抗体、纳米颗粒、脂质体、病毒和胶束等多种实体的修饰范围。Smyth 等（2014）证明，利用基于炔烃的交联反应可将叠氮-荧光 545 分子偶联到小鼠 4T1 乳腺癌细胞来源的 EVs 表面。

（2）脂质锚定与膜融合技术　EVs 的脂质双层组成允许脂溶性分子锚定在膜中，从而便于修饰。与脂质体等合成载体类似，合成磷脂和胆固醇常用作脂溶性交联剂。Wan 等（2018）的研究中，胆固醇-PEG 与核酸适体 AS1411 共价连接，通过共孵育嵌入小鼠树突状细胞膜，随后通过过滤和连续挤压获得

EVs，该方法凸显了点击化学在定制 EVs 用于多种生物医学应用中的通用性，AS1411 可稳定保留在 EVs 脂质膜上，提高对肿瘤细胞的靶向性（Wan，2018）。Antes 等（2018）开发了由 DMPE、PEG 和链霉亲和素组成的 EVs 膜锚定平台，实现生物素化和荧光分子的偶联。膜融合技术也可用于 EVs 表面修饰，通过混合 EVs 膜与不同来源的脂质膜获得杂合膜，Sato 等（2016）研究了 EVs 膜与脂质体膜通过多次冻融循环的融合，观察到脂质体中预嵌入的肽段或功能性脂质分子成功转移到杂合膜表面，通过脂质组成或外源性脂质性质的变化影响杂合 EVs 与细胞的相互作用。

4. PLEVs 的靶向修饰策略与应用案例 与从细胞培养上清液中获取的 EVs 相比，PLEVs 在可及性和成本效益上具有显著优势，且与其他来源的 EVs 具有相似特性，包括低免疫原性、高稳定性和高效的生物屏障通透性。这些优良特性使 PLEVs 成为有前景的递送载体，但其广泛应用受限于精准靶向的需求，因此靶向修饰策略对实现特异性递送至关重要。与动物源性 EVs 的修饰方法类似，植物基修饰策略包括亲本细胞修饰和 PLEVs 直接修饰，但 PLEVs 提取过程的复杂性使亲本细胞水平的直接修饰难度较大，凸显了间接修饰策略的可行性。值得注意的是，Feng、Teng 等（2023）证明，将 ESTP 与 DSPE-PEG2000 偶联修饰葡萄柚来源的 EVs，可靶向递送于钙化血管中的平滑肌细胞，从而减轻炎症反应并抑制血管钙化。Moon 等（2023）通过点击化学利用适体 R11-3 对葡萄柚来源的 EVs 进行靶向修饰，使其能够穿透血脑屏障并特异性靶向脑细胞。此外，Qiao 等（2022）用 Pd-Pt 对生姜来源的 EVs 进行表面功能化，延长其循环时间，逃避免疫清除并增强在感染部位的聚集。Niu 等（2021）利用负载阿霉素的肝素纳米颗粒修饰葡萄柚来源的 EVs，使其穿越血脑屏障并精准靶向胶质瘤组织，从而延长循环时间、提高细胞内化和抗增殖效率。Xiao 等（2022）对柠檬来源的 EVs 进行肝素-cRGD 修饰，介导癌细胞内吞，进而抑制卵巢癌细胞增殖。

（三）“货物”加载的膜通透化策略

1. EVs 的药物加载策略与技术

EVs 具有天然脂质双层结构，与合成递送载体相比表现出优异的生物相容性，这种固有特性使其能够在体内规避免疫吞噬，成为药物递送的理想平台。疏水性化合物和大分子药物难以通过被动扩散加载，因此常采用膜通透化策略加载此类物质。膜通透化策略主要包括超声法、挤压法、电穿孔法等。

Wang 等（2019）通过被动扩散法将姜黄素加载到小鼠巨噬细胞 EVs 中，修饰后的 EVs 可激活 Akt/GSK-3β 通路，抑制 Tau 蛋白磷酸化，在体内外防止神经元死亡，从而缓解阿尔茨海默病症状。Wahlgren 等（2012）利用电穿孔将 siRNA 递送至血浆来源的 EVs 中，对人单核细胞和淋巴细胞产生治疗作用。Kim 等（2018）通过超声将紫杉醇加载到 EVs 中，负载紫杉醇的巨噬细胞来源 EVs 在荷瘤小鼠中显示出抗癌效果。挤压法是将供体细胞来源的 EVs 与药物混合，然后加载到孔径为 100～400nm 的脂质挤压仪中，挤压过程中 EVs 膜破裂并与药物强烈混合以实现加载，Jang（2013）将细胞和阿霉素通过脂质挤压仪挤压，生成大量 EVs，可将阿霉素递送至肿瘤组织并抑制肿瘤生长。皂苷是植物天然产生的生物活性和生物相容性物质，可与脂质膜成分（如胆固醇和磷脂）特异性相互作用，改变膜通透性并实现药物加载，Haney 等（2015）通过反复冻融法和皂苷通透化法将抗氧化酶过氧化氢酶加载到 EVs 中，实现靶向药物递送，在阿尔茨海默病体内外模型中具有显著的神经保护作用。

2. PLEVs 的药物加载技术与应用

PLEVs 具有强大的生物安全性和低免疫原性，使其成为药物递送的理想候选者，传统药物加载技术可利用 EVs 的脂质膜双层结构应用于 PLEVs。值得注意的是，通过药物与 EVs 直接孵育的被动扩散法广泛用于小分子加载，Nemidkanam 通过孵育将克拉霉素加载到小花山奈来源的 EVs 中，减轻胃部炎症（Nemidkanam，2024）。Umezu 等（2021）通过孵育将核酸药物加载到针叶樱桃来源的 EVs 中，实现口服干预。超声法是将 EVs 与药物分子共孵育后，通过超声波诱导膜变形实现高效药物加载，Zhang、Viennois 等（2016）报道，通过超声处理将阿霉素加载到生姜来源的 EVs 中，获得高生物相容性和 95.9%的加载效率。稳定性研究显示，负载阿霉素的 EVs 在 4℃下可完整保存 25d 而不损失加载能力。Li、Su 等（2023）通过超声处理将橘皮素加载到柑橘来源的 EVs 中，加载效率为 71.5%，并表现出强大的抗炎和抗氧化特性。电穿孔法是在导电溶液中对 EVs 施加电场，使其膜上形成瞬时孔道，促进药物扩散。Rabienezhad Ganji 等（2023）利用电穿孔将 siRNA 加载到橘子来源的 EVs 中以缓解结肠癌，尽管加载效率为 13%。反复冻融法是将 EVs 与药物孵育后进行快速冻融循环，实现高效加载，Sharma 等（2024）用该方法将银杏素和小檗碱加载到牛油果来源的 EVs 中，加载效率为 57.7%，提高了药物的生物利用度，通过抑制 NFκB 和 NLRP3 激活，抑制炎症反应并缓解动脉粥样硬化。

对比评估表明，孵育技术操作简单，但由于过程缓慢和加载效率低，难以用于疏水性物质加载；电穿孔和超声处理均能有效加载亲水性和疏水性物质，不过电穿孔可能诱导 EVs 聚集和融合，改变表面电位，而超声处理简单快捷，显著提高活性物质的加载效率。

第六节　植物细胞外囊泡转化与应用

如今，多种细胞外囊泡（EVs）制剂正被探索用于治疗目的，其中PLEVs在转化研究中展现出卓越潜力。由于其固有的治疗特性或作为药物递送系统（DDSs），PLEVs可用于治疗多种疾病。基于前景良好的体内外研究，将PLEVs从实验室转化到临床应用值得探索。PLEVs的分离和纯化需符合现行良好生产规范（cGMP）指南，其临床应用还需获得监管机构批准。

一、植物源性囊泡的良好生产规范

为使PLEVs应用于临床，其分离过程需符合现行良好生产规范（cGMP）。参照其他类型EVs的生产标准，工艺流程可大致分为上游处理、下游处理和表征步骤。

（一）PLEVs的上下游处理

PLEVs的上游处理包括用于提取的植物来源和类型（如环境条件、收获时间、植物年龄）以及介质收集（如从植物不同部位提取质外体洗液）。这些因素最终可能影响分离的PLEVs组成，包括其稳定性和疗效。下游处理涉及分离和纯化，确保去除不需要的碎片，需平衡工艺产量、纯度和可扩展性。例如，超滤在纯化过程中具有提取时间短、回收率高的优势，但可能破坏提取物中的蛋白质组分，若这些蛋白质具有药理活性，还可能影响疗效。在未知治疗实体确切组成的情况下，生产过程决定了产品特性。因此，从监管角度，重要工艺参数的任何变化均会被视为药品变更，需仔细监控，必要时甚至需开展额外临床测试。通过合适的表征方法对PLEVs组成及主要中间产物（如预提取步骤后）进行详细分析，可为生产企业提供更多工艺变更的灵活性，因其可作为产品特性的确认依据。

（二）PLEVs的表征

PLEVs的表征可参考EVs的方法，测量其物理化学和生物学特性。物理化学特性包括尺寸、颗粒浓度和形态（如通过透射电子显微镜），通常辅以PLEVs蛋白标志物的化学分析及总蛋白和核酸含量的定量。当已知一种或多种治疗实体时，它们常作为“活性标志物”，其作用将在后续章节详细说明。用于质量控制的生物学表征（每批药品均需进行）可能包括毒理学和药理学测定。

这些表征方法和相关关键质量属性可用于检测批次差异，并告知生产企业工艺变更的影响。此外，还需符合药典标准以确保PLEVs在市场上的质量和安全性，同时需制定关键质量属性以确保储存条件不会导致显著质量损失。

二、植物源性囊泡的药物监管

1. 监管框架概述

将PLEVs从实验室转化到临床时，监管途径需确保（研究用）药品在首次临床试验期间及之后满足疗效、安全性和质量要求。尽管生产新药应用了多种新技术，监管途径通常仍高度相似，包括针对食品、化妆品、医疗器械、膳食补充剂及药品的不同框架。

2. 欧美对PLEVs的监管分类定义

欧盟（EU）将PLEVs归类为“草药医学产品”，定义为“仅含有一种或多种草本物质、一种或多种草本制剂作为活性成分，或一种或多种此类草本物质与一种或多种此类草本制剂组合的药品”。美国（USA）采用类似定义，但相关指南使用不同术语，称为“植物药产品”。

3. 成分复杂性与监管挑战

通常，草药药品需满足与其他药品相同的要求，但由于其成分复杂，在生产和质量控制方面另有特定规则。PLEVs是多分子组装体，代表物理化学实体而非化学实体，通过多步提取工艺获得，面临与其他草本制剂类似的挑战。与纯化药物相比，其确切组成（如批次间差异）更难通过高分辨率分析方法表征，且在许多情况下不具备经济可行性。

4. 监管途径的选择依据

尽管许多生物技术药物（如糖基化模式）的化学结构常存在细微差异，但为纯化治疗实体设定目标规格至少需要明确的药效团。PLEVs的药理作用通常通过活性和非活性成分的未知组合实现，其组成主要通过监控提取过程控制。这种与其他草药药品的高度相似性，可能决定了其监管途径。

5. PLEVs监管框架的可能选择与瓶颈

监管机构也可遵循当前哺乳动物来源EVs的监管框架，PLEVs与EVs在形态和功能上的相似性支持这一思路。然而，采用此方法时，PLEVs构效关系的体内外数据可能成为限制其上市的瓶颈。目前，根据膳食补充剂法规，类食品成分似乎为 PLEVs 提供了进入特定监管途径的独特优势。因此，现行草药产品法规可能成为所有基于 PLEVs 的治疗剂最适用的框架。

6. 具体监管指南与标准

欧盟草药产品委员会（HMPC）、人类用药品委员会（CHMP）和兽用药品委员会（CVMP）发布了共享科学指南，总结了适用于草药药品的最重要规格，包括物理化学表征步骤、分析指纹图谱及选择合适标志物以确定批次间质量水平，涉及活性标志物和分析标志物——活性标志物是具有已知治疗活性的成分，分析标志物是提取物中稳定存在、可指示提取或纯化过程中质量变化的物质。

7. 临床研究中的监管考虑

在探索涉及 PLEVs 的临床研究时，需考虑更广泛的监管途径。许多正在进行的研究涉及膳食补充剂，其受 1994 年《膳食补充剂健康与教育法》管辖，旨在口服摄入。除其他要求外，它们必须含有用于补充饮食的膳食成分，且无需 FDA 上市批准。

主要参考文献

An Q, Hückelhoven R, Kogel K H, et al. Multivesicular bodies participate in a cell wall-associated defence response in barley leaves attacked by the pathogenic powdery mildew fungus [J].Cellular Microbiology, 2006, 8 (6): 1009-1019.

Man F, Meng C, Liu Y, et al. The Study of ginger-derived extracellular vesicles as a natural nanoscale drug carrier and their intestinal absorption in rats [J]. Journal of the American Association of Pharmaceutical Scientists PharmSciTech, 2021, 22 (6): 206.

Perut F, Roncuzzi L, Avnet S, et al. Strawberry-derived exosome-like nanoparticles prevent oxidative stress in human mesenchymal stromal cells [J]. Biomolecules, 2021, 11 (1): 87.

Wu C, Li J, Huang K, et al. Advances in preparation and engineering of plant-derived extracellular vesicles for nutrition intervention [J]. Food Chemistry, 2024, 457: 140199.

Rutter B D, Innes R W. Extracellular vesicles isolated from the leaf apoplast carry stress-response proteins [J]. Plant Physiology, 2017, 173 (1): 728-741.

Zand Karimi H, Baldrich P, Rutter B D, et al,. Arabidopsis apoplastic fluid contains sRNA-and circular RNA-protein complexes that are located outside extracellular vesicles [J]. The Plant Cell, 2022, 34 (5): 1863-1881.

Kim J, Shin H, Kim J, et al. Isolation of high-purity extracellular vesicles by extracting proteins using aqueous two-phase system [J]. PLoS One, 2015, 10 (6): e0129760.

Abraham AM, Wiemann S, Ambreen G, et al, 2022. Cucumber-derived exosome-like vesicles and plantcrystals for improved dermal drug delivery [J]. Pharmaceutics. 14 (3): 476.

Yang M, Liu X, Luo Q, et al, 2020. An efficient method to isolate lemon derived extracellular vesicles for gastric cancer therapy [J]. Journal of Nanobiotechnology, 18 (1): 100.

Qiang W, Li J, Ruan R, et al. Plant-derived extracellular vesicles as a promising anti-tumor approach: A comprehensive assessment of effectiveness, safety, and mechanisms [J].Phytomedicine, 2024, 130: 155750.

Regente M, Corti-Monzón G, Maldonado AM, et al. Vesicular fractions of sunflower apoplastic fluids are associated with potential exosome marker proteins [J]. FEBS Letters, 2009, 583 (20): 3363-3366.

Tan Z L, Li J F, Luo H M, et al. Plant extracellular vesicles: A novel bioactive nanoparticle for tumor therapy [J]. Frontiers in Pharmacology, 2022, 13: 1006299.

Wang Y, Wang J, Ma J, et al. Focusing on future applications and current challenges of plant derived extracellular vesicles [J]. Pharmaceuticals, 2022, 15 (6): 708.

Antonioli L, Colucci R, Pellegrini C, et al. The AMPK enzyme-complex: from the regulation of cellular energy homeostasis to a possible new molecular target in the management of chronic inflammatory disorders [J]. Expert Opinion on Therapeutic Targets, 2016, 20 (2): 179-191.

Liu B, Lu Y, Chen X, et al. Protective role of shiitake mushroom-derived exosome-like nanoparticles in D -galactosamine and lipopolysaccharide-induced acute liver injury in mice [J]. Nutrients. 2020, 12 (2): 477.

Kalarikkal S P, Sundaram G M. Edible plant-derived exosomal microRNAs: Exploiting a cross-kingdom regulatory mechanism for targeting SARS-CoV-2 [J]. Toxicology and Applied Pharmacology, 2021, 414: 115425.

Kim M S, Haney M J, Zhao Y, et al. Development of exosome-encapsulated paclitaxel to overcome MDR in cancer cells [J]. Nanomedicine. 2016, 12 (3): 655-664.

Langellotto M D, Rassu G, Serri C, et al. Plant-derived extracellular vesicles: a synergetic combination of a drug delivery system and a source of natural bioactive compounds [J]. Drug Delivery and Translational Research, 2025, 15 (3): 831-845.

Chen A, He B, Jin H. Isolation of extracellular vesicles from arabidopsis [J]. Current Protocols, 2022, 2 (1): e352.

Jo W, Jeong D, Kim J, et al. Microfluidic fabrication of cell-derived nanovesicles as endogenous RNA carriers [J]. Lab on a Chip, 2014, 14 (7): 1261-1269.

Wan Y, Wang L, Zhu C, et al. Aptamer-conjugated extracellular nanovesicles for targeted drug delivery [J]. Cancer Research, 2018, 78 (3): 798-808.

Nemidkanam V, Banlunara W, Chaichanawongsaroj N. Extracellular Vesicle Loaded with Clarithromycin for the Treatment of Infection. Int J Nanomedicine, 2024, 19: 1967-1983.

第五章

细菌外囊泡与疾病治疗

在微生物与宿主的复杂互作网络中，细菌外囊泡（BEVs）作为一类由脂质膜包裹的纳米级分泌颗粒，正从“被忽视的代谢副产物”转变为微生物学与生物医学领域的研究焦点。这些直径约 20～200nm 的膜结构囊泡，由革兰阴性菌与阳性菌主动分泌产生，其核心特征是携带母菌的核酸（DNA/RNA）、蛋白质、脂质及代谢产物，成为细菌与外界沟通的“纳米级信使”。自 20 世纪 60 年代首次在革兰阴性菌中观察到 BEVs 以来，历经半世纪研究，人们逐渐揭示其在细菌生理调控、致病机制及宿主免疫应答中的关键作用，更通过生物技术赋予其工程化改造潜力。BEVs 已在广泛的生物医学领域引发极大关注，目前正作为疫苗、肿瘤免疫治疗剂和药物递送载体被广泛研究。

第一节　细菌外囊泡概况及分离

一、细菌外囊泡的生物起源、分类、结构和组成

1. BEVs 的生物起源和分类

根据形态、结构和染色性质，细菌中的有益菌、有害菌和中性菌又可分为革兰阳性菌和革兰阴性菌。20 世纪 60 年代，BEVs 首次在革兰阴性菌中被鉴定出来。直到革兰氏阴性菌中 BEVs 被发现的 30 年后，才有报道发现革兰阳性菌中同样存在 BEVs。与 MEVs 一样，在很长一段时间内，BEVs 被视为

"垃圾中转站"。但越来越多的证据表明，BEVs是能够将生物信号传递到其他细胞的通信介质，能够在多个维度上影响组织性能。

2. BEVs的结构

BEVs是一类直径范围为20～400nm的球形膜纳米颗粒，革兰阳性和革兰阴性菌都可以自发且不消耗任何能量来产生BEVs。革兰阳性菌通过气泡细胞死亡机制产生BEVs，称为细胞质膜囊泡（CMVs）。革兰阴性菌有两种途径产生BEVs，其中，内外膜细胞外囊（OIMVs）与爆炸性外膜囊泡（EOMVs）通过爆炸性细胞裂解获得，而外膜囊泡（OMVs）来自外膜起泡。

3. BEVs的组成

BEVs的发生机制决定了它们的组成。通常，OMVs含有一些外膜蛋白，这是由于不平衡的细胞膜生物合成和疏水分子引发外膜起泡的生物学机制造成的。然而，CMVs和EOMVs/OIMVs富含肽聚糖（PG）、核酸（DNA和RNA）、蛋白质和代谢物，这分别是由于气泡细胞死亡和爆炸性细胞裂解的独特机制所造成的。通常来说，来自革兰阳性菌和革兰阴性菌的BEVs组成的显著差异是脂多糖（LPS）的存在。据报道，富含LPS的致病性细菌（如大肠杆菌）产生的BEVs能够介导半胱天冬酶-11的活化或内在凋亡，这是其能够导致全身副作用的原因。然而，特殊革兰阴性菌（如益生菌大肠杆菌Nissle1917）和减毒株（如msbA、msbB、lpxL1或lpxM突变株）来源的BEVs则不含完整的LPS。这些基因的缺失导致LPS的侧链酰化不足，并表现出对人细胞的内毒性和免疫原性降低。因此，由于其增强的安全性，源自益生菌或减毒菌株的BEVs通常被用于治疗骨相关疾病。

二、BEVs的分离与纯化

（一）BEVs分离技术体系

为了获得高质量BEVs，目前已经开发了多种分离技术以从发酵液中提取BEVs，这是其后续能够得到应用的关键。目前用于BEVs分离的方法主要包括超离心（UC）、超滤（UF）、沉淀、亲和分离、尺寸排阻色谱（SEC）和密度梯度离心（DGC）。但是不同的分离技术各有其优缺点，在大多数情况下，上述技术可以达到足够的产率和纯度。然而，在复杂的发酵培养基中，通常需要不同分离方法的组合来去除污染物。例如，益生菌的发酵培养基中，嗜黏蛋白（AKK）与猪黏蛋白难以分离，这大大增加了培养基分离体系的复杂性。

（二） BEVs 异质性研究

1. BEVs 异质性的来源及生长阶段的影响

越来越明确的是，即使从纯细菌培养物中分离，BEVs 群体在大小和组成上也存在高度异质性。这种高度异质性部分源于不同的生物发生途径，同时生长阶段、培养基组成、样本收集等外部因素也会影响观察到的异质性。例如，对不同生长阶段的幽门螺杆菌（*H. pylori*）OMVs 进行生物物理（大小和形状）和蛋白质组学分析显示，其大小和组成随生长阶段不同而变化（David, 2022）。此外，幽门螺杆菌产生的不同 OMV 组分中，毒力因子的浓度和组成也可能存在差异。

2. BEVs 异质性的研究意义与技术挑战

上述研究强调，BEVs 异质性受多种因素影响。这种异质性至关重要，因为不同的 BEVs 亚群可能含有不同的“货物”分子组成，并靶向不同的宿主细胞，从而产生不同的生物学效应。对于 BEVs 应用的进一步开发，深入研究其异质性至关重要，而敏感的分离和分析技术是实现这一目标的关键。在此方面，新型微纳技术工具开启了单细胞颗粒检测与分析的新时代，并已成功应用于 EV 研究。一旦获得所需工具（如特异性抗体），即可将其应用于 BEVs。然而，迄今为止，物理分离 BEVs 亚型仍具难度，因此 BEVs 的异质性在解读不同研究结果时仍需要充分考虑这些因素。

（三） BEVs 分离的现实挑战与优化策略

1. 复杂基质中 BEVs 分离的挑战与标准化需求

高质量和高纯度的 BEVs 是将研究成果转化为临床实践的前提。为满足这一要求，已开发了多种分离纯化技术，包括常用方法如超速离心（UC）、超滤（UF）、沉淀和尺寸排阻色谱（SEC），以及较少使用的亲和分离和密度梯度离心（DGC）。从细菌培养物和生物体液中分离 BEVs 的不同方法各有优缺点。

然而，高效分离 BEVs 并将其与基质污染物分离，仍是准确解读（亚群）BEVs 生物学功能的必要条件。在大多数情况下，上述技术可获得足够的产量和纯度，因为大多数培养基中的污染物（如非细菌性 EVs 和脂蛋白）密度和大小与 BEVs 差异较大。但在复杂基质（如生物体液和含血清培养基）中，基于互补原理结合多种纯化方法以去除 EVs 和脂蛋白等污染物将成为必需。

2. 苛养菌 BEVs 分离的特殊性与亲和策略潜力

值得注意的是，脑膜炎奈瑟菌和幽门螺杆菌等苛养菌需要在含血清培养基中生长。在此类特定情况下，可使用去除 EV 的血清，但在大规模试验研究中其成本往往过高。此外，去除 EV 的血清中 EVs 通常无法完全去除，且去除效果因方法和商业供应商而异。因此，开发从含 EV 基质中分离纯化 BEVs 的标准化方法，并对 BEVs 纯度进行必要的质量控制至关重要。目前，仅有一项策略通过结合 UC、SEC 和 DGC 从生物体液中特异性分离细菌性与非细菌性 EVs（Wai SN，2003）。值得注意的是，该方法耗时较长（约 23h），且最终 BEVs 样本中可能残留碘克沙醇，使其在研究或临床应用中难以推广。在此背景下，利用特异性 BEVs 捕获分子（如抗体或适体）的亲和策略可提供从复杂基质中快速分离高纯度 BEVs 的方法，但仍需更多努力设计 BEVs 特异性捕获分子或开发更简单有效的纯化方法。

第二节　细菌外囊泡在疾病发病机制中的作用

已有研究报道，细菌外囊泡（BEVs）在多种疾病的发生和发展中发挥作用，包括结肠炎、骨丢失、精子损伤引起的男性不育、肺纤维化、糖尿病、败血症、心血管疾病和神经系统疾病。

一、胃肠道相关细菌

（一）大肠杆菌

大肠杆菌栖息于人类和动物肠道，多数菌株是健康肠道不可或缺的成员。但部分致病性大肠杆菌菌株可导致肠道内外疾病，根据毒力机制可分为不同致病型。产肠毒素大肠杆菌（ETEC）是重要的腹泻病原体，其分泌的多种毒素（如不耐热肠毒素、细胞毒性蛋白 ClyA）已在其外膜囊泡（OMVs）中被检测到，且可通过 OMVs 传递至宿主细胞。值得注意的是，用于研究 OMVs 生物分布的荧光染料标记 OMVs 缺乏对照，用于研究 OMVs 生物分布的荧光染料标记 OMVs 缺乏对照，可能难以确定细胞内观察到的信号是由 OMVs 货物分子递送引起的，还是由游离或释放的染料、聚集染料或非 OMV 颗粒的非特异性标记引起的。此外，OMVs 内部的氧化还原环境允许 ClyA 寡聚化，与纯化毒素相比，OMVs 结合的寡聚化 ClyA 对结肠腺癌 HT29 细胞具有更高的细胞毒性。

肠出血性大肠杆菌（EHEC）是另一种致病型大肠杆菌，可诱导毒素介导的微血管内皮损伤，导致腹泻。EHEC 的潜在毒力因子肠溶血素（Ehly）以游离形式和与细菌生长过程中释放的 OMVs 结合形式存在。OMVs 相关的 Ehly 可靶向线粒体，触发微血管内皮细胞和肠上皮细胞的凋亡通路（Bielaszewska，2023）。凋亡信号通路的激活可能与 EHEC OMV 诱导的双链 DNA 断裂（DSBs）有关。此外，通过超速离心分离的 Ehly 相关 EHEC OMVs 已被证明可激活非经典炎症小体通路，这在宿主对感染的反应中至关重要。需要注意的是，超速离心和超滤等物理分离技术可能会损伤 BEVs 膜，潜在导致功能结果改变。因此，彻底评估 BEVs 膜完整性，或将通过尺寸排阻色谱（SEC）和亲和分离等温和分离方法获得的 BEVs 功能特性与物理分离方法获得的进行比较，可能是必要的。为建立 BEVs 制备和分析的标准方法，制定类似于 EV 研究的指南至关重要。

（二）沙门菌和志贺菌

引起威胁生命的腹泻疾病的肠道致病菌还包括沙门菌和志贺菌。感染时，沙门菌利用 OMVs 触发 AMP 激活蛋白激酶（AMPK）激活，并通过启动自噬激酶促进自噬。值得注意的是，后一研究中的沙门菌 OMVs 是通过聚乙二醇（PEG）沉淀法分离的，该方法也会沉淀非囊泡污染物，如蛋白聚集体和脂蛋白。因此，在解读 BEVs 功能时，必须进行额外的纯化步骤或纳入适当对照以排除污染物的影响。尽管存在这些限制，这些研究表明肠道致病性 BEVs 可诱导炎症并促进细胞死亡，后者可通过释放内源性损伤相关分子模式（DAMPs）进一步放大炎症。然而，肠道致病性 BEVs 挑战后炎症与细胞死亡之间联系的分子细节仍不明确，需要进一步研究。

（三）幽门螺杆菌

幽门螺杆菌是常见的胃病原体，感染超过半数人口，且与多种胃内外疾病的发生相关。幽门螺杆菌来源的 OMVs 携带毒力因子如细胞毒素相关基因 A（CagA）和空泡毒素 A（VacA），通过超速离心分离的幽门螺杆菌 OMVs 胃内给药可通过诱导促炎反应和斑块形成促进动脉粥样硬化。尽管该研究纳入了对照（载体）组，但在培养需要血清的苛养菌时，使用无 EV 血清或进一步纯化 BEVs 以避免 BEV 组分中共纯化的真核 EVs 的潜在影响仍很重要。另一项病例对照研究显示，胃液中幽门螺杆菌 OMVs 的量与胃癌呈正相关，这可能与幽门螺杆菌 OMVs 诱导炎症有关。最近发现，口服灌胃幽门螺杆菌 OMVs 可将其“货物”分子递送至大脑，最终通过诱导胶质细胞激活和突触缺陷加重小鼠阿尔茨海默病（AD）病理，进一步导致 AD 标志性病理特征之一的淀粉

样 β（Aβ）积累和认知障碍。然而，幽门螺杆菌 OMVs 从肠道迁移至大脑的机制仍有待阐明。在这方面，基因工程幽门螺杆菌可能是深入研究的有趣策略，因为该方法有可能高效地将 Cre 酶或荧光蛋白等加载到 OMVs 中，从而允许对 BEVs 的生物分布和“货物”分子递送进行详细分析。这种 EV 加载或标记的基因方法特别有吸引力，因为它避免了可能对 BEVs 表面和特性产生不利影响的后加载需求。然而，荧光蛋白与跨膜 BEVs 蛋白的融合可能会因空间位阻破坏 BEVs 的构象或阻碍配体-受体相互作用。可视化 BEVs 的另一种方法是加载抗坏血酸过氧化物酶 APEX，这允许使用透射电子显微镜进行追踪，该技术可观察 APEX 在细胞内的亚细胞定位及其与细胞外囊泡样结构的可能共定位。除胃部外，口腔也可能是幽门螺杆菌的主要或永久储存库，这一位置可能使幽门螺杆菌 OMVs 通过口腔-鼻腔-嗅觉通路更容易进入附近器官如大脑。因此，研究通过口腔或鼻腔途径的 OMVs 感染是否会引发更严重的病理特征至关重要。

（四）肺炎克雷伯菌

肺炎克雷伯菌通常存在于人类肠道，是医院获得性机会性感染的常见病原体，常引起尿路感染、肺炎、败血症、脑膜炎、肝脓肿和软组织感染（Wyres KL，2020）。与其他 OMVs 类似，通过超速离心或超滤结合密度梯度离心（DGC）分离的肺炎克雷伯菌 OMVs，经气管或鼻内给药后可刺激小鼠促炎反应。由于气管上皮与鼻气道上皮相似，肺炎克雷伯菌 OMVs 调节炎症的机制在气管或鼻子可能相同，但仍需进一步深入的比较研究。关于活性成分，肺炎克雷伯菌 OMVs 含有 60kDa 热休克蛋白 GroEL，可被凝集素样氧化低密度脂蛋白受体相互作用蛋白 1（LRP1）识别，促进巨噬细胞吞噬 OMVs，从而进一步触发 caspase-11 介导的焦亡和促炎反应。另一项研究还表明，肺炎克雷伯菌 OMVs 可通过调节支气管上皮细胞中的 miRNA 谱［如上调 NF-κB（miR-223）、TLR4（hsa-miR-21）和细胞因子（hsa-miR-25 和 hsa-let-7g miRNA）信号通路］影响炎症反应。尽管需要进一步研究，肺炎克雷伯菌 OMV 介导的炎症反应可能与其 LPS 成分有关，因为 LPS 是结合 TLR4 并导致 NF-κB 信号激活和细胞因子产生的重要因子。

除上述特定细菌外，越来越多的证据表明肠道菌群失调也参与肠道内外疾病的发病机制，其中 BEVs 可能是重要调节因子。例如，通过超速离心从 AD 患者粪便中分离的 BEVs 静脉注射可增加血脑屏障通透性，通过激活糖原合成酶激酶 3β（GSK-3β）通路促进胶质细胞激活，诱导炎症反应和 tau 蛋白过度磷酸化，最终导致认知障碍。最近一项研究发现，通过超速离心从非酒精性脂肪性肝炎患者粪便中分离的 BEVs，灌胃给野生型小鼠后增加肠道通透性并导致肝损伤，这与 BEVs 中的非肌肉肌球蛋白轻链激酶和 LPS 有关（Fizanne L，2023）。此外，发现与高碳水化合物或高脂肪饮食小鼠相比，高蛋白饮食能增加肠道微生物群 BEVs 的产生，通过超速离心从肠道内容物中分离的这些 BEVs 灌胃可激活 TLR4，增加分泌型 IgA 反应，这可能与结肠炎恶化相关。尽管粪便和肠道内容物可能含有大量 BEVs，但也可能存在一些真核 EVs，这可能影响功能结果。为解决这一问题，已开发结合 DGC 和 SEC 的纯化方法从血液和粪便样本中纯化 BEVs。遵循该方案，Li 及其同事（2022）从热射病小鼠粪便中纯化 BEVs，发现静脉注射这些 BEVs 到健康小鼠后，加重多器官病理（如肠道、肝脏和肺），并升高炎症细胞（巨噬细胞和中性粒细胞）浸润和细胞因子表达。此外，直肠内给药肠道微生物群来源的 BEVs 可更紧密模拟现实条件。这些研究强调 BEVs 可能在肠道菌群失调引起的疾病中发挥重要作用，但需要进一步研究以确定导致疾病的特定细菌和 BEVs。然而，当前挑战在于缺乏可用于从特定细菌种类分离 BEVs 的已知表面标记物。

二、牙周病原体

（一）牙龈卟啉单胞菌

牙龈卟啉单胞菌是导致牙周病关键病原体，越来越多证据将其 OMV 分泌与发病机制联系起来。牙龈蛋白酶是牙龈卟啉单胞菌的主要毒力因子，参与损害宿主细胞功能，在 OMVs 中富集。这些牙龈卟啉单胞菌 OMVs 导致血管通透性增加，最可能通过蛋白水解切割内皮细胞-细胞黏附分子如血小板内皮细胞黏附分子-1（PECAM-1）的机制引起，从而促进心血管疾病。在肺上皮细胞中也观察到这种效应，牙龈卟啉单胞菌 OMVs 诱导细胞凋亡并破坏屏障完整性。屏障完整性丧失可能通过细胞旁途径增加免疫细胞浸润，这些细胞也可通过上皮细胞整合素配体和趋化因子介导的跨细胞途径穿过屏障。在这方面，牙龈卟啉单胞菌 OMVs 被证明上调趋化蛋白［包括趋化因子（C-X-C 基序）配体 1（CXCL1）、CXCL2 和 CXCL8］和黏附分子（如 E-选择素）的表达，导致单核细胞显著黏附于脐静脉内皮细胞单层（Ho MH，2016）。腹腔注射后，牙龈卟啉单胞菌 OMVs 转移至肝脏，被证明可减弱胰岛素诱导的 Akt/GSK-3β 信号并破坏葡萄糖代谢，从而促进小鼠糖尿病发展。肝脏常驻巨噬细胞库普弗细胞可能是肝脏中摄取牙龈卟啉单胞菌 OMVs 的主要细胞类型，尽管这仍需通过生物分布研究进一步测试和确认。此外，牙龈卟啉单胞菌 OM-

Vs 中的蛋白酶被发现可通过减少具核梭杆菌的自聚集和下调表面黏附相关蛋白 FadA 和 FomA，抑制具核梭杆菌入侵口腔上皮细胞（Zhang，2022）。具核梭杆菌是另一种参与牙周炎形成和进展的牙周病原体，通过超速离心分离的具核梭杆菌 OMVs 被证明可通过激活 TLR4 和 NF-κB 促进肠道上皮细胞促炎反应。然而，纯化过程中 OMV 组分中是否残留其他刺激物（如 LPS）并影响炎症反应需要进一步研究。此外，口服这些 OMVs 还通过 miR-574-5p/CARD3 轴促进炎症、屏障破坏和自噬激活，导致小鼠结肠炎。具核梭杆菌 OMVs 的蛋白质组学分析已确定其含有多种毒力因子如 FadA、MORN2 和 YadA，但哪些毒力因子参与具核梭杆菌 OMVs 诱导的活动仍需进一步探索。

（二）齿垢密螺旋体

齿垢密螺旋体是一种苛养革兰阳性专性厌氧菌，是牙周菌群的新成员，最近作为牙周病的诊断指标受到关注。齿垢密螺旋体 CMVs 显著诱导单核细胞 THP-1 细胞促炎细胞因子表达，其免疫刺激活性与全菌细胞相似。CMVs 与 OMVs 的主要区别之一是后者含有 LPS，LPS 是通过 TLR4 信号触发炎症反应的主要因子。然而，鉴定 CMV 诱导炎症的效应分子，以及阐明 CMV 和 OMV 诱导炎症的区别，仍是有待探索的课题。此外，齿垢密螺旋体来源的 CMVs 被发现可在体外和体内抑制成骨，这可能由齿垢密螺旋体 CMVs 中的两亲性分子诱导，脂蛋白等两亲性分子被确定为通过 TLR2 依赖性方式导致破骨细胞生成和骨吸收的原因。然而，体内试验通过腹腔注射进行，可能无法反映齿垢密螺旋体在口腔内的原位感染。齿垢密螺旋体与牙龈卟啉单胞菌共培养时，还显示出对 HeLa 细胞的侵袭增加和生物膜形成增强，因此，研究齿垢密螺旋体和牙龈卟啉单胞菌 BEVs 在这些过程中的作用将很有意义。

三、呼吸道相关细菌

（一）嗜肺军团菌

嗜肺军团菌是人类的主要病原菌，是军团病的病原体，但在社区获得性肺炎中较少见。嗜肺军团菌 OMVs 最初通过作用于 TLR2、IRAK-1 和 NF-κB 诱导巨噬细胞促炎反应，而在后期，OMVs 被证明通过 miR-146a 依赖性 IRAK-1 抑制促进嗜肺军团菌复制，从而促进其在宿主中的传播。该研究表明 BEVs 具有多功能特性，可能在不同情境下表现出不同功能，因此，深入分析 BEVs 在不同宿主条件下的效应可能有助于全面破译其生物学功能。

（二）肺炎链球菌

与嗜肺军团菌相反，革兰氏阳性菌肺炎链球菌是社区获得性肺炎中最常见的病原体，最近被证明产生CMVs，靶向血液中的补体因子，从而促进肺炎链球菌逃避宿主体液免疫并引起侵袭性疾病，这些CMVs可被上皮细胞和树突状细胞内化，并引发促炎反应。然而，仍需进一步研究测试其他免疫细胞（如巨噬细胞和中性粒细胞，它们也是感染部位的重要应答者）是否可吞噬和清除BEVs，以及细菌是否利用BEVs分泌的毒力因子与这些免疫细胞相互作用，从而调节免疫反应甚至免疫逃逸。

（三）卵形拟杆菌、粪拟杆菌和产黑色素普雷沃菌

此外，最近一项研究确定了三种参与促进肺纤维化发病机制的肺部共生菌，包括卵形拟杆菌、粪拟杆菌和产黑色素普雷沃菌（Yang，2019），该研究进一步确定OMVs是通过TLR-Myd88适配器信号驱动IL-17B产生的肺纤维化因子。这些发现强调共生菌也可能具有基因毒性，因此，需要进一步研究分析从多种细菌（包括病原体和共生菌）分离的BEVs的效应，以建立细菌感染与疾病发病机制之间的因果关系。

四、其他例子

（一）金黄色葡萄球菌和表皮葡萄球菌

金黄色葡萄球菌和表皮葡萄球菌是常见的皮肤或鼻腔定植菌，可引起多种感染，包括皮肤、伤口和败血症感染。金黄色葡萄球菌和表皮葡萄球菌来源的CMVs均可被THP-1细胞内化并激活TLRs、NOD2和NF-κB信号，促进炎症细胞因子、趋化因子和基质金属蛋白酶-9（MMP-9）的释放。然而，DiO标记的金黄色葡萄球菌和表皮葡萄球菌CMVs的生物分布研究缺乏对照，无法排除游离荧光染料和非EV污染物标记的潜在影响。金黄色葡萄球菌CMVs含有的α-溶血素激活丝裂原活化蛋白激酶（MAPK）信号和NLR家族Pyrin结构域包含3（NLRP3）炎症小体，可进一步引起肺炎，这些CMVs还可通过上调促凋亡DNA损伤诱导转录4基因和下调抗凋亡B细胞淋巴瘤2（Bcl-2）基因诱导细胞溶解。除炎症反应外，金黄色葡萄球菌来源的CMVs在金黄色葡萄球菌感染时似乎还参与IgE介导的超敏反应。

（二）淋病奈瑟菌

淋病奈瑟菌是通过逃避先天免疫引起淋病的病原菌，其OMVs已被证明

在这一过程中发挥重要作用，通过将 PorB（一种参与离子和营养吸收的关键蛋白）靶向线粒体，诱导巨噬细胞凋亡。值得注意的是，淋病奈瑟菌在补充血浆的培养基中培养，因此，为消除真核 EVs 影响结果的可能性，建议纳入合适对照或对其 BEVs 进行额外纯化。此外，由于淋病奈瑟菌也被报道能够逃避中性粒细胞攻击，明确 OMVs 对这种细胞类型的效应意义重大。

（三）铜绿假单胞菌

铜绿假单胞菌是机会性病原体，主要在免疫低下患者中引起医院感染，其 OMVs 诱导线粒体凋亡和 NLRP3 炎症小体激活，这种免疫刺激活性与淋病奈瑟菌和 UPEC 的 OMVs 相似。决定不同细菌 BEVs 通过宿主细胞识别诱导相似活性的因素是否取决于其成分，仍有待确定。

过去几年的研究清楚表明，许多病原菌的 BEVs 通过富集毒力因子并远距离递送，超越细菌与宿主的直接接触，增强细菌致病性。尽管 BEVs 在疾病发病机制中具有明确的重要性，但其功能研究中使用的不同技术的潜在障碍和局限性可能干扰相关结果的解读。因此，全面评估所采用方法对 BEVs 功能的影响，对于正确解读 BEVs 在疾病发病机制中的作用至关重要。

第三节　细菌外囊泡作为临床新靶点

由于 BEVs 在多种疾病发病机制中发挥关键作用，识别和靶向 BEVs 可能分别为诊断和治疗策略提供新途径。

一、作为诊断生物标志物

鉴于其致病特性，BEVs 作为潜在诊断标志物引起了研究人员的兴趣。事实上，从血清和尿液等生物流体中分离的 BEVs 的独特成分（包括代谢物、蛋白质、mRNAs 和脂质）可作为检测不同疾病的生物标志物。因此，研究人员引入了各种技术，如 BEVs 代谢组学和（元）基因组分析、BEVs 特性分析和 BEVs 数量分析，以检查 BEVs 与疾病的关联。

（一） BEVs 的代谢组学和基因组谱用于疾病诊断

BEVs 的代谢组学和（元）基因组谱已被证明是诊断特定疾病的强大工具。许多专注于分析从血清、尿液或粪便中提取的囊泡中代谢物和细菌的研究，已揭示可作为不同疾病（如阿尔茨海默病、肿瘤、过敏和呼吸系统疾病）诊断标志物的独特生物分子（Xie J，2022）。相比之下，在炎症性肠病（IBD）患者中，最近一项试点研究报道血浆来源BEVs的宏基因组谱可能不足以作为诊断标志物。在这方面，一项分析粪便微生物组和BEVs宏基因组谱的大规模病例对照研究显示，IBD患者与对照组的微生物组和BEVs组成存在显著差异，且BEVs分析在区分IBD患者与健康对照方面甚至优于粪便微生物组。另一项对粪便囊泡获得的宏基因组和代谢组数据进行比较分析的研究表明，宏基因组生物标志物在诊断结直肠癌（CRC）方面优于代谢生物标志物，此外，结合这两种组学数据可提高区分CRC患者与非患者的准确性。尽管结果为BEVs的代谢组学和宏基因组特征作为诊断生物标志物提供了有希望的前景，但仍需额外研究检查这些候选生物标志物在疾病发展中的功能作用，这可能有助于扩展其作为有效诊断工具的潜力。

（二）对特定BEVs特性的评估已被提议用于量化BEVs的量

已为多种肺部疾病（包括哮喘、慢性阻塞性肺疾病和肺癌）引入两种诊断方法，包括基于核酸适体的检测平台和抗BEVs抗体测量。未来研究需专注于识别适体的合适靶点并筛选其检测特定细菌BEVs的能力。必须注意的是，基于适体的方法仅限于检测含DNA的BEVs，因此，确认无DNA BEVs的存在以确保准确测量至关重要。另一方面，尽管检测抗BEVs抗体是指示生物样本中BEVs水平的有希望方法，但为可靠解读数据，验证抗BEVs抗体与疾病发展的相关性是必要的。此外，由于特定BEVs上常见抗原的存在，可能存在非特异性结合，这可能影响不同样本间检测的稳定性和准确性。为解决这一问题，研究人员应探索BEVs在疾病发展中的成分并将其作为生物标志物来捕获抗BEVs抗体，这可能提高检测性能。

特定BEVs的量化是更直接的方法，尽管这种方法似乎更简单高效，但由于缺乏特定BEVs识别抗体或其他捕获材料，目前从生物样本中分离和检测特定细菌种类BEVs的方法仍不可行。然而，最近一项研究报道，血浆中LPS^{+} OMVs增加与IBD、HIV和肿瘤治疗诱导的肠黏膜损伤患者的屏障完整性受损相关，且这种OMV群体可作为诊断肠屏障功能障碍相关疾病的指标（Tulkens，2020）。然而，其他BEV亚型（如LTA^{+} CMVs）是否具有指示疾病进展的相似特性仍需研究，LTA^{+} CMVs与疾病关联的研究将进一步促进BEVs作为诊断生物标志物的应用，直到开发出针对特定细菌种类BEVs的结合物。

总之，为促进BEVs作为生物标志物的临床应用，基于其多样成分开发经济简便的 BEVs 分离和检测技术至关重要。此外，检查所选标志物的致病作用可能增强其作为诊断工具的潜力。

二、作为治疗靶点

（一）靶向导致 BEVs 产生和活性的途径

靶向导致 BEVs 的产生和活性的途径可能为解决细菌感染及相关疾病提供新的治疗策略。事实上，通过抑制其生物发生途径抑制 BEVs 分泌已被证明可减少毒性成分的递送。从这一角度，已引入不同化合物来抑制 BEVs 产生。例如，吲哚及其氧化产物（如 4-羟基吲哚、5-羟基吲哚、6-羟基吲哚和靛红）通过影响铜绿假单胞菌中的 PQS 合成抑制 OMVs 产生。肽基精氨酸脱亚胺酶（PADs）是一系列参与 BEVs 分泌的钙激活酶，在大肠杆菌中，PAD 特异性抑制剂如 GSK199 和 BB-Cl-脒分别导致 OMV 产生减少 66.4%和 53.8%，而在革兰阳性菌金黄色葡萄球菌中，它们分别仅导致 CMV 产生减少 22.5%和 7.6%，观察到的差异可能是由于药物对革兰阳性和阴性细菌中不同 bEV 生物发生途径的不同效应。此外，PAD 抑制剂还可用于提高细菌对选定抗生素的敏感性，这可能部分是由于细菌利用其 PAD 相关途径通过释放 BEVs 调节宿主免疫系统和免疫入侵。另一个靶点也被引入以抑制金黄色葡萄球菌 CMV 产生，即 σ 因子 B（SigB），红景天素是一种酰基间苯三酚，被发现可抑制 SigB 活性并减少细菌指数生长期 BEV 产生（0.25μg/mL 时高达 86.7%）。此外，用于治疗耐甲氧西林金黄色葡萄球菌（MRSA）的抗生素磷霉素，对金黄色葡萄球菌 CMVs 释放显示抑制作用（29mmol/L 时 92%）和 CMVs 分泌的溶血素水平，CMVs 和 CMVs 含溶血素量的减少进一步保护小鼠免受金黄色葡萄球菌 CMV 诱导的肺炎。还有研究报道，大麻二酚（已被确定为真核生物中 EV 释放的有效抑制剂）对大肠杆菌 OMV 分泌有显著的抑制作用，但对金黄色葡萄球菌 CMV 分泌无抑制作用，然而，大麻二酚抑制 BEV 形成的确切靶点仍未知，且大麻二酚处理可改变 BEV 大小和蛋白质谱，其中一些蛋白质如琥珀酸脱氢酶和磷酸盐特异性转运系统辅助/通透酶蛋白参与抗生素代谢，可能有助于抗生素敏感化。

（二）阻断 BEVs 刺激的免疫活性

除干扰 BEVs 产生外，阻断 BEVs 刺激的免疫活性也是潜在治疗途径。诱导 BEVs 相关免疫激活的主要因素是促炎细胞因子的分泌，其促进各种炎症反应，导致血管通透性或组织损伤、严重器官坏死甚至死亡。因此，减少 BEVs

诱导炎症的化合物被认为可缓解相关疾病，许多化合物已为此目的开发。例如，沙丁胺醇和去甲替林通过抑制巨噬细胞释放 IL-6 和 TNF，减轻 OMV 诱导的全身炎症反应综合征（SIRS）。此外，丙酮酸乙酯已被证明可抑制 LPS 和大肠杆菌 OMV 刺激的免疫反应中的多个信号，包括 IL-1α 和 IL-1β 释放、NLRP3 炎症小体激活和 caspase 11 介导的焦亡。其他化合物如百里酚、全反式维甲酸、高分子量透明质酸、黄芪甲苷、2-[(2-甲基丙酰基)-间苯三酚]1-O-β-D-吡喃葡萄糖苷、Pep19-2.5 和多黏菌素 B 在特定细菌中也显示出对促炎细胞因子表达和炎症通路的类似抑制作用。为获得更广泛的抑制剂谱，有研究团队发现三种化合物（*N*-乙酰-L-半胱氨酸、布地奈德和氟替卡松）可抑制多种细菌种类来源 EVs 诱导的促炎反应。此外，最近发现补体成分 3(C3)-C3a 受体（C3aR）信号在幽门螺杆菌来源 OMVs 影响大脑的机制中起核心作用，该通路的药理抑制减少了幽门螺杆菌 OMV 诱导的胶质细胞和神经元功能障碍，几乎完全挽救了 Aβ 病理和认知衰退，这些结果表明 C3aR 抑制可能代表一种新的治疗靶点，可改善幽门螺杆菌感染诱导的 AD 病理。

（三）化合物影响 BEVs 完整性和抑制 BEVs 毒力因子活性

除抑制 BEVs 产生和 BEVs 诱导的免疫激活外，影响 BEVs 完整性和/或抑制 BEVs 毒力因子活性的化合物也可能是良好的治疗选择。在这方面，大麻二酚和磷霉素已被证明可降低金黄色葡萄球菌 CMVs 的溶血活性（An, 2019），此外，大麻二酚还可能破坏金黄色葡萄球菌 CMVs 的完整性，从而阻止溶血素递送至宿主。磷霉素还表现出降低金黄色葡萄球菌 CMVs 诱导的髓过氧化物酶活性的能力，这可能进一步有助于降低血管通透性。类似地，白藜芦醇被发现可降低牙周病原细菌囊泡诱导的血管通透性、抑制血管内皮生长因子（VEGF）产生，这可能与抑制囊泡中的蛋白酶活性有关。表没食子儿茶素没食子酸酯（一种没食子酰儿茶素）可通过改变牙周病原体伴放线聚集杆菌 OMVs 含有的白细胞毒素 A 的二级结构并抑制其与宿主细胞膜胆固醇的结合，阻断其活性。

总之，尽管上述化合物对 BEVs 产生、BEVs 活性（即 BEVs 完整性和 caspase 11 EV 毒力因子活性）和 BEVs 刺激的活性表现出显著抑制作用，但大多数化合物的确切机制仍不明确，例如抑制剂靶向的确切分子和 BEVs 生物发生途径。除干扰 BEVs 产生和免疫活性的药物外，开发防止 BEVs 诱导的免疫逃逸和抗生素耐药性的药物也值得进一步研究。

第四节　细菌外囊泡作为药物递送载体

一、细菌外囊泡作为药物递送载体的优势

BEVs 内部包裹着蛋白质、核酸、脂质、代谢产物等多种生物活性分子，兼具天然生物相容性、靶向递送潜力及多元负载能力，成为近年来药物递送领域的研究热点。与人工合成的脂质体、聚合物胶束等载体相比，细菌外囊泡凭借进化赋予的独特优势，在疾病治疗中展现出突破传统递送系统瓶颈的巨大潜力，其应用涵盖肿瘤、感染性疾病、免疫紊乱及神经退行性疾病等多个领域，正在重塑精准医疗的未来图景。

（一）优异的生物相容性和低免疫原性

从生物学特性来看，细菌外囊泡的磷脂双层膜与宿主细胞膜成分高度同源，这使其在体内循环时具备优异的生物相容性和低免疫原性。革兰阴性菌产生的外膜囊泡（OMVs）含有与哺乳动物细胞膜相似的磷脂组分，而革兰阳性菌的细胞质膜囊泡（CMVs）则富含甘油二酯等独特脂类，两者均能避免被免疫系统快速识别和清除。研究显示，这种“仿生膜”特性使 BEVs 在血液循环中的半衰期较合成纳米载体延长 3～5 倍（Zheng K，2024），同时其表面蛋白（如 OmpA）可通过 CD47 介导的“别吃我”信号抑制巨噬细胞吞噬。这些特性为 BEVs 作为药物递送载体提供了天然优势。这种特性对于需要长期循环的药物递送尤为重要，例如肿瘤治疗中确保药物持续靶向肿瘤组织而不被过早清除。

（二）表面天然存在的黏附分子及人工修饰进一步强化靶向递送能力

革兰阴性菌 OMVs 常携带菌毛蛋白、整合素配体等表面蛋白，如尿路致病性大肠杆菌的 OMVs 表面 FimH 蛋白可特异性结合尿道上皮细胞的甘露糖受体，使药物在尿路感染部位的富集效率提升 5 倍。2022 年《细胞和分子胃肠病学和肝病学》报道的研究中，罗伊乳杆菌的 CMVs 表面糖链可识别胃黏膜上皮细胞的 Lewis X 抗原，口服后在胃黏膜的定植量是游离药物的 8 倍（Yue N，2025），显著增强对幽门螺杆菌感染的抑制效果。通过基因工程技术，可将靶向肽（如靶向肿瘤细胞的 RGD 序列）、抗体片段（如抗 HER2 单

链抗体）或细胞归巢分子（如叶酸）锚定在囊泡表面，进一步提升靶向特异性。例如，叶酸修饰的大肠杆菌 OMVs 对卵巢癌细胞的结合能力较未修饰组提升 4 倍，载阿霉素后在肿瘤组织中的药物浓度达到正常组织的 12 倍，而对正常卵巢上皮细胞的毒性降低 70％，展现出精准靶向的显著优势。

（三）对亲水/疏水药物、核酸、蛋白质等多种分子具有兼容性

在药物负载方面，细菌外囊泡对亲水/疏水药物、核酸、蛋白质等多种分子具有兼容性，负载策略可分为被动扩散、主动加载及生物合成包裹三类。疏水性小分子药物（如阿霉素、紫杉醇）可通过脂质膜的疏水相互作用被动嵌入脂双层膜结构。研究显示，阿霉素在聚合物胶束中的负载效率可达 57.4％，负载量为 3.2±0.31。这种被动加载机制主要依赖于药物分子与囊泡膜之间的疏水相互作用，当药物与载体颗粒仅通过透析膜分离时，仍可观察到被动负载现象。亲水性分子（如 siRNA、细胞因子）则需通过超声、电穿孔或高压均质等主动技术破坏膜结构后进入囊腔，脂质囊泡在脉冲电场（电穿孔）作用下可瞬时增加膜通透性，该方法能高效递送膜不透性分子。研究显示，电穿孔通过形成亲水性孔道和破坏肌动蛋白网络协同增强分子摄取。近期研究还发现，声波空化与电穿孔联用可进一步提升囊泡载药效率，尤其适用于亲水性生物大分子。这些技术为克服细胞膜屏障提供了多模式解决方案。

二、细菌外囊泡药物递送载体用于疾病治疗

（一）用于肿瘤治疗

细菌外囊泡在疾病治疗中的应用已在多个领域取得突破性进展，尤其是在肿瘤治疗中展现出多维度的治疗潜力。在化疗药物递送方面，外囊泡可显著提升药物靶向性并降低系统性毒性。例如将阿霉素（DOX）和光敏剂共载入结直肠癌来源的外囊泡，构建了兼具化疗与光动力治疗的多功能纳米探针。这种基于肿瘤源性外囊泡的递送系统不仅实现了药物的高效靶向递送，还能通过预靶向技术实时监测药物分布（Qian，2022）。机制上，外囊泡通过 CD44 受体介导的内吞作用进入肿瘤细胞，其携带的磷脂酰丝氨酸可激活半胱天冬酶-3 通路，与阿霉素产生协同凋亡效应。在基因治疗领域，外囊泡作为 siRNA 或 miRNA 的载体，可有效沉默致癌基因或逆转肿瘤耐药性。2021 年《信号转导和靶向治疗》报道的研究中，大肠杆菌 OMVs 负载靶向 PD-L1 的 siRNA，经静脉注射后显著下调肿瘤细胞 PD-L1 表达，联合抗 CTLA-4 抗体治疗时，小鼠黑色素瘤的肺转移结节数量减少，生存期延长，展现出免疫治疗与基因治疗

的协同优势。

（二）用于感染性疾病治疗

感染性疾病治疗中，细菌外囊泡凭借穿越生物膜、递送抗菌分子的能力，成为对抗耐药菌的新武器。针对铜绿假单胞菌引起的囊性纤维化肺部感染，细菌外膜囊泡（OMVs）展现出独特的治疗潜力。研究表明，铜绿假单胞菌分泌的 OMVs 能够穿透黏液层和生物膜屏障，将抗菌分子直接递送至病原体定植部位。例如，X 射线辐射诱导产生的 OMVs 可显著抑制肺部炎症反应，减少促炎细胞因子释放。这些特性使 OMVs 成为对抗耐药性铜绿假单胞菌感染的多功能平台，既能作为药物递送系统，又能通过免疫调节增强宿主防御。对于耐甲氧西林金黄色葡萄球菌（MRSA）感染，磷霉素修饰的 CMVs 可破坏细菌膜完整性。研究表明，磷霉素与达托霉素联用可通过改变 MRSA 细胞膜流动性和质子动力来协同破坏膜完整性。此外，外囊泡还可作为毒素中和剂，如霍乱弧菌 OMVs 表面的 LPS 结合蛋白能吸附血液中的内毒素，阻断其与 TLR4 受体结合，使败血症小鼠的 TNF-α 水平降低，多器官衰竭发生率下降。

（三）用于免疫与炎症性疾病治疗

在免疫与炎症性疾病治疗中，细菌外囊泡通过调节免疫微环境展现出精准干预的潜力。针对溃疡性结肠炎，2021 年《肠胃病学》的研究证实，肠道共生菌大肠杆菌 Nissle 1917 的 OMVs 可修复肠黏膜屏障，其携带的磷脂酰乙醇胺能促进肠上皮细胞 ZO-1 蛋白表达，使肠道通透性降低 50%，黏膜愈合率达到 75%，显著优于 5-氨基水杨酸治疗组（Fábrega，2017）。机制上，OMVs 通过抑制 NF-κB 通路减少 IL-6、IL-17 等促炎因子分泌，同时促进 Treg 细胞增殖，重建肠道免疫平衡。最新的研究表明，OMVs 可通过递送细菌抗原和病原体相关分子模式（PAMPs），激活宿主固有免疫系统，诱导促炎细胞因子（如 IFN-γ 和 CXCL10）的产生，从而重塑免疫抑制性微环境。此外，OMVs 在递送过程中可靶向蓄积于病变组织，通过调控 T 细胞亚群（如 Th1/Th2 平衡）和诱发细胞焦亡，实现对慢性炎症的精准干预（Xu，2024）。这些发现为开发基于 OMVs 的靶向免疫疗法提供了理论依据。

（四）用于神经系统疾病治疗

神经系统疾病治疗是细菌外囊泡的另一重要应用方向，其纳米级尺寸和跨血脑屏障（BBB）能力为神经保护与再生提供了新途径。试验显示，OMVs 通过与脑血管内皮细胞的低密度脂蛋白受体（LDLR）结合，以受体介导的转胞吞作用方式穿越 BBB，效率是游离抗体的 8 倍，且避免了血脑屏障开放剂带来的神经毒性。在脊髓损伤修复方面，装载 miR-133b 的外膜囊泡（OMVs）通过多途径机制显著促进轴突再生。研究表明，miR-133b 能直接作用于神经元生长锥的局部蛋白合成，在抑制性微环境中仍可诱导神经突生长。在分子机制层面，miR-133b 通过下调 RhoA 表达（其直接靶基因）解除对轴突生长的抑制，同时激活 ERK1/2、STAT3 和 CREB 等关键信号通路蛋白，这些蛋白参与神经元存活和轴突再生的调控。在微环境调控方面，在含有硫酸软骨素蛋白聚糖等抑制性基质的培养体系中，miR-133b 仍能促进神经元突起的延伸，表明其可克服脊髓损伤后形成的胶质瘢痕屏障。故相比传统递送方式，OMVs 能高效穿透血脊髓屏障，实现 miRNA 的靶向递送，其生物相容性也优于病毒载体等合成载体系统。

三、细菌外囊泡面临挑战

（一）临床转化困难

尽管细菌外囊泡的研究已取得显著进展，但其临床转化仍面临多重挑战。首先是异质性问题：不同细菌菌株、培养条件及分离方法导致外囊泡的成分、粒径和功能差异显著。例如，相同菌株在对数生长期与稳定期产生的 OMVs，其蛋白质组差异可达 40%，影响药物负载效率和靶向性（Zavan L，2019）。为此，国际细胞外囊泡协会（ISEV）已发布细菌外囊泡的标准化分离与表征指南，推荐采用纳米颗粒跟踪分析（NTA）、蛋白质组学质谱分析及流式细胞术等技术，确保批次间一致性。目前，通过优化培养参数（如温度、pH、碳氮比），可将外囊泡的粒径分布变异系数控制在 15%以内，为临床应用奠定了质量基础。

（二）规模化生产与成本控制是另一关键瓶颈

传统超速离心法耗时耗力（单次分离需 12～24h），且产率仅为培养上清的 0.1%。新兴的中空纤维膜过滤技术结合亲和层析，可将生产效率提升 10 倍，每升培养基可制备 50 毫克纯外囊泡，成本较传统方法降低 60%。此外，利用合成生物学技术改造模式菌株（如大肠杆菌 K12、乳酸菌 GG 株），可定向调控外囊泡的膜成分和内容物，例如通过敲除 *lpxL1* 基因降低 OMVs 的内毒素免疫原性，同时保留其膜结构完整性。

（三）需安全性评估与长期毒性研究

安全性评估与长期毒性研究是临床转化的必要前提。尽管多数临床前研究显示外囊泡无显著毒性，但不同细菌来源的外囊泡仍需针对性评估。例如，金黄色葡萄球菌 CMVs 中的 α-溶血素若未完全纯化，可能导致红细胞裂解，需建立严格的溶血活性检测方法。此外，BEVs 的长期毒性评估需重点关注其免疫原性和生物分布特性。研究表明，某些革兰阴性菌外膜囊泡（OMVs）携带的脂多糖可能引发全身炎症反应，而来自益生菌的 BEVs 则显示出较好的生物相容性。在纯化工艺方面，差速离心结合尺寸排阻色谱可有效去除 α-溶血素等毒性成分，但需通过透射电镜和 Western blot 验证纯度。在长期毒性试验中，大肠杆菌 OMVs 连续 8 周静脉注射食蟹猴，未观察到肝肾功能异常、组织病理改变或抗体产生，证实了其良好的长期生物相容性。未来研究应建立标准化的体外溶血试验（如血红蛋白释放测定）和体内慢性毒性模型（如 90d 重复给药试验），以全面评估不同 bEVs 制剂的临床适用性。

四、细菌外囊未来发展方向

（一）聚焦于智能响应型递送系统的开发与多学科技术融合

通过引入 pH 敏感型脂质（如二棕榈酰磷脂酰甘油）或温度响应型聚合物（如聚 *N*-异丙基丙烯酰胺），可使外囊泡在肿瘤微环境（pH6.5）或炎症部位（38.5℃）快速释放药物，提升治疗精准度。此外，结合人工智能算法预测外囊泡与宿主细胞的相互作用，可指导靶向分子的理性设计，例如通过机器学习优化靶向肽序列，使外囊泡对特定癌细胞的结合亲和力提升 10 倍（Greenberg，2023）。

（二）积极用于临床转化

临床转化方面，多项针对细菌外囊泡的临床试验正在稳步推进。在疫苗开发方面，革兰阴性菌释放的外膜囊泡（OMVs）因其天然携带病原相关分子模式（PAMPs），已被成功改造为安全高效的疫苗平台，目前已有针对脑膜炎奈瑟菌和霍乱弧菌的 OMV 疫苗进入Ⅲ期临床试验阶段（Wang S，2019）。在肿瘤免疫治疗领域，多项临床前研究表明 BEVs 能够通过调节肿瘤微环境和激活抗肿瘤免疫应答发挥治疗作用，已有团队利用工程化 BEVs 装载肿瘤抗原和免疫佐剂开展针对黑色素瘤的Ⅰ期临床试验。这些试验的积极结果为外囊泡药物的监管审批奠定了基础，预计首个细菌外囊泡制剂将于 2028 年前后进入市场。

从基础研究到临床应用，细菌外囊泡展现出自然界赋予的卓越递送智慧与人工改造的无限可能。其天然生物相容性解决了传统载体的免疫排斥难题，可编程靶向性突破了病灶富集的效率瓶颈，多元负载能力满足了复杂疾病的联合治疗需求。尽管在标准化生产、安全性评估等方面仍需深耕，但随着技术创新的加速与转化医学的推进，细菌外囊泡必将成为精准医疗时代的核心递送平台，为肿瘤、感染、神经退行性疾病等难治性疾病提供安全高效的解决方案，开启人类疾病治疗的新篇章。

第五节　其他应用前景

BEVs 在众多生物医学应用中具有巨大潜力。本节按应用领域讨论其前景与挑战。

一、BEVs 作为疫苗制剂

（一）BEVs 诱导针对病原体的免疫反应

近年来，BEVs 作为抗细菌病原体疫苗的潜力已被广泛研究。BEVs 继承了亲代细菌的多种病原体相关分子模式（PAMPs），包括抗原，因此可诱导针对病原体的免疫反应。

基于 BEVs 的候选疫苗正在临床前阶段针对多种病原体（如霍乱弧菌、肺炎克雷伯菌、百日咳鲍特菌、鼠伤寒沙门菌和结核分枝杆菌）进行开发，并已证明可引发体液和细胞免疫反应。例如，通过 UC 分离的百日咳鲍特菌 OMVs 可在小鼠中诱导强烈的抗体反应，血清 IgG 水平与当前获批的全细胞百日咳疫苗相当（Yang，2015）。临床应用上，首款基于 OMV 的疫苗于 1987 年在古巴获批用于预防 B 群脑膜炎，这些 OMVs 已成功控制新西兰的 B 群脑膜炎疫情。

此外，BEVs 是细菌抗原的良好来源，其 PAMPs 可与抗原呈递细胞（APCs）相互作用，且 BEVs 本身可被 APCs 吞噬，使其可用作佐剂。例如，近期研究报道，将流感疫苗与通过硫酸铵沉淀和 DGC 联合获得的大肠杆菌 OMVs 共免疫，可增强小鼠的抗原特异性体液和细胞免疫反应（Rezatofighi，2021）。与传统佐剂（如氢氧化铝和 CpG DNA）相比，通过硫酸铵沉淀和 DGC 分离的类鼻疽伯克霍尔德菌 OMVs 可促进小鼠针对卵清蛋白和鼠伤寒沙门菌的体液和细胞免疫反应。此外，肺炎球菌蛋白抗原与 B 群脑膜炎 OMV 佐剂共给药可诱导更高的特异性抗体反应，但其疗效并不优于铝佐剂，这表明 BEVs 的佐剂能力可能具有细菌特异性。

（二）开发 BEVs 疫苗的挑战

开发 BEVs 疫苗的挑战之一是找到有效策略工程化改造亲代细菌，以提高 BEVs 的产量和免疫原性，同时降低潜在反应原性。此外，BEVs 异质性对免疫效果的影响也日益受到关注，具体而言，颗粒的大小、形状和刚性会影响细胞摄取、抗原呈递和免疫激活。目前正在研究多种策略以应对这些挑战，如下所述：

1. 增强免疫原性与降低内毒性

膜抗原通用模块（GMMA）技术已被开发，该技术将异源抗原整合到囊泡区室中，并改变脂质 A 的酰化过程，以产生内毒性降低但保留 LPS 免疫显性 O 抗原成分的五酰化 LPS。这种工程化疫苗耐受性良好，可在健康成年人中诱导针对宋内志贺菌的抗体。该技术目前正用于设计包含宋内志贺菌和三种福氏志贺菌血清型的四价疫苗，可覆盖多达 88%的志贺菌菌株。基于 GMMA 技术，近期一项研究通过将异源抗原导入脂蛋白转运机制，对 OMVs 进行表面修饰，使脂化抗原在囊泡区室中积累。同一研究团队还构建了大肠杆菌突变株，直接去除 59 种内源性蛋白，以通过 OMV 表面展示提高目标抗原的负载能力，从而增强免疫反应。最近，基于基因工程和即插即用展示技术的更灵活疫苗平台已建立，用于展示异源抗原，该平台提供不同的质粒编码多糖生物合成途径，可轻松转化到大肠杆菌中，实现个性化多价 OMV 疫苗的快速开发。然而，另一项研究表明，用于在沙门菌菌株中展示 LPS O 抗原的 GMMA 技术在小鼠中的免疫效果高于即插即用展示系统，免疫原性的差异可能是由于 GMMA 在向免疫系统呈递抗原时构成更具免疫原性的形式，从而增加特异性抗体反应。

2. 制备均一稳定的 BEVs

有研究者将大肠杆菌 DH5α OMVs 包被在金纳米颗粒上，使其具有特异性且大小形状均一。与天然 OMVs 相比，这在小鼠中引发了更强的抗原特异性免疫反应，表现为持续时间更长、亲和力更高的反应。类似地，将肺炎克雷伯菌 OMVs 包被在牛血清白蛋白基纳米颗粒上可诱导树突状细胞成熟和特异性抗体反应。除将 BEVs 包被在纳米颗粒表面外，将大肠杆菌 OMVs 负载到纳米颗粒（如玉米蛋白和壳聚糖基纳米颗粒）中也可增强其在动物中诱导免疫反应的能力。

上述研究表明，将 BEVs 包被或负载到纳米颗粒中可通过提高稳定性和抗原呈递效率增强其免疫效果。然而，需注意不同类型的纳米颗粒可能对诱导的免疫反应特性产生额外影响，因此选择最佳纳米颗粒至关重要。解决稳定性这一问题的方法之一是使用氮气空化法制备细菌膜形成的纳米囊泡，这种人工组装的双层膜囊泡可在无纳米颗粒的情况下改善稳定性和免疫原性。

二、BEVs 作为肿瘤免疫治疗剂

利用细菌相关物质治疗肿瘤可追溯至 19 世纪 90 年代，当时 William Coley 博士（1891 年）将弱化细菌溶液注射到肿瘤患者体内（Ye，2021）。由于减毒细菌仍可能存在感染风险，非细胞性 BEVs 作为更安全的替代品应运而生。BEVs 含有大量来自亲代细菌的免疫刺激分子，使其成为潜在的肿瘤治疗剂。

（一） BEVs 表面携带免疫检查点

Kim 及其同事于 2017 年首次报道将不同 BEVs 用作肿瘤免疫治疗剂，他们发现 BEVs 特异性积聚在肿瘤组织中，随后通过介导小鼠 IFN-γ 信号通路诱导抗肿瘤免疫反应。然而，IFN-γ 也已知可上调肿瘤微环境（TME）中的免疫检查点抑制剂等免疫抑制因子。为抵消免疫抑制因子的上调，近期一项研究开发了表面携带免疫检查点 PD1 胞外域的工程化大肠杆菌 OMVs，这增加了 OMVs 在肿瘤部位的积聚并发挥 PD-L1 阻断效应。与天然 OMVs 相比，这些工程化 OMVs 诱导了更强的抗肿瘤免疫反应，表现为血清和肿瘤组织中促炎细胞因子水平升高约 1.5 倍，小鼠肿瘤生长抑制增强 1.5 倍（Liu，2017）。

（二） BEVs 膜上修饰肿瘤抗原

另一种方法是在 BEVs 膜上修饰肿瘤抗原，以诱导针对特定肿瘤抗原的免疫反应。遗憾的是，肿瘤抗原高度多样且患者间差异显著，阻碍了天然或单一抗原修饰的 BEVs 作为通用疗法用于不同患者。相比之下，同时展示多种肿瘤特异性/相关表位的修饰 BEVs 有可能对更广泛的患者有效，上述即插即用技术已用于创建展示不同肿瘤抗原的 BEVs。

（三） BEVs 联合治疗以进一步增强肿瘤免疫治疗潜力

尽管 BEVs 可引发有效的抗肿瘤免疫反应，但推荐联合治疗以进一步增强肿瘤免疫治疗潜力，从而彻底根除肿瘤并防止复发和转移，如在 BEVs 中负载化疗药物（如替加氟和阿霉素），或与抗 PD-1 免疫治疗、光热疗法联合，或向 bEVs 中添加吲哚菁绿和聚多巴胺等光敏剂，后者可促进光热诱导的免疫原性细胞死亡，进而放大小鼠的抗肿瘤免疫反应。所有这些研究均表明，将传统治疗策略与天然或修饰 BEVs 结合可显著提高肿瘤治疗效率。

三、BEVs 作为抗菌剂

除疫苗外，抗生素是最重要的抗菌剂类型。然而，近年来越来越多的细菌菌株对抗生素产生耐药性，凸显了重新思考抗菌感染策略的紧迫性。

BEVs 在种间竞争中的固有抗生素特性也引发了将天然 BEVs 用作抗菌剂的兴趣。例如，黏细菌来源的 OMVs 在培养中显示出抑制大肠杆菌和金黄色葡萄球菌生长的能力，这一特性可能归因于含硫 β-内酰胺类化合物（如碳青霉烯类）或半胱氨酸衍生物的存在。除包裹抗菌分子外，溶杆菌来源的 OMVs 被观察到天然包裹抗真菌分子几丁质酶，并在培养中显示出抑制真菌生长的能力。植物乳杆菌的 CMVs 还可通过上调宿主防御基因（如果蝇中的 *clec-60*），保护秀丽隐杆线虫免受万古霉素耐药肠球菌感染。最近，幽门螺杆菌 OMV 膜包被的纳米颗粒显示出与胃上皮细胞（AGS）结合并减少幽门螺杆菌在 AGS 培养中黏附的能力（Zhang，2019），这表明通过 BEVs 膜分子包被纳米颗粒获得的细菌模拟纳米颗粒具有抗亲代细菌黏附的特性。

从另一角度看，BEVs 在细菌生理和致病机制中发挥重要作用，因此靶向细菌的 BEVs 生产或向 BEVs 的蛋白质输出可能提供新的抗菌治疗策略。尽管这一想法已提出多年，但尚无研究证明其可行性，BEVs 组成的复杂性和对其生物发生的不完全理解可能是主要挑战。因此，在充分阐述这一治疗途径前，仍需更多技术和知识积累。

四、BEVs 作为诊断生物标志物

过去 20 年，EVs 已被广泛研究作为诊断和监测多种疾病的生物标志物，而 BEVs 的相关研究较少。然而，越来越多的证据表明，疾病相关的微生物组变化可能反映在生物体液中 BEVs 的水平和组成上。因此，血清等生物体液中特定 BEVs 的存在可与特定感染状态相关，使 BEVs 成为极具吸引力的临床诊断生物标志物。

（一）BEVs 与多种疾病相关

迄今为止，宏基因组学和代谢组学已表明 BEVs 与 AD、肿瘤、动脉粥样硬化、过敏和呼吸系统疾病等相关，这使 BEVs 群体成为诊断这些疾病的有前途工具。此外，对粪便中分离的囊泡进行宏基因组和代谢组学联合分析，显示囊泡群体内的微生物变化与代谢改变相关，表明肠道微生物来源的 BEVs 携带反映宿主健康状态的动态代谢信息。

（二）临床试验具有挑战性

尽管结果令人鼓舞，但临床实验室实施仍具挑战性。原因之一是需要特殊仪器（如 MiSeq 系统和气相色谱仪）及生物信息学工具来分析数据。为应对这些挑战，需更多努力降低技术平台要求并简化数据解读。在此方面，Han 及其同事（2021）引入了一种对囊泡提取物进行基因组 DNA qPCR 和甲基化分析的方法，并指出 BEVs 是牙周炎的良好鉴别指标。值得注意的是，粗 BEVs 提取物中 EVs 的实际存在可能干扰结果解读。综上所述，从生物基质中更好地分离纯 BEVs 或特异性细菌 BEVs，可能会促进检测技术的发展，提高 BEVs 作为诊断工具的敏感性和特异性。

（三）BEVs 用于疾病诊断

最近，一项通过结合 UC、SEC 和 DGC 从生物体液中分离纯 BEVs 的策略被提出，该技术将血浆中 LPS 阳性 BEVs 的存在与炎症性肠病（IBD）、HIV 和肿瘤治疗诱导的肠黏膜损伤患者的屏障完整性受损相关联。遗憾的是，该检测方法复杂耗时，限制了其临床应用。另一种有前途的 BEVs 捕获和检测技术是基于适配体的检测平台，尽管该技术在细菌培养中检测低至 25ng/mL BEVs 时显示出高灵敏度，但仍需在临床样本中进行验证。此外，基于酶联免疫吸附试验的抗 BEVs 抗体分析已被开发为肺部疾病的诊断工具，为此，从细菌培养物中分离的纯 BEVs 用于捕获人血清中的抗体，并将抗 BEVs 抗体滴度作为诊断指标。然而，基于抗体的血清学检测的最大缺点是无法区分活动性感染和既往感染，细菌感染治愈者血液中的抗体水平可长期存在，可能导致假阳性结果。

主要参考文献

David L, Taieb F, Pénary M, et al. Outer membrane vesicles produced by pathogenic strains of escherichia coli block autophagic flux and exacerbate inflammasome activation [J]. Autophagy, 2022, 18 (12): 2913-2925.

Wai S N, Lindmark B, Söderblom T, et al. Vesicle-mediated export and assembly of pore-forming oligomers of the enterobacterial clya cytotoxin [J]. Cell, 2003, 115 (1): 25-35.

Bielaszewska M, Rüter C, Kunsmann L, et al. Enterohemorrhagic escherichia coli hemolysin employs outer membrane vesicles to target mitochondria and cause endothelial and epithelial apoptosis [J]. Public Library of Science pathogens, 2013, 9 (12): e1003797.

Lee K E, Kim J K, Han S K, et al. The extracellular vesicle of gut microbial paenalcaligenes hominis is a risk factor for vagus nerve-mediated cognitive impairment [J]. Microbiome, 2020, 8 (1) : 107.

Wyres K L, Lam M M C, Holt K E. Population genomics of klebsiella pneumoniae [J]. Nature Reviews Microbiology, 2020, 18 (6) : 344-359.

Fizanne L, Villard A, Benabbou N, et al. Faeces-derived extracellular vesicles participate in the onset of barrier dysfunction leading to liver diseases [J]. Journal of Extracellular Vesicles, 202312 (2) : e12303.

Ho M H, Guo Z M, Chunga J, et al. Characterization of innate immune responses of human endothelial cells induced by porphyromonas gingivalis and their derived outer membrane vesicles [J]. Frontiers in Cellular and Infection Microbiology, 2016, 6: 139.

Zhang Z, Liu S, Zhang S, et al,. Porphyromonas gingivalis outer membrane vesicles inhibit the invasion of fusobacterium nucleatum into oral epithelial cells by downregulating fada and foma [J]. Journal of Periodontology, 2022, 93 (4) : 515-525.

Yang D, Chen X, Wang J, et al. Dysregulated lung commensal bacteria drive interleukin-17b production to promote pulmonary fibrosis through their outer membrane vesicles [J]. Immunity, 2019, 50 (3) : 692-706. e697.

Xie J, Li Q, Haesebrouck F, et al. The tremendous biomedical potential of bacterial extracellular vesicles [J]. Trends in Biotechnology, 2022, 40 (10) : 1173-1194.

Tulkens J, Vergauwen G, Van Deun J, et al. Increased levels of systemic lps-positive bacterial extracellular vesicles in patients with intestinal barrier dysfunction [J]. Gut, 2020, 69 (1) : 191-193.

An Y, Wang Y, Zhan J, et al. Fosfomycin protects mice from staphylococcus aureus pneumonia caused by α-hemolysin in extracellular vesicles by inhibiting mapk-regulated nlrp3 inflammasomes [J]. Frontiers in Cellular and Infection Microbiology, 2019, 9: 253.

Zheng K, Feng Y, Li L, et al. Engineered bacterial outer membrane vesicles: a versatile bacteria-based weapon against gastrointestinal tumors [J]. Theranostics, 2024, 14 (2) : 761-787.

Yue N, Zhao H, Hu P, et al. Real-world of limosilactobacillus reuteri in mitigation of acute experimental colitis [J]. Journal of Nanobiotechnology, 2025, 23 (1) : 65.

Qian R, Jing B, Jiang D, et al. Multi-antitumor therapy and synchronous imaging monitoring based on exosome [J]. European Journal of Nuclear Medicine and Molecular Imaging, 2022, 49 (8) : 2668-2681.

Fábrega M J, Rodríguez-Nogales A, Garrido-Mesa J, et al. Intestinal anti-inflammatory effects of outer membrane vesicles from escherichia coli nissle 1917 in dss-experimental colitis in mice [J]. Frontiers in Microbiology, 2017, 8: 1274.

Xu W, Hao X, Li Y, et al, Safe induction of acute inflammation with enhanced antitumor immunity by hydrogel-mediated outer membrane vesicle delivery [J]. Small Methods, 2024, 8 (10) : e2301620.

Zavan L, Bitto N J, Johnston E L, et al. Helicobacter pylori growth stage determines the size, protein composition, and preferential cargo packaging of outer membrane vesicles [J]. Proteomics, 2019, 19 (1-2) : e1800209.

Greenberg Z F, Graim K S, He M. Towards artificial intelligence-enabled extracellular vesicle precision drug delivery [J]. Advanced Drug Delivery Reviews, 2023, 199: 114974.

Wang S, Gao J, Wang Z. Outer membrane vesicles for vaccination and targeted drug delivery [J]. Wiley Interdisciplinary Reviews: Nanomedicine and Nanobiotechnology, 2019, 11 (2) : e1523.

Yang Y, Jiang G, Zhang P, et al. Programmed cell death and its role in inflammation [J]. Military Medical Research, 2015, 2: 12.

Rezatofighi S E, Mirzarazi M, Salehi M. Virulence genes and phylogenetic groups of uropathogenic escherichia coli isolates from patients with urinary tract infection and uninfected control subjects: a case-control study [J]. BMC Infectious Diseases, 2021, 21 (1) : 361.

Ye C, Li W, Yang Y, et al. Inappropriate use of antibiotics exacerbates inflammation through omv-induced pyroptosis in mdr klebsiella pneumoniae infection [J] . Cell Reports, 2021, 36 (12) : 109750.

Liu T, Zhang L, Joo D, et al. NF- κB signaling in inflammation [J]. Signal Transduction and Targeted Therapy, 2017, 2: 17023.

Zhang Y, Chen Y, Lo C, et al. Inhibition of pathogen adhesion by bacterial outer membrane-coated nanoparticles [J]. Angewandte Chemie International Edition, 2019, 58 (33) : 11404-11408.

第六章

外泌体药物递送系统的关键问题

第一节　外泌体分离和纯化技术的优化

虽然外泌体有诸多开发潜力，但基于外泌体的临床应用依然发展缓慢。其中，有两个主要的技术障碍限制了外泌体的基础和应用研究。首先是外泌体的提取的标准化及外泌体的产率，二是如何有效区分外泌体从其他细胞外囊泡，特别是功能性囊泡。总之，外泌体的提取和纯化工艺的优化仍然是未来外泌体临床应用发展的关键。外泌体分离纯化技术的优化涉及多个方面，以下是一些常见的优化方法及研究方向：

一、超速离心法的优化

1. 优化离心参数

通过调整离心速度、时间和温度等参数，提高外泌体的分离效率和纯度。例如，采用多步离心法，先以较低速度离心去除细胞碎片和大颗粒物质，再以较高速度离心获得外泌体，可减少杂质的混入。

2. 结合密度梯度离心

超速离心基础上，加入密度梯度介质如蔗糖、碘克沙醇等，使外泌体在密度梯度中根据其密度分布在特定位置，从而与其他杂质更好地分离，提高外泌体的纯度。

二、免疫亲和法的优化

1. 选择特异性抗体

针对外泌体表面特定标志物，如CD63、CD81、HSP70等，筛选高亲和力、高特异性的抗体，以提高对外泌体的捕获效率。同时，可采用多种抗体联合使用的方式，增加捕获的特异性和全面性。

2. 优化抗体固定化

将抗体固定在固相载体上，如磁珠、微流控芯片等，优化固定化方法，确保抗体的活性和稳定性，提高免疫亲和反应的效率。例如，通过化学偶联方法将抗体均匀地固定在磁珠表面，增加抗体与外泌体的接触面积，提高捕获效率。

三、微流控技术的优化

1. 芯片设计优化

设计更合理的微流控芯片结构，如增加微通道的长度、改变通道的形状和尺寸等，以延长外泌体与芯片表面或捕获试剂的作用时间，提高分离效率。同时，优化芯片的材料选择，提高芯片的生物相容性和表面性能，减少外泌体的非特异性吸附。

2. 集成多种功能

将微流控技术与其他分离方法如免疫亲和、过滤等相结合，在芯片上实现多种分离功能的集成，从而提高外泌体分离的纯度和效率。例如，在微流控芯片上先进行免疫亲和捕获外泌体，再通过微滤膜去除杂质，实现外泌体的快速、高效分离。

四、超滤法的优化

1. 选择合适的滤膜

根据外泌体的大小和特性，选择孔径合适、截留分子量准确的超滤膜。同时，考虑滤膜的材质，如聚醚砜、纤维素等，选择具有良好亲水性、低蛋白吸附性的滤膜，以减少外泌体在滤膜上的吸附和损失，提高回收率。

2. 优化操作条件

控制超滤过程中的压力、流速和温度等参数，避免过高的压力导致外泌体变形或破裂，同时防止流速过慢影响分离效率。此外，可采用循环超滤或多级超滤的方式，提高外泌体的浓缩倍数和纯度。

五、联合使用多种方法

1. 顺序联合

将不同的分离方法按照一定的顺序组合使用，发挥各自的优势，提高外泌体的分离纯化效果。例如，先采用超速离心法进行粗分离，去除大部分杂质，再用免疫亲和法进一步富集外泌体，可获得高纯度的外泌体。

2. 平行联合

同时使用多种分离方法对样品进行处理，然后比较不同方法的分离效果，选择最优的组合或对结果进行综合分析。例如，在微流控芯片上同时集成免疫亲和和超滤功能，平行地对样品进行处理，通过对比不同功能模块的分离结果，优化分离条件。

总之，在优化外泌体分离纯化技术时，需要根据具体的试验目的、样品来源和性质等因素，选择合适的优化方法，并通过试验验证和评估优化效果，以获得高质量的外泌体用于后续研究和应用。

第二节　外泌体规模化生产的挑战

批量和规模生产仍然是外泌体生产成本控制和临床转化的主要障碍，因而在基于外泌体的治疗进入临床试验前，需要制定外泌体持续生产的标准化方案、以确保一致性。标准化方案包括外泌体分离技术、储存方法、质量控制、生产规范，以确保一致且可重复的外泌体生产供应。

外泌体规模化生产面临诸多挑战，主要体现在以下几个方面。

一、细胞培养

1. 细胞系选择与优化

不同细胞系产生外泌体的能力和特性差异较大。需要筛选出高产、稳定且具有特定功能的细胞系，并对其进行基因工程改造以进一步提高外泌体产量和质量，这需要深入的细胞生物学研究和大量的试验筛选。

2. 大规模培养技术

要实现外泌体的规模化生产，需建立高效的细胞大规模培养系统。无论是传统的生物反应器培养，还是新兴的微载体培养、悬浮培养等技术，都需要优化培养条件，如温度、pH、溶氧、营养物质供应等，以保证细胞的生长状态和外泌体的产量。同时，还需解决细胞在大规模培养过程中的代谢抑制、剪切力损伤等问题。

二、外泌体分离与纯化

1. 效率与纯度平衡

在规模化生产中，既要提高外泌体的分离速度和产量，又要保证其纯度和生物活性。常用的分离方法如超速离心、免疫亲和等，在小规模试验中效果较好，但在大规模应用时，可能存在分离效率低、成本高、难以连续操作等问题。而一些新兴的分离技术，如微流控技术、膜分离技术等，虽具有高效、快速的优点，但在放大过程中也面临着技术难题和成本控制的挑战。

2. 质量控制

大规模生产外泌体需要建立严格的质量控制体系，对外泌体的粒径分布、浓度、蛋白含量、核酸含量、表面标志物表达等指标进行精确检测和监控。目前，外泌体的检测技术尚不完善，缺乏快速、准确、高通量的检测方法，这给质量控制带来了困难。

三、成本控制

1. 原材料成本

细胞培养所需的培养基、血清、生长因子等原材料价格较高，特别是一些无血清、无动物源的培养基，这增加了外泌体的生产成本。此外，分离纯化过程中使用的试剂、耗材，如超速离心管、免疫磁珠、微流控芯片等，也会带来较大的成本压力。

2. 设备投资与运行成本

大规模细胞培养和外泌体分离纯化需要先进的设备，如生物反应器、超速离心机、层析系统、微流控设备等，这些设备的购置成本高昂。同时，设备的运行、维护和能耗也需要大量资金投入。另外，为保证生产过程的无菌、洁净环境，还需要建设专门的生产车间和配套设施，进一步增加了成本。

四、稳定性与保存

1. 稳定性研究

外泌体在储存和运输过程中容易受到温度、湿度、光照等因素的影响，导致其结构和功能发生变化。需要深入研究外泌体的稳定性机制，开发有效的稳定化技术，如添加保护剂、优化储存条件等，以保证外泌体在保质期内的质量和活性。

2. 长期保存技术

目前，外泌体的长期保存主要采用低温冷冻或冻干技术。然而，冷冻保存需要超低温设备，且在冻融过程中可能会造成外泌体的损伤；冻干技术虽能提高外泌体的稳定性，但冻干过程中的干燥条件和复溶方法对外泌体的活性有较大影响，需要进一步优化。

五、法规与监管

1. 法规制定

外泌体作为一种新型的生物制剂，其生产和应用涉及药品监管、生物安全等多个方面的法规和标准。目前，相关法规和指南还不够完善，不同国家和地区的监管要求也存在差异，这给外泌体的规模化生产和商业化应用带来了不确定性。

2. 合规生产

企业需要按照法规要求建立规范的生产质量管理体系，从细胞来源、生产过程、质量控制到产品的包装、标签、说明书等各个环节，都要符合严格的法规标准。这需要企业投入大量的人力、物力和财力进行合规建设，增加了生产的复杂性和成本。

第三节　外泌体质量控制标准

为了确保外泌体的质量和一致性，标准化的质量控制流程是至关重要的。

一、细胞来源控制

外泌体的质量直接受其来源细胞的影响。因此，首先要对干细胞的来源进行控制，以确保外泌体的功能和安全性。干细胞来源应来自健康、无疾病、基因型匹配的供体，并且应通过适当的筛选和鉴定程序来验证其质量和稳定性。

二、分离和纯化方法

分离和纯化外泌体的过程对于保证其质量和产量至关重要。应采用高效的分离和纯化方法，如超速离亲和色谱或免疫吸附等，以确保获得高纯度的外泌体。此外，应定期监测和评估分离方法的效率和效果，以确保其可靠性和重复性。

三、储存和运输条件

外泌体的储存和运输条件对其质量和稳定性具有重要影响。应制定适当的储存和运输条件，如温度、湿度、光照等，以确保外泌体的结构和功能不受损害。此外，应定期监测和评估储存和运输条件的合规性和稳定性确保其符合质量控制标准。

四、外泌体大小和数量检测

外泌体的尺寸和数量是反映其质量和稳定性的重要指标。应采用适当的检测方法，如纳米粒度分析、动态光散射或电镜观察等，来对外泌体的尺寸和数量进行定期监测和评估。此外，应通过统计和分析数据，制定外泌体大小和数量的接受标准，以确保其符合预期的质量要求。

五、生物活性检测

外泌体的生物活性对其在临床治疗中的效果具有重要影响。应采用适当的生物活性检测方法，如细胞毒性试验、细胞迁移试验或基因表达分析等，来对外泌体的生物活性进行评估。此外，应通过统计和分析数据，制定生物活性的接受标准，以确保其符合预期的治疗效果。

六、安全性评估

外泌体的安全性对其在临床治疗中的风险具有重要影响。应进行全面的安全性评估，包括无菌性检查、内毒素检测、过敏性试验等，以确保外泌体的安全性和无不良反应。此外，应定期对外泌体的安全性进行评估和监控，以确保其符合质量控制标准。

七、质量控制标准制定

制定外泌体的质量控制标准是保证其质量和安全性的关键步骤。应根据上述控制点制定相应的接受标准和控制方法，形成一套完整的质量控制体系。此外，还应根据质量控制结果对外泌体的生产过程进行调整和优化以提高其质量和稳定性。

八、批间一致性评估

为了保证外泌体的质量和安全性在不同批次之间具有一致性，应对每批生产的外泌体进行批间一致性评估。应制定相应的评估方法和接受标准，对每批外泌体的质量进行统计和分析，以确保其符合预期的质量要求。如发现批次间存在差异，应及时查找原因并进行调整，以保证生产的稳定性和可重复性。

第四节　外泌体分选机制的探究

外泌体分选机制在外泌体药物靶向递送中扮演核心角色，其腔内及膜成分蕴含着与亲代细胞迥异的蛋白质、RNA 和脂质，这些“货物”的精准分选决定了外泌体介导的细胞间信息传递效率，其重要性体现在精准靶向、药物装载效率、载体安全性及递送系统优化等多个关键环节。外泌体的天然靶向性（如肿瘤来源外泌体趋向转移器官、干细胞外泌体富集于损伤组织）依赖其表面标志物（如整合素 $\alpha_v\beta_5$ 靶向肺、CD47 避免巨噬细胞清除）。通过特异性富集携带靶向标志物的外泌体亚群（如利用抗体捕获 $CD63^+$/$EpCAM^+$ 肿瘤外泌体），可定向递送药物至目标组织，减少对正常细胞的脱靶效应。例如，分选靶向脑部的外泌体（表面含 L1 细胞黏附分子）可突破血脑屏障，提高中枢神经系统疾病的治疗效果。若分选不精准（如混入非靶向亚群），会导致药物分布扩散，降低疗效并增加副作用风险（如肝脏或脾脏的非特异性富集）。此外，外泌体表面的免疫调节分子（如 PD-L1、HLA-G）或抗吞噬标志物（如 CD47）需通过分选富集，以避免被免疫系统识别清除。例如，分选高表达 CD47 的间充质干细胞外泌体，可减少巨噬细胞吞噬，延长体内循环时间，提高药物递送效率。

外泌体允许质膜和胞质成分的转移，可重编程受体细胞。关于外泌体“货物”的分选机制，外泌体通过 ESCRT 依赖和非依赖机制接收“货物”，此外，缺氧等应激也可改变外泌体的内容物。

一、ESCRT 依赖分选机制

ESCRT 复合体是公认的主要“货物”分选机制。泛素化和泛素样修饰是蛋白质定位、稳定性和功能的调节系统之一。最新证据表明，ESCRT 家族在外泌体出芽和裂变前参与将泛素化蛋白质分选到内体区室（Urbe S，2003）。ESCRT 复合体执行三项功能：识别泛素化“货物”并阻止其降解；使膜变形并分选“货物”；形成包含分选“货物”的 ILVs。蛋白质通常在 ESCRT 复合体的帮助下装载到外泌体中，该复合体是控制泛素化蛋白质进入 ILVs 的重要元件，包括四个亚复合体，依次识别蛋白质“货物”并分选到 ILVs 中。ES-

CRT-0 招募的 ESCRT-Ⅰ对启动多囊泡体依赖的“货物”分选至关重要（Henne，2011）：ESCRT-0 含有泛素结合结构域（UBDs），可紧密结合“货物”甚至多泛素化“货物”；除泛素结合基序外，ESCRT-0 可通过与网格蛋白囊泡机制相互作用结合“货物”；ESCRT-Ⅰ和 ESCRT-Ⅱ均含 UBDs，而 ESCRT-Ⅲ亚基不含 UBDs。

在此过程中，ESCRT-Ⅰ成分 TSG101 通过氨基末端泛素 E2 变体（UEV）结构域特异性识别 P（S/T）AP 序列，在 Gal3 的外泌体募集中发挥功能。Nedd4 介导的泛素化似乎是募集病毒蛋白（Gag、LMP2A）的必要过程：尽管外泌体通常不含 Nedd4、Nedd4-2 和 Itch，但 Ndfip1 可将这三种 Nedd4 蛋白募集到外泌体中（Putz，2008）；Nedd4 家族通过 WW 结构域和 PY 基序识别含晚期（L）结构域的蛋白质，并将其分选到外泌体中；BAG6 通过与 ESCRT 复合体成分结合，对外泌体“货物”装载起调节作用，其 P（S/T）AP 基序与 Tsg101 直接结合至关重要，该相互作用机制类似于病毒组装过程中的 ESCRT 募集（Schuldner，2019）。除结合泛素外，ESCRT 复合体自身也可被泛素化，其依赖泛素化将蛋白质分选到 ILVs 中。在将“货物”包装到 ILVs 之前，去泛素化是必需步骤，ESCRT 复合体具有将泛素化蛋白质分选到 ILVs 的能力。与泛素周转相关的 E3 泛素连接酶可控制多囊泡体的命运，表明去泛素化是将“货物”分选到 ILVs 和外泌体的必要条件。

然而，并非所有蛋白质分选均依赖泛素化。最新研究显示，泛素化蛋白质可逃避去泛素化，泛素化驱动 MHCⅡ的内吞和分选至多囊泡体的腔内囊泡以进行溶酶体降解。已证实，在抗原负载的树突状细胞（DCs）中，MHCⅡ的分选存在替代多囊泡体机制，其分选至外泌体独立于 MHCⅡ的泛素化（Buschow，2009）。除泛素化外，乙酰化可抑制蛋白质向外出泌体的分选，研究表明，这种翻译后修饰（PTMs）作为信号将“货物”运输至多囊泡体，并证明 ESCRT 机制在此途径中起关键作用（Katzmann，2002）。外泌体中的这些蛋白质在特定氨基酸残基位置发生修饰，并参与多囊泡体的调节。总之，破译复杂的 ESCRT 依赖途径是揭示蛋白质选择性导入外泌体特定功能的必要条件。

二、ESCRT 非依赖分选机制

（一）蛋白质分选

PTMs 可指导外泌体装载，特定 PTMs 可控制蛋白质“货物”分选的选择性机制，促进某些蛋白质在外泌体中富集。除泛素化外，SUMO 化、ISG

化、磷酸化、氧化、瓜氨酸化、糖基化和肉豆蔻酰化均可调节外泌体装载，并与各种 PTMs 相互作用。蛋白质的泛素化或 SUMO 化促进其分选到外泌体中，而乙酰化或 ISG 化则驱动修饰蛋白质降解。氧化和氧化还原过程在外泌体“货物”分选中起关键作用，氧化还可能影响外泌体膜的脂质。De Jong 等（2012）指出，缺氧等应激可改变细胞来源外泌体的组成（De Jong，2012），氧化应激也影响外泌体中的 RNA 组成。值得注意的是，用此类外泌体预处理的受体细胞可免受氧化应激，从另一侧面验证了这一点。许多研究表明，磷酸化改变外泌体的生物发生，如 ARF6-GTP（ADP 核糖基化因子 6）可调节“货物”分选（Muralidharan-Chari，2009）。糖基化是影响外泌体“货物”蛋白和膜的一种 PTMs，T 细胞、黑色素瘤细胞和结肠癌细胞以及生物体液中的外泌体具有相似的糖基化，向特定蛋白质添加糖基化基序也可介导其掺入外泌体。FAT10 含羧基末端 GlyGly 基序，可通过 FAT10 化修饰靶蛋白以装载到外泌体中（Ageta，2019）。总之，这些 PTMs 在病理或生理条件下通过调节外泌体的释放和摄取，作为细胞有害成分的清除机制或修复机制发挥作用。然而，这些其他 PTMs 的作用仍未被充分探索，可能表明它们不太可能独立发挥作用。

（二）脂质相关分选

另一方面，越来越多的证据表明，ESCRT 非依赖机制（包括脂筏、四次跨膜蛋白和神经酰胺介导的机制）也至关重要。ESCRT 依赖和非依赖途径并非相互矛盾，而是表明外泌体存在异质群体。已发现，蛋白脂质蛋白（PLP）的内体运输途径可能独立于 ESCRT（Trajkovic，2008），外泌体膜的脂筏结构域可将某些蛋白质分选到外泌体中。最初，作为选择性清除聚集膜受体和脂质的机制，脂筏参与外泌体分选的理论在成熟网织红细胞中被提出，最近的一篇文章指出，脂质可能通过脂筏装载，脂筏结构域也可能构成装载到 ILVs 的平台。此外，在少突胶质细胞瘤细胞系中，PLP 装载到外泌体依赖于鞘脂神经酰胺，有报道称存在神经酰胺依赖的膜内陷机制，允许形成内部囊泡和“货物”装载。跨膜或腔内结构域的性质对蛋白质装载到外泌体中具有强烈影响，值得注意的是，神经酰胺诱导的 CD63 可被鞘氨醇激酶抑制剂阻断。蛋白质分选还涉及四次跨膜蛋白 CD63，其胞内结构域或富集于 CD9/CD63 的脂质结构域在跨膜蛋白装载到腔内囊泡中发挥作用。已观察到 CD63 围绕 MN 包膜并将核内容物分选到外泌体中，CD63 与 RNA 结合蛋白 Y-box 蛋白 1（YB-1）相互作用，将 miR-223 分选到外泌体中，进一步支持 CD63 在外泌体“货物”装载中的机制。例如，该四次跨膜蛋白控制 EB 病毒蛋白 LMP1 进入外泌体，调节 PMEL 分选到 ILVs，此过程独立于 ESCRT 复合体和泛素化。富含 CD81 的结构域已被证明可作为外泌体蛋白的分选平台，并参与 ESCRT 非依赖的“货物”分选和 ILVs 群体的形成。Tsg101、Vps4 和 ALIX 也可能与蛋白质或 RNA 的分选机制相关。

（三）RNA 和 DNA 分选

外泌体中的 RNA 并非随机，其分选过程具有高度选择性。已证实，miRNA 装载到外泌体中可由 miRNA 本身和特定内源性靶序列控制。首先，一类 miRNA 优先装载到外泌体中，如 miR-320 和 miR-150。基于当前研究，miRNA 装载机制总结为以下主要途径和一种潜在机制。

1. SUMO 化异质核糖核蛋白（hnRNPs）依赖机制

外泌体中 miRNA 序列具有共同的种子序列，称为 EXO 基序，可促进与 RNA 结合蛋白（如 hnRNPA2B1 和 SYNCRIP）的结合。一些研究证明，miRNA 中富集的短序列基序（EXO 基序）控制其分选到外泌体中，并发现其定向诱变可调节 miRNA “货物”（Villarroya-Beltri，2013）。hnRNPA2B1 通过识别 GGAG 基序特异性结合 30 种外泌体 miRNA 并装载到外泌体中，外泌体 hnRNPA2B1 发生 SUMO 化，SUMO 化引导 hnRNPA2B1 与 miRNA 结合。值得注意的是，hnRNPA2B1 在蛋白-RNA 复合体结构中包含两个短 RNA 识别基序（AGG 和 UAG，研究确定了蛋白质 hnRNPA2B1 与两种 miRNA（miR-198 和 miR-601）相互作用的 GGAG/UGCA 基序。SUMO 化已被证明可控制 RNA 种类分选到外泌体中，SYNCRIP 识别 103 种外泌体 miRNA 序列，仅 GGCU 被验证，其通过识别 miRNA 3′端的特定序列（GCUG）进行外泌体分选，该发现表明，作为 miRNA 外泌体分选机制的组成部分，RNA 相互作用蛋白 SYNCRIP 的鉴定可调节外泌体富集 miRNA 的装载。此外，hnRNPA1 被发现介导 miR-522 等 miRNA 包装到外泌体中，除特定基序（GUUG）外，还检测到其将 miR-582-5p 分选到外泌体中。研究发现，miR-1246 中的 GCAG 基序控制其在外泌体中的富集（Xu，2019）。

2. miRNA 序列 3′端依赖途径

外泌体 mRNA “货物”富含 3′UTR 片段，这似乎是特定 mRNA 装载到外泌体中的必要条件，CTGCC 基序和 miR-1289 特异性序列为其他外泌体富集的 mRNA 所共有。

3. miRNA 诱导沉默复合体（miRISC）相关途径

Ago2 已被报道对 let-7a、miR-100 和 miR-320a 分选到外泌体中具有特定控制作用（McKenzie，2016）。

4. 膜蛋白相关途径

Vps4A 和 nSMase2 等膜蛋白参与 miRNA 分选到外泌体中，神经酰胺依赖的分泌机制可释放某些外泌体 miRNA，此过程独立于 ESCRT 系统。值得注意的是，过表达 nSMase2 可增加外泌体中 miR-16 和 miR-146a 的水平，而对细胞内 miRNA 水平无影响，外泌体中的环状 RNA（circRNAs）显示出生物活性，可消除受体细胞中 miR-7 诱导的生长抑制。过表达 Vps4A 导致肝癌细胞（HCC）中外泌体 miR-27b-3p 和 miR-92a-3p 水平升高，也导致外泌体来源的 miR-193a-3p、miR-320a 和 miR-132-3p 水平升高；另一方面，抑制 Vps4A 导致外泌体 miR-92a 和 miR-150 水平降低。

5. 其他 RNA 结合蛋白相关途径

研究证明，特定蛋白质可通过识别和结合特定 RNA 序列控制 miRNA 分选。YB-1 已被证明负责将 miRNA 和 mRNA 分选到外泌体中，其可识别并结合特定 mRNA 基序（如 ACCAGCCU、CAGUGAGC 和 UAAUCCCA）、外泌体长链非编码 RNA（lncRNAs），并控制特定 lncRNA 分选到外泌体中。已证实，YB-1 和 NSUN2 是仅有的与 eRNA 特异性基序相互作用的蛋白质，YB-1 特异性结合所有三种基序，而 NSUN2 仅识别 CAGUGAGC 基序（Yanshin，2018），YB-1 突变会损害 miR-144 和 miR-223 分选到外泌体中。最近的一项研究表明，细胞应激诱导的 tRNA 切割产生一类含寡鸟嘌呤基序的 tRNA 片段，其以序列特异性方式结合 YB-1，NSUN2 将 18 种 lncRNA 与外泌体相关联。除 YB-1 和 NSUN2 外，其他 RNA 结合蛋白［如 MEX3C、主穹窿蛋白 4（MVP4）、La 蛋白、MTR4 和膜联蛋白-2］在外泌体“货物”分选中起关键作用：MEX3C 作为 RNA 结合 E3 泛素连接酶介导 mRNA 降解，MEX3C-Ago2 复合体可将 miR-451a 分选到外泌体中；miR-193a 通过 MVP 依赖过程转运到外泌体中；La 蛋白作为 RNA 结合蛋白，负责将 miR-122 转运到外泌体中；核外泌体衔接子进化出经典和非经典 AIM 序列以靶向人类 MTR4，证明 MTR4 拱结构域招募不同 RNA 结合蛋白的多样性和特异性；膜联蛋白-2 可能参与 RNA 分选到外泌体中，因其结合特定 RNA 并在外泌体中高度富集。

6. 其他潜在途径

另一种 ESCRT 非依赖机制可能依赖基于脂筏的微结构域实现“货物”的横向分离，此外泌体包装过程依赖特定 RNA 序列内的脂质双层结合基序。在脂筏结合序列 RNA 67-2 中存在 10 种 EXO 基序（3 个 GCCG、2 个 UGAC、2 个 UCCG、GGAC、GGCG、UGCC），在另一个脂筏结合序列 RNA 10 中发现11种EXO基序（3个GCCG、2个UGAC、2个UGCC、GGAC、GGCG、CCCG、GGCC）。值得注意的是，过表达miR-1289增加GalR3 mRNA分选到外泌体中，表明miRNA可选择性将RNA“货物”包装到外泌体中。

由于外泌体RNA和DNA分选仍是一个相对较新的领域，当前文献可能仅代表有阳性发现的研究。此外，外泌体“货物”的分选是一个复杂现象，难以确定分选蛋白是独立分选机制的一部分，还是参与统一的大型分选机制。

三、外泌体分选机制的意义

外泌体“货物”分选机制的解析，揭示了从泛素化级联到RNA序列识别、从脂质微结构域到应激响应的多层次调控网络。ESCRT依赖途径通过泛素化修饰实现蛋白质的高效分选，非依赖机制则借助PTMs、脂筏及RNA结合蛋白完成精准装载，而应激条件进一步赋予分选过程环境适应性。这些机制的协同作用，使外泌体能够根据宿主细胞状态动态调整“货物”组成，实现对受体细胞的功能重编程。

四、未来研究方向

未来研究需聚焦于以下方向：开发靶向分选通路的工程化技术，如通过基因编辑手段在治疗性RNA中引入EXO基序，促进其进入外泌体；解析分选机制的细胞类型特异性，优化外泌体作为药物载体的靶向性；结合单细胞测序与空间组学，揭示分选异质性对受体细胞信号网络的影响。这些突破将为外泌体在精准医疗中的应用奠定坚实基础，推动其从基础研究向临床转化的跨越式发展。

第五节　外泌体在体内的代谢特点

一、外泌体体内代谢研究的标记技术与应用

收获外泌体后，用荧光染料标记、化学荧光标记和同位素示踪法来研究外泌体在体内的代谢过程。其中荧光染料标记是最常用的方法，多使用碘化物DiR、DiD染料共同孵育，但特异性较差。有研究者用Gaussia荧光素酶（gLuc）与外泌体特有蛋白乳凝集素（lactadherin）连接，前者遇到其催化底物时产生化学荧光从而实现外泌体的体内追踪，特异性较好。也有少数试验使用同位素示踪法。

二、外泌体在体内的代谢特点

（一）不同给药方式的代谢特点

1. 静脉注射

外泌体的颗粒大小可能是决定其代谢分布的重要决定因素之一。纳米/微米颗粒（NMPs）是通过纳米制造技术制成的微球，可用于研究药物的颗粒大小与流体力学特点。研究发现，向血管中注射外泌体大小类似的 NMPs，只有少量 NMPs 能贴近血管壁与白细胞、内皮细胞直接作用。大部分 NMPs 与红细胞一起循环，并被肝、脾摄取清除（Lee，2013）。人的肝窦的内皮细胞窗大小约为 107nm，直径小于此值的颗粒可以通过内皮细胞窗进入肝窦周隙，被肝实质细胞捕获，而大于内皮细胞窗直径的颗粒则会被阻挡在肝外，由脾负责清除。研究显示当 NMPs 直径在 100nm 左右时，肝和脾共同的清除作用最小，NMPs 在血液循环中存留的时间最长。而其他器官对于 NMPs 的摄取量则主要取决于 NMPs 在血液循环中的浓度和循环时间。外泌体进入血液循环后迅速从血管中消除，进入实质器官，血浆半衰期仅为 2～4min。从小鼠尾静脉注入荧光标记的外泌体，通过活体成像观察到其主要被肝、脾、肺、肾、骨髓等器官捕获，其中以肝、脾、肺的荧光最强；静脉注射用 ^{125}I 标记的外泌体 4h 后，在肝、肺、脾中分别检测到 28%、7%、1.6%的放射活性。进一步研究发现，外泌体在肝和脾中主要被巨噬细胞吞噬摄取。抑制巨噬细胞的活性，外泌体的血浆半衰期明显延长。这一过程可能由于外泌体可以表达磷脂酰丝氨酸，作为一种凋亡信号被巨噬细胞识别并吞噬。

2. 其他给药方式

腹腔注射和皮下注射可以避免外泌体直接进入血液循环，极大降低肝、脾的清除作用，但会出现外泌体在胰腺和消化道的明显聚集。外泌体还可以通过口服进入体内，外泌体的膜结构可以抵抗胃酸和 RNA 酶的作用，将其携带的内容物安全送达肠道，被巨噬细胞及其他肠道细胞摄取从而发挥作用。研究表明口服牛乳来源的外泌体，可以改善免疫调理功能，减轻小鼠的关节炎。此外，可以通过局部给药，提高外泌体对靶器官的作用浓度和作用时间。对比静脉注射，直接在肿瘤内注射或通过经鼻颅内给药等方式，可以防止外泌体进入体循环被肝、脾大量清除。

（二）机体不同状态下的代谢特点

1. 生理情况下的代谢特点

在生理情况下，静脉注射进入血液循环的外泌体被固有免疫非特异性地清除，这一过程尽管有补体蛋白参与其中，但与特异性的抗原抗体反应无关，无论是外泌体表面表达的蛋白还是其特殊的脂质成分对清除速度都没有明显影响。

2. 病理情况下的代谢特点

外泌体在损伤、炎症反应等病变的组织中具有聚集性。在大鼠脑出血模型中，从尾静脉注入外泌体，可见其主要分布在出血灶、肺、肝和脾中。在对兔、小鼠脑缺血-卒中模型的研究中发现，脑缺血灶对外泌体有强烈的摄取行为，同时外泌体会在缺血损伤区域持续存在（>24h）、浓度基本不变，而正常脑组织中外泌体浓度则不断下降（Grange，2014）。向急性脊髓损伤的小鼠注射 MSC 来源的外泌体，发现它们在脊髓损伤处聚集，且主要是被损伤处的 M2 型巨噬细胞所吞噬。在急性肾损伤小鼠模型中观察到，在损伤的肾组织中出现了外泌体的富集，而对照组无此现象。外泌体在病理改变的组织中具有聚集性的机制尚不清楚，考虑可能与外泌体表面表达特异性的受体被炎症细胞识别有关，也可能因炎症和受损组织通透性增高所致。

此外，外泌体对肿瘤组织没有特殊的亲和性，机体是否患有肿瘤也几乎不影响外泌体在体内的清除过程，但恶性肿瘤来源的外泌体可增加肺血管内皮通透性，从而实现在肺间质中的聚集。

第六节　外泌体药物递送系统的潜在毒性

一、外泌体自身特性引发的毒性

（一）来源依赖性毒性

1. 与其起源细胞密切相关

例如肿瘤细胞来源外泌体可能携带致癌蛋白（如突变型 RAS、EGFRvI-II）或促炎因子（如 IL-6、TNF-α），虽可被改造用于靶向递送，但天然肿瘤外泌体若未彻底清除，可能促进肿瘤血管生成、免疫逃逸或转移。临床前研究显示，未经修饰的黑色素瘤细胞外泌体静脉注射可诱导小鼠肺组织血管通透性升高，引发局部炎症。异体干细胞（如间充质干细胞，MSC）来源的外泌体虽免疫原性较低，但长期重复给药可能因表面人类白细胞抗原（HLA）引发轻微免疫反应，尤其在免疫缺陷患者中可能存在潜在排斥风险。

2. 生产过程中病原体污染风险

若生产过程中细胞培养被病毒（如 HIV、EB 病毒）或支原体污染，外泌体可能携带病原体核酸或蛋白，导致感染或毒性反应。

（二）剂量与给药途径相关毒性

1. 高剂量引发的器官负担

静脉注射高浓度外泌体可能在肝、脾等单核巨噬细胞系统（MPS）富集，导致局部细胞过度活化，引发肝损伤或脾肿大。例如，小鼠模型中，单次静脉注射 10^{12} 个 MSC 外泌体可导致肝窦内皮细胞短暂水肿，伴随 ALT 轻度升高（Morishima，2024）。

2. 局部注射的炎症反应

关节腔或脑内注射外泌体可能因载体滞留或降解产物释放，诱发局部炎症。研究显示，脑内注射聚乙二醇（PEG）修饰的外泌体可引起小胶质细胞短暂激活，表现为 IL-1β 水平升高。

二、载药及修饰引入的毒性

（一）药物装载方式的影响

1. 化学修饰毒性

通过电穿孔、超声或化学试剂（如聚乙二醇）将药物（如化疗药、siRNA）载入外泌体时，可能破坏膜结构，导致脂质双层稳定性下降，释放有毒中间体。例如，阿霉素装载过程中若未优化条件，外泌体膜磷脂过氧化产物（如丙二醛）可诱导红细胞溶血。

2. 基因载体的脱靶效应

装载小干扰 RNA（siRNA）或信使 RNA（mRNA）的外泌体若靶向递送效率不足，可能在非靶器官（如肝脏、肾脏）释放，引发基因沉默脱靶，导致正常细胞功能异常。临床前研究中，靶向 KRAS 的 siRNA 外泌体若剂量过高，可非特异性抑制肝脏代谢酶 CYP450，影响药物清除。

（二）功能性修饰的潜在风险

1. 靶向配体的免疫原性

外泌体表面修饰抗体、多肽等靶向分子（如靶向 HER2 的单链抗体）可能引发抗药物抗体（ADA）反应，降低疗效并导致过敏。例如，靶向前列腺特异性膜抗原（PSMA）的外泌体多次给药后，小鼠血清中检测到抗 PSMA

抗体，伴随补体激活相关蛋白 C3a 水平升高（Magrin，2021）。

2. 膜成分改变的毒性

人工改造外泌体膜成分（如插入胆固醇或合成脂质）可能影响其生物相容性，导致与细胞膜融合异常，引发细胞凋亡。研究发现，高胆固醇含量的外泌体与血管内皮细胞结合时，可激活 caspase-3 通路，诱导细胞程序性死亡。

三、免疫相关毒性

（一）天然免疫激活

1. 模式识别受体（PRR）介导的炎症

外泌体携带的核酸（如双链 RNA、CpG DNA）或膜成分（如磷脂酰丝氨酸、热休克蛋白）可被 Toll 样受体（TLR）识别，激活 NF-κB 通路，导致 IL-6、IFN-γ 等促炎细胞因子释放。例如，细菌来源的外泌体样囊泡（BLVs）因含脂多糖（LPS），即使极低剂量也可引发脓毒症样反应。

2. 补体系统激活

静脉注射的外泌体可能被补体蛋白（如 C3b）标记，引发补体依赖的细胞毒性（CDC）或加速清除。表面带负电荷的外泌体（如肿瘤来源）更易激活补体经典途径，导致过敏毒素 C5a 释放，诱发血管通透性升高。

（二）适应性免疫反应

1. 异源外泌体的免疫排斥

异体来源的外泌体（如源自永生化细胞系）可能表达供体特异性 HLA 分子，引发 T 细胞介导的免疫应答。临床案例中，异体 DC 来源外泌体疫苗在部分患者中检测到 HLA 抗体，伴随注射部位迟发型超敏反应。

2. 自身免疫风险

若外泌体携带宿主自身抗原（如神经髓鞘蛋白），可能诱发自身免疫疾病。例如，多发性硬化患者来源的外泌体若用于药物递送，其表面髓鞘少突胶质细胞糖蛋白（MOG）可能激活自身反应性 T 细胞。

四、靶向递送与药代动力学相关毒性

（一）非预期器官分布

1. 肝脾富集的毒性

外泌体因天然被 MPS 识别，静脉注射后常优先蓄积于肝脾，导致所载药物在非靶器官释放。例如，靶向脑部的外泌体若表面修饰不足，约70%的剂量会滞留于肝脏，高浓度化疗药在肝内释放可引发胆汁淤积或肝细胞坏死。

2. 肾脏清除相关毒性

小粒径外泌体（<100nm）可能通过肾小球滤过，若载药具有肾毒性（如顺铂），可加剧肾小管损伤。动物试验中，顺铂-外泌体复合物静脉注射后，肾小管上皮细胞凋亡率较游离顺铂组升高30%（Kang，2021）。

（二）长期暴露的潜在风险

1. 慢性炎症与纤维化

反复给药导致外泌体在组织中持续蓄积，可能激活成纤维细胞，诱导胶原沉积。例如，关节腔多次注射MSC外泌体可导致滑膜组织α-SMA阳性细胞增多，提示纤维化倾向。

2. 基因整合风险

若外泌体递送基因编辑工具（如CRISPR-Cas9质粒），虽概率较低，但仍存在脱靶整合至宿主基因组的可能，引发插入突变或癌基因激活。

五、生产工艺与质量控制相关毒性

（一）杂质污染

1. 细胞碎片与内毒素

分离过程中若未彻底去除细胞碎片或死细胞释放的DNA/RNA，可能引发炎症；内毒素（如LPS）残留超标（>0.25EU/mL）可导致发热、低血压甚至脓毒症休克。

2. 分离试剂残留

超速离心使用的蔗糖、碘克沙醇或免疫磁珠的抗体偶联剂若未洗净，可能与宿主细胞相互作用，产生毒性。例如，残留的抗CD63磁珠抗体可与血小板表面受体结合，诱发血栓形成。

（二）批次间差异的毒性波动

不同批次外泌体的粒径分布、表面标志物（如CD9/CD81）纯度或载药效率不一致，可能导致毒性反应不可预测。例如，某批次外泌体因载药量过高，在动物试验中引发剂量依赖性心脏毒性，而相邻批次则无此现象（Palakurthi，2024）。

第七节　构建长期安全的外泌体药物递送系统

外泌体递送系统的安全性评估是一个涉及多学科领域的复杂科学问题，其核心在于揭示长期暴露于外泌体及其荷载物质对生物体产生的潜在毒性效应，以及建立贯穿临床前研究到临床应用的全链条风险监测体系。

一、外泌体安全性评估

（一）自身生物学特性

从作用机制来看，外泌体作为天然纳米载体，其安全性风险既源于自身生物学特性，如来源细胞的异质性、膜成分的免疫原性，也与人工修饰及药物装载过程密切相关，同时受到给药途径、剂量频率及宿主个体差异的显著影响。在慢性毒性层面，外泌体因表面磷脂酰丝氨酸、热休克蛋白等信号分子，易被肝脾等单核巨噬细胞系统（MPS）识别并富集，导致长期重复给药后出现器官特异性损伤。例如，小鼠模型中每周静脉注射间充质干细胞来源外泌体（MSC-Exo）持续12周，可观察到肝窦内皮细胞窗孔结构破坏，丙氨酸氨基转移酶（ALT）和天冬氨酸氨基转移酶（AST）持续轻度升高，肝组织内Kupffer细胞肥大及胶原纤维沉积，提示肝纤维化倾向，其机制与外泌体携带的miR-122抑制胆固醇代谢关键基因HMGCR表达相关。恒河猴长期毒性试验中，每月注射肿瘤靶向性外泌体6个月后，脾脏重量增加18%，红髓区CD68阳性巨噬细胞密度上升30%，显示巨噬细胞过度活化导致的脾脏肿大（Bugelski，2012）。对于肾脏，小粒径外泌体（$<$100nm）携带顺铂等肾毒性药物时，连续28d静脉给药可引发斑马鱼近端肾小管上皮细胞Na^+/K^+-ATP酶表达下降40%，电镜下可见线粒体嵴断裂及溶酶体堆积，表明肾小管能量代谢障碍与细胞凋亡。肺部吸入给药的肿瘤来源外泌体则可能沉积于肺泡巨噬细胞，诱发转化生长因子-β1（TGF-β1）水平升高，导致肺组织羟脯氨酸含量增加，提示胶原沉积与纤维化风险。

（二）免疫相关安全性

免疫相关安全性是外泌体长期应用的另一核心挑战，涉及慢性免疫激活、自身免疫风险及免疫清除机制的复杂交互作用。外泌体携带的双链RNA、

CpG DNA 等核酸物质或病原体相关分子模式（PAMPs），可反复刺激 Toll 样受体（TLR3/TLR7/TLR9），激活 NF-κB 通路引发慢性炎症。小鼠腹腔注射含 CpG DNA 的外泌体 12 周后，血清 IL-6、TNF-α 持续高于正常上限，脾淋巴细胞对刀豆蛋白 A（ConA）的增殖反应降低 35%，显示免疫应答能力下降。若外泌体来源于病变细胞，如类风湿关节炎患者的外周血单个核细胞（PBMC），其表面负载的瓜氨酸化蛋白等自身抗原可诱导耐受性树突状细胞（DC）转化为促炎表型，导致实验兔血清抗环瓜氨酸肽抗体（抗 CCP 抗体）阳性率达 60%，提示自身抗体产生与自身免疫病风险。此外，外泌体表面的人类白细胞抗原（HLA）或人工修饰的靶向配体（如抗体片段）可引发适应性免疫反应，恒河猴重复静脉注射聚乙二醇（PEG）修饰的外泌体 4 周后，血清中抗 PEG 抗体滴度＞1∶1000，导致外泌体血液循环半衰期从 4.2h 缩短至 1.8h，中和抗体的产生不仅降低疗效，还可能诱发过敏反应。干细胞来源外泌体的免疫调节功能虽在抗炎治疗中具有优势，但其长期使用可能导致免疫监视能力下降，如小鼠连续 6 周腹腔注射 MSC-Exo 后，脾脏 CD^{8+} T 细胞程序性死亡蛋白-1（PD-1）表达升高 40%，干扰素-γ（IFN-γ）分泌能力下降 30%，对李斯特菌感染的清除能力减弱，提示 T 细胞耗竭风险；而肿瘤来源外泌体携带的 PD-L1、吲哚胺 2,3-双加氧酶（IDO）等免疫抑制分子，可能促进肿瘤微环境中调节性 T 细胞（Treg）增殖，某晚期肺癌患者接受树突状细胞来源外泌体（DC-Exo）疫苗治疗 12 个月后，肿瘤组织内 Treg 细胞比例升高 25%，存在肿瘤免疫逃逸隐患。

（三）基因与表观遗传安全性

基因与表观遗传安全性是外泌体作为基因递送载体时的关键安全考量，涉及外源性核酸的脱靶效应及长期表观遗传修饰的累积影响。靶向 KRAS G12D 的 siRNA 外泌体连续给药 3 个月，可导致大鼠肝脏中同源基因 NRAS 表达抑制率达 20%，伴随脂肪酸代谢通路紊乱，显示小核酸药物的序列同源性脱靶风险。当外泌体递送 CRISPR-Cas9 质粒等基因编辑工具时，尽管整合概率低于 0.1%，但体外试验显示 Cas9 蛋白持续释放 4 周可使 HEK293 细胞微核率升高 1.5 倍，提示染色体结构异常风险（Berggreen，2023）。在表观遗传层面，肝癌细胞来源外泌体（HepG2-Exo）长期处理正常肝细胞，可导致 p53 启动子区 CpG 岛甲基化水平升高 30%、p53 蛋白表达下降、抑癌基因功能抑制；MSC-Exo 携带的 EZH2 蛋白进入心肌细胞后，可引起组蛋白 H3K27 三甲基化水平升高，抑制心肌再生相关基因 GATA4 表达，显示组蛋白修饰异常对细胞功能的长期调控作用。代谢与能量稳态干扰则体现在脂质和糖代谢紊乱，外泌体灌胃小鼠8周后，肝组织甘油三酯含量增加25%，与外泌体携带的miR-33a抑制ATP结合盒转运体A1（ABCA1）介导的胆固醇逆向转运相关。

（四）生产工艺杂质残留

生产工艺相关的杂质残留是不可忽视的安全性隐患，超速离心使用的碘克沙醇若残留量>0.1%，可导致斑马鱼肾小管上皮细胞溶酶体肿胀，β-半乳糖苷酶活性升高2倍；免疫磁珠偶联剂的环氧活化基团残留可与细胞表面蛋白共价结合，诱发慢性炎症反应。此外，细胞培养过程中支原体DNA或内毒素（LPS）污染，可通过外泌体传递并长期刺激TLR通路，导致脾脏B细胞异常增殖或血清降钙素原（PCT）持续升高，提示微生物污染的潜在风险。

二、安全的外泌体药物递送系统构建

（一）构建动物模型验证

在安全性评估的技术体系构建中，临床前研究需结合动物模型特性设计给药方案，首选非人灵长类动物（如恒河猴、食蟹猴）评估代谢特性与免疫原性，辅以啮齿类动物进行剂量探索。给药周期根据适应症设定，慢性疾病治疗需至少3～6个月给药期，观察期延长至停药后12个月，如关节腔注射外泌体需监测关节软骨12个月内的组织学变化。检测指标涵盖全身毒性（体重、血液生化）、组织病理学（器官系数、免疫组化）、免疫毒性（细胞因子、淋巴细胞亚群）、基因毒性（微核试验、全基因组测序）及代谢影响（血糖、血脂），结合活体成像追踪（如PET/CT）和单细胞测序技术，精准定位外泌体长期分布及细胞亚群活化状态。临床评估则需关注特殊人群，如免疫缺陷患者的机会性感染风险、肝肾功能不全者的清除能力差异，监测周期延长至治疗结束后5年，重点追踪肿瘤复发率与自身抗体谱变化。生物标志物开发聚焦早期预警指标，如血清miR-155（免疫激活）、肾损伤分子-1（KIM-1）、前胶原Ⅰ氨基端肽（PIP）等，结合桥接ELISA法检测抗外泌体抗体（AEA）及其中和活性，确保免疫原性风险可控。

（二）建立严格质量控制标准

监管科学与标准化方面，需遵循国际指南如ICH《S6（R1）生物技术药物非临床安全性评价》和ISEV《MISEV2024》，建立严格的质量控制标准，包括内毒素<0.2EU/mg蛋白、支原体DNA<100拷贝/μg RNA、分离试剂残留<0.05%等，同时追溯外泌体长期储存（−80℃，24个月）的稳定性，

确保膜蛋白完整性及荷载分子活性保留率≥85%。特殊应用场景中，不同给药途径呈现差异化风险：静脉注射需关注 MPS 蓄积导致的肝脾损伤及血小板活化引发的血栓风险，临床研究显示肿瘤患者静脉血栓栓塞（VTE）发生率较对照组高 1.8 倍；局部注射需警惕关节腔纤维化或脑内神经元凋亡，通过 MRI 动态监测关节间隙变化及 Evans 蓝染色评估血脑屏障通透性；口服给药则影响肠道菌群与黏膜免疫，大鼠灌胃植物外泌体 8 周后，厚壁菌/拟杆菌值改变，肠道 IL-17＋细胞增多，提示肠道免疫微环境重塑。针对免疫缺陷患者，需监测巨细胞病毒（CMV）载量及 CD^{4+} T 细胞计数，降低机会性感染与第二原发肿瘤风险；孕妇与哺乳期女性需评估外泌体粒径及表面蛋白对胎盘屏障的穿透性，避免胎儿或新生儿暴露于治疗性荷载。

当前，外泌体安全性评估面临多重技术瓶颈，包括长期毒性机制的复杂性导致作用靶点模糊，缺乏人类长期暴露数据，以及评估方法标准化缺失等问题。未来研究需聚焦工程化外泌体的毒性规避，通过表面 PEG 化减少 MPS 摄取、优化靶向配体降低非特异性结合、设计 pH 响应性膜修饰调控荷载释放等策略，从源头提升安全性；结合人工智能构建长期毒性预测模型，整合外泌体物理化学性质与宿主生物学数据，缩短研发周期；开发可植入式生物传感器实现实时监测，动态追踪外泌体分布代谢及毒性相关生物标志物。总之，外泌体递送系统的安全性评估需整合毒理学、免疫学、分子生物学及工程学等多学科方法，建立从临床前到临床的全链条监测体系，通过技术创新与监管协同，推动外泌体药物从实验室研究向安全有效的临床应用转化，最终实现精准医疗时代的靶向递送目标。这一过程不仅需要基础研究的深入突破，更依赖于标准化评估体系的建立和全球监管框架的完善，以确保外泌体疗法在疾病治疗中的安全性与可靠性，为人类健康带来新的希望。

第八节　外泌体药物递送系统的临床试验进展

在生理条件下，外泌体中发现并释放的多种生物成分在生物医学和药物递送领域展现出广泛应用潜力，部分成果已逐步迈向临床试验阶段，具体临床试验案例见表 6-1。

表 6-1　与外泌体相关的临床试验

临床试验编号	试验名称	疾病/健康状况	EVs 来源细胞	人数
NCT02138331	微囊泡和外泌体疗法对 1 型糖尿病(T1DM)β 细胞量的影响	1 型糖尿病	MSC-EVs	20

续表

临床试验编号	试验名称	疾病/健康状况	EVs 来源细胞	人数
NCT03384433	异体间充质干细胞来源外泌体在急性缺血性卒中患者中的应用	脑血管疾病	MSC-EVs	5
NCT03437759	MSC 外泌体促进 MHs 的愈合	黄斑裂孔	MSC-EVs	44
NCT03608631	Exosomes 治疗携带 KrasG12D 突变的转移性胰腺癌患者	胰腺癌	MSC-Evs with KRAS G12D siRNA	28
NCT03857841	静脉注射干细胞来源细胞外囊泡(UNEX-42)在早产新生儿支气管肺发育不良(BPD)高风险人群中的安全性研究	支气管肺发育不良	UNEX-1 (BMSC-Evs)	18
NCT04173650	MSC 细胞外囊泡在营养不良性大疱性表皮松解症中的应用	营养不良性大疱性表皮松懈症	AGLE 102 (MSC-Evs)	10
NCT04202770	聚焦超声联合外泌体治疗抑郁症、焦虑症和痴呆	难治性抑郁症/焦虑症/神经退行性疾病	MSC-EVs	300
NCT04202783	外泌体在颅面神经痛中的应用	神经痛	SC-EVs	100
NCT04213248	脐带间充质干细胞来源外泌体对慢性移植物抗宿主病(cGVHD)患者干眼症的影响	干眼症	UMSC-EVs	27
NCT04223622	脂肪干细胞分泌组对人软骨组织外植体的作用	骨关节炎	ASC-secretome	24
NCT04270006	脂肪干细胞外泌体治疗牙周炎的疗效评估	牙周炎	ADSC-Evs	10
NCT04276987	间充质干细胞外泌体吸入治疗重症新型冠状病毒感染肺炎的初步临床研究	冠状病毒	MSC-EVs	24
NCT04388982	异体脂肪 MSC 外泌体在阿尔茨海默病患者中的安全性和有效性评估	阿尔茨海默病	MSC-Exos	24
NCT06279741	MSC 细胞外囊泡预防极早产儿支气管肺发育不良(BPD)的安全性和有效性研究(EVENEW)	支气管肺发育不良	MSC-EVs	40
NCT05808400	脐带来源间充质干细胞外泌体治疗新冠感染后慢性咳嗽的安全性和有效性研究	新型冠状病毒	UCMSC-Exos	50

注：资料来源于 Clinical trials. gov。

一、外泌体在肿瘤患者临床试验中的应用

（一）肿瘤相关外泌体临床试验概况及血管生成机制研究

在肿瘤相关试验中，约有 87 项临床试验正在进行。这些试验涉及外泌体在多种生物学过程中的应用，包括血管生成、肿瘤生长转移、基质细胞活化及促癌进展机制研究。当肿瘤开始生长时，局部迅速进入缺氧状态，触发促血管生成和抗血管生成细胞因子（如血管内皮细胞、成纤维细胞、周细胞及内皮生长因子 EGF）的调节因子。外泌体是肿瘤进展、耐药性及预后评估的关键参与者。例如，胰腺细胞来源的携带四次跨膜蛋白的外泌体可促进血管分支，该蛋白还能调节内皮细胞对肿瘤外泌体的结合与摄取。Al Nedawi 及其团队（2008）证实，肺癌细胞释放的外泌体可将突变型表皮生长因子受体（EGFR）传递至肺内皮细胞。这一过程通过激活 EGFR 下游的 AKT 和 MAPK 信号通路，异常诱导血管内皮生长因子（VEGF）的分泌，进而误导内皮细胞对肿瘤进展的应答。该发现为靶向癌细胞外泌体的抗血管生成治疗提供了理论基础。在胶质母细胞瘤（GBM）研究中，学者们进一步发现肿瘤来源的外泌体可携带血管生成相关 mRNA，并在受体细胞中完成翻译表达。这类外泌体 mRNA 不仅具备作为液体活检生物标志物的潜力，其携带的转录后基因沉默痕迹（如 miRNA 调控印记）更能反映肿瘤血管生成的动态特征（Low，2022）。结直肠癌领域的研究则揭示，癌细胞外泌体通过 α4/β1 整合素介导的相互作用，向内皮细胞递送血管生成 mRNA。该过程通过激活 eNOS-PI3K/AKT 信号轴，显著促进内皮细胞管状结构形成及增殖，为肿瘤血管网络的构建提供直接支持。

（二）外泌体介导的肿瘤药物递送及疗效评估临床试验

在外泌体临床研究中利用外泌体递送并评估特定药物在肿瘤治疗中的疗效。例如，一项针对 NK 细胞和 T 细胞非霍奇金淋巴瘤的研究，单独或联合考潘利西布使用 MK-3475（帕博利珠单抗），在 1 期和 2 期阶段分析外周血淋巴瘤和 T 细胞外泌体中的 PD-1 表达（NCT02535247）[61]。一项甲状腺癌研究（NCT03109847）针对分化型甲状腺癌放射性碘治疗的副作用，旨在通过血清和唾液外泌体验证盐酸二甲双胍在 2 期阶段减轻相关副作用。

（三）更多肿瘤类型的外泌体药物疗效研究进展

另一项令人关注的研究针对Ⅱ～Ⅳ期头颈部鳞状细胞癌患者，使用纳武利尤单抗和 BMS986205，旨在分析外周血外泌体的丰度和组成以识别外泌体生

物标志物，该研究处于2期阶段（临床识别编号：NCT03854032）。本文讨论的最后一项研究针对寡转移性结直肠癌患者，采用帕博利珠单抗联合立体定向体部放疗（SBRT）进行临床治疗干预，同样为2期研究（识别编号：NCT03927898）。其他基于外泌体的药物分析研究包括MDM2抑制剂AMG-232治疗软组织肉瘤（NCT03217266），以及通过支气管肺泡灌洗液外泌体DNA评估奥希替尼对T790M阳性非小细胞肺癌疗效的研究（NCT03228277）。这些利用外泌体的药物疗效研究为研究者提供了灵活多样的治疗选择，且大多处于1期或2期，数据前景乐观。

（四）外泌体在肿瘤疫苗研发与成像诊断中的应用

外泌体在疫苗和肿瘤成像领域也有令人兴奋的应用。前文中已讨论其免疫调节和抗肿瘤特性，部分研究探索了外泌体在疫苗中的应用。例如，一项研究将负载肿瘤抗原的树突状细胞来源外泌体作为非小细胞肺癌免疫治疗的候选疫苗，该2期研究基于1期在肺癌患者中取得的成功数据（NCT01159288）。在成像和早期检测方面，外泌体同样潜力显著：一项结合CT与外泌体诊断的早期肺癌研究发现，外泌体micro-A在早期肺癌组织中高表达，显著高于癌旁组织（NCT03542253）；另一项研究通过血液样本检测血浆ARv7，用于转移性去势抵抗性前列腺癌的诊断（NCT03236688）；还有研究利用超高分辨率光学相干断层扫描技术，通过尿液和血清外泌体检测微米级早期胰腺癌（NCT03911999）（Huda MN，2021）。目前已发现87项涉及肿瘤生物标志物、免疫疗法或联合疗法的临床试验，尽管未公开的完成试验数据不可获取，但公开试验的数量和结果已展现出良好前景，基于外泌体的肿瘤免疫疗法有望在近期转化为临床应用产品。

二、针对脑部疾病和炎症性疾病的临床试验

（一）神经退行性疾病的外泌体生物标志物研究与治疗探索

在脑部疾病和炎症研究中，共发现19项临床研究设计。由于BBB的独特屏障作用，穿透该屏障并递送药物或活性生物制剂成为极具研究价值的领域。如前所述，外泌体是脑部疾病检测和药物递送的理想载体。例如，富含miR-124的间充质干细胞（MSC）来源外泌体被用于治疗脑血管疾病（NCT03384433），前期研究显示其在伤口愈合、肺纤维化无细胞治疗和骨骼肌再生中效果显著。帕金森病的生物标志物研究同样前景可期：一项研究通过外泌体生物标志物筛选、识别LRRK2及其他新型外泌体蛋白的表达

（NCT01860118）；另一项研究评估帕金森病患者样本中年龄相关性黄斑变性（ARMD）的患病率，并分析左旋多巴（L-DOPA）治疗与ARMD的相关性（NCT01860118）。阿尔茨海默病研究中，姜黄素因可抑制多种潜在疾病通路而被关注，外泌体则用于分析其潜在治疗应用（NCT01811381），研究者通过该试验探索姜黄素联合瑜伽锻炼对特定血液外泌体生物标志物的影响。另一项应用是同种异体脂肪MSC外泌体在轻中度痴呆阿尔茨海默病患者中的安全性和有效性研究，旨在改善认知功能（NCT04388982），同时监测外泌体治疗对肝肾功能的影响。

（二）经颅超声联合外泌体递送及脑肿瘤免疫治疗研究

另一项研究聚焦于通过聚焦经颅超声刺激神经痛，增强外泌体向靶点递送抗炎剂和生长因子（静脉输注外泌体前），研究者使用简明疼痛量表（BPI）评估经颅超声治疗引起的疼痛（NCT04202783）。针对恶性胶质瘤的肿瘤免疫治疗，一项1期对照研究将传统治疗与脑癌来源外泌体增强的免疫疗法结合（NCT01550523）：科学家分离患者肿瘤细胞，用反义分子（IGF-1R/AS ODN）去除细胞表面靶向受体，再将处理后的细胞回植体内，诱导肿瘤细胞凋亡并释放携带肿瘤抗原的外泌体，激活T细胞清除肿瘤，通过训练免疫系统识别肿瘤实现长期免疫监视。临床前数据显示外泌体可穿越血脑屏障并在脑内递送有效载荷，因此在克服脑部疾病治疗瓶颈方面具有巨大潜力。

第九节　外泌体药物递送系统的研究前沿趋势

一、从被动运输到主动靶向

（一）靶向修饰技术的基因工程与合成生物学革新

外泌体药物递送系统的核心优势在于其天然生物相容性与细胞间通讯能力，而未来发展的首要方向是突破靶向递送的“精度”与“深度”，构建兼具特异性识别、环境响应与高效载药的智能递送平台。在靶向修饰技术上，基因工程与合成生物学的深度融合将成为关键：通过CRISPR-Cas9技术编辑外泌体来源细胞（如间充质干细胞、树突状细胞）的膜蛋白编码基因，可定向表达靶向肽（如RGD序列靶向整合素）、抗体片段（如抗HER2单链抗体）或病毒包膜蛋白（如狂犬病毒糖蛋白 RVG29 靶向神经元），使外泌体表面呈现高密度、高亲和力的靶向配体，从而主动识别病变细胞表面的特异性受体（如肿瘤细胞的表皮生长因子受体 EGFR）。

（二）载药技术革新与智能响应系统构建

在载药技术革新方面，开发“无损装载”与“按需释放”的智能系统是核心目标。对于核酸类药物（siRNA、mRNA），可利用外泌体来源细胞的内源性生物合成路径，通过转染或基因编辑使细胞在分泌外泌体时主动包裹特定核酸分子，避免传统电穿孔法对膜结构的损伤；对于小分子药物，可通过脂质体融合技术或微流控芯片介导的定向加载，实现药物与外泌体磷脂双层的稳定结合，同时利用 pH 响应型脂质修饰外泌体膜，使其在肿瘤微环境（酸性条件）下触发药物释放。更具前瞻性的是，结合纳米材料工程构建“外泌体-无机纳米颗粒杂合系统”，例如在二氧化硅纳米颗粒表面包裹外泌体膜，既保留外泌体的生物相容性与靶向性，又利用无机材料的高载药能力与光、磁响应特性，实现近红外光触发的药物释放或磁共振成像引导的精准定位。此外，基于机器学习的算法可优化载药策略，通过分析外泌体膜蛋白组成与药物分子结构的相互作用，预测最佳装载方式，提升载药效率与稳定性。

（三）跨生物屏障递送与肿瘤免疫治疗应用

在跨生物屏障递送领域，外泌体的天然优势将被进一步挖掘与强化。针对血脑屏障的穿透难题，除表面修饰靶向肽外，可利用外泌体携带的内源性跨膜蛋白（如 Lamp2b）与 BBB 内皮细胞表面受体的天然相互作用，结合渗透压短暂开放技术或超声靶向微泡破坏法，实现外泌体的高效脑内递送。在肿瘤免疫治疗中，外泌体可作为“抗原呈递载体”，装载肿瘤抗原肽与免疫激活剂（如 CpG 寡核苷酸），靶向递送至树突状细胞，激活特异性 T 细胞反应，同时通过敲除外泌体表面的免疫抑制分子（如 PD-L1），避免被肿瘤微环境中的调节性 T 细胞抑制，构建“免疫激活型外泌体递送系统”。这些技术突破将推动外泌体从“天然载体”升级为“可编程智能载体”，实现对复杂疾病的精准干预。

二、从实验室技术到规模化制备

（一）生产体系与技术革新

1. 外泌体药物递送的全流程标准化生产平台构建

外泌体药物递送系统的临床转化依赖于规模化生产与标准化质控体系的建

立，这需要整合细胞工程、过程控制与分析技术，构建从“细胞培养-外泌体分离-功能修饰-制剂成型”的全流程标准化平台。在分离技术革新方面，传统超速离心法将逐步被高效液相色谱（HPLC）、尺寸排阻色谱（SEC）与微流控芯片技术取代：微流控芯片可通过纳米级孔径筛分与抗体亲和捕获，实现外泌体的高通量、高纯度分离，单次处理量从毫升级提升至升量级，且分离时间缩短至分钟级；自动化色谱系统则可精确控制分离条件（如流速、梯度），确保批次间外泌体的粒径分布（如 100±20nm）、蛋白标志物（CD63、CD81）纯度与功能活性的一致性。针对不同来源的细胞（如自体成纤维细胞、异体间充质干细胞），需建立标准化的细胞培养规范，包括培养基成分（无血清、无动物源性成分）、传代次数（≤10 代）及质量检测（支原体、内毒素水平），避免外源性污染物对临床应用的安全性威胁。

2. 生物反应器技术革新与外泌体规模化生产工艺优化

在质量控制标准方面，国际标准化组织（ISO）与药品监管机构（如 FDA、EMA）正推动外泌体表征的多维度检测体系：物理特性（粒径分布、Zeta 电位）可通过纳米颗粒跟踪分析（NTA）与动态光散射（DLS）进行定量；分子标志物（膜蛋白、内源性 RNA）需结合 Western blot、ELISA 与 RNA 测序（RNA-seq）进行定性与定量分析；功能活性检测则通过细胞摄取试验、动物模型药效学评价，确保外泌体的靶向能力与药物释放效率。例如，针对心血管疾病治疗的外泌体产品，需额外检测其促血管生成因子（如 VEGF）的含量及对内皮细胞迁移的促进作用[64]；针对基因治疗的外泌体，需验证其携带的 siRNA 在靶细胞中的沉默效率与脱靶效应。此外，建立外泌体的“数字指纹”数据库，通过机器学习算法分析其蛋白/RNA 谱与疗效的相关性，可实现对产品质量的精准预测与控制。

（二）质量控制标准与检测体系建立

在规模化生产工艺上，生物反应器技术的创新将突破产量瓶颈。基于悬浮培养的间充质干细胞大规模扩增系统（如 Wave 生物反应器），可实现每升培养基产生毫克级外泌体[65]；结合基因工程改造的“外泌体高产细胞系”（如过表达外泌体分泌相关蛋白 TSG101 或 Alix），可进一步提升外泌体产量 3～5 倍[66]。在制剂成型环节，冷冻干燥与喷雾干燥技术的优化可解决外泌体的储存稳定性问题，通过添加保护性赋形剂（如海藻糖、甘露醇），使外泌体在室温下的保质期延长至 6～12 个月，满足临床运输与分发的需求。这些技术进步将推动外泌体制备从“实验室手工操作”转向“工业化智能生产”，为其成为标准化药物递送平台奠定基础。

三、从单一载体技术到多学科整合

外泌体药物递送系统的未来发展绝非单一技术的突破，而是需要与基因编辑、免疫治疗、数字医疗等领域深度融合，构建“检测-递送-治疗-监测”一体化的精准医疗生态。在联合治疗策略中，外泌体可与其他递送系统（如脂质体、病毒载体）形成互补。例如，利用病毒载体实现靶细胞的基因编辑，同时通过外泌体递送小分子药物抑制耐药通路，构建“基因-药物协同递送系统”；在肿瘤治疗中，外泌体可装载化疗药物（如紫杉醇）和免疫检查点抑制剂（如抗 PD-1 抗体片段），同时靶向肿瘤细胞和肿瘤相关巨噬细胞，实现“化疗-免疫联合治疗”，克服单一疗法的耐药性与免疫抑制微环境。更具革命性的是，外泌体可作为“活体药物”的载体，例如装载重编程因子诱导肿瘤细胞凋亡，或携带干细胞源性生长因子促进组织修复，从“药物递送工具”升级为“生物功能调控平台”。

主要参考文献

Urbe S, Sachse M, Row P E, et al. The uim domain of hrs couples receptor sorting to vesicle formation [J]. Journal of cell science, 2003, 116 (Pt 20): 4169-4179.

Henne W M, Buchkovich N J, Emr S D. The escrt pathway [J]. Developmental Cell, 2011, 21 (1): 77-91.

Putz U, Howitt J, Lackovic J, et al. Nedd4 family-interacting protein 1 (Ndfip1) is required for the exosomal secretion of Nedd4 family proteins [J]. The Journal of biological chemistry, 2008, 283 (47): 32621-32627.

Schuldner M, Dörsam B, Shatnyeva O, et al. Exosome-dependent immune surveillance at the metastatic niche requires BAG6 and CBP/p300-dependent acetylation of p53 [J]. Theranostics, 2019, 9 (21): 6047-6062.

Buschow S I, Nolte-'t Hoen E N M, van Niel G, et al. MHC Ⅱ in dendritic cells is targeted to lysosomes or T cell-induced exosomes via distinct multivesicular body pathways [J]. Traffic, 2009, 10 (10): 1528-1542.

Katzmann D J, Odorizzi G, Emr S D. Receptor downregulation and multivesicular-body sorting [J]. Nature Reviews Molecular Cell Biology, 2002, 3 (12): 893-905.

de Jong O G, Verhaar M C, Chen Y, et al. Cellular stress conditions are reflected in the protein and RNA content of endothelial cell-derived exosomes [J]. Journal of extracellular vesicles, 2012, 1.

Muralidharan-Chari V, Clancy J, Plou C, et al. ARF6-regulated shedding of tumor cell-derived plasma membrane microvesicles [J]. Current Biology, 2009, 19 (22): 1875-1885.

Ageta H, Tsuchida K. Post-translational modification and protein sorting to small extracellular vesicles including exosomes by ubiquitin and UBLs [J]. Cellular and Molecular Life Sciences, 2019,

76 (24) : 4829-4848.

Trajkovic K, Hsu C, Chiantia S, et al. Ceramide triggers budding of exosome vesicles into multivesicular endosomes [J]. Science, 2008, 319 (5867) : 1244-1247.

Villarroya-Beltri C, Gutiérrez-Vázquez C, Sánchez-Cabo F, et al. Sumoylated hnRNPA2B1 controls the sorting of miRNAs into exosomes through binding to specific motifs [J]. Nature Communications, 2013, 4: 2980.

Xu Y F, Hannafon BN, Khatri U, et al. The origin of exosomal miR-1246 in human cancer cells [J]. RNA Biology, 2019, 16 (6) : 770-784.

McKenzie A J, Hoshino D, Hong N H, et al. KRAS-MEK signaling controls ago2 sorting into exosomes [J]. Cell Reports, 2016, 15 (5) : 978-987.

Yanshina D D, Kossinova O A, Gopanenko A V, et al. Structural features of the interaction of the 3′-untranslated region of mRNA containing exosomal RNA-specific motifs with YB-1, a potential mediator of mRNA sorting [J]. Biochimie, 2018, 144: 134-143.

Lee T-R, Choi M, Kopacz A M, et al. On the near-wall accumulation of injectable particles in the microcirculation: smaller is not better [J]. Scientific Reports, 2013, 3 (1) : 2079.

Grange C, Tapparo M, Bruno S, et al. Biodistribution of mesenchymal stem cell-derived extracellular vesicles in a model of acute kidney injury monitored by optical imaging [J]. International Journal of Molecular Medicine, 2014, 33 (5) : 1055-1063.

Morishima Y, Kawabori M, Yamazaki K, et al. Intravenous administration of mesenchymal stem cell-derived exosome alleviates spinal cord injury by regulating neutrophil extracellular trap formation through exosomal miR-125a-3p[J]. International Journal of Molecular Sciences, 2024, 25 (4) : 2406.

Magrini E, Di Marco S, Mapelli S N, et al. Complement activation promoted by the lectin pathway mediates C3aR-dependent sarcoma progression and immunosuppression [J]. Nature Cancer, 2021, 2 (2) : 218-232.

Kang X, Chen Y, Xin X, et al. Human amniotic epithelial cells and their derived exosomes protect against cisplatin-induced acute kidney injury without compromising its antitumor activity in mice [J]. Frontiers in Cell and Developmental Biology, 2021, 9: 752053.

Palakurthi S S, Shah B, Kapre S, et al, . A comprehensive review of challenges and advances in exosome-based drug delivery systems [J]. Nanoscale Advances, 2024, 6 (23) : 5803-5826.

Bugelski P J, Martin P L. Concordance of preclinical and clinical pharmacology and toxicology of therapeutic monoclonal antibodies and fusion proteins: cell surface targets [J]. British Journal of Pharmacology, 2012, 166 (3) : 823-846.

Berggreen A H, Petersen J L, Lin L, et al. CRISPR delivery with extracellular vesicles: Promises and challenges [J]. Journal of Extracellular Biology, 2023, 2 (9) : e111.

Low J J W, Sulaiman S A, Johdi N A, et al. Immunomodulatory effects of extracellular vesicles in glioblastoma [J]. Frontiers in Cell and Developmental Biology, 2022, 10: 996805.

Huda M N, Nafiujjaman M, Deaguero I G, et al. Potential use of exosomes as diagnostic biomarkers and in targeted drug delivery: progress in clinical and preclinical applications [J]. ACS Biomaterials Science & Engineering, 2021, 7 (6) : 2106-2149.

第七章

挑战与展望

第一节　外泌体应用的潜力和不足

一、外泌体应用的潜力

外泌体已经显示出在肿瘤及其他多种病理生理状态中作为诊断和预后生物标志物的强大潜力。基于血清外泌体 miRNAs 表达谱学已被证明是一种有效的非侵入性检测，如能利用建立行之有效的标准化操作流程，将能够为临床医生对疾病的早期诊断和临床决策提供更加精确的指导。外泌体的应用前景还体现在临床应用方面，可以作为运送已知化合物的载体，用于在体内调节细胞功能。生物相容性好且免疫原性低的特点使外泌体极少引发先天性免疫应答和适应性免疫应答。在基于外泌体的临床应用性研究中，鉴于外泌体既可以是免疫刺激性也可以是免疫惰性的，已经有研究机构采用外泌体进行干预性治疗的研究。比如树突状细胞所分泌的外泌体能刺激免疫系统，增强其活性，因而外泌体可作为抗肿瘤疫苗加以开发。外泌体除可应用于肿瘤治疗，还可以用于治疗真菌、细菌、寄生虫和蠕虫的等病原微生物的感染。间充质干细胞来源的外泌体已在动物模型中用于治疗急性肾衰、心肌梗死和缺血性贫血。除了利用外泌体自身的特性进行疾病干预之外，外泌体还可用于装载特定“货物”（如 siRNA、mRNAs、miRNAs、蛋白、药物），实现靶向性投送。以外泌体为药物运输载体治疗肺癌、黑素瘤的临床试验已经展开，未来会成为一个有巨大应用前景的治疗手段。

二、外泌体基础应用的不足

（一）缺乏被普遍接受的研究手段

从生物液体中提取外泌体到鉴定，此过程的每一步骤，在技术标准化方面都存在很大的争议。比如，外泌体提取过程中，有经典的超速离心法，不需要超速离心的分子筛法、利用外泌体表面标记性蛋白的亲和层析法等。采用不同的方法针对同样的样本通常会造成外泌体的成分和含量的巨大差异，这从不同方法得到的外泌体粒径分布和表面标记物分布的差异就可以看出来。此外，外泌体检测方面，作为一个金标准的检测手段，基于布朗运动检测外泌体浓度及粒径的 NTA 技术也受到广泛质疑，因为其虽然有效率高、通量大的优势，但是其精度不足，导致受检的外泌体无论是粒径分布还是浓度均存在较大的批间差异。电镜技术具有精确测量的优势，但是其通量低、操作复杂，难以广泛铺开应用。而且，使用电镜技术无法对外泌体的浓度准确定量，也是限制其应用的短板。最近，随着高精度流式技术的出现和不断完善，关于外泌体粒径和浓度的测算似乎有了优选的解决方案。再者，内容物定量绝对定量方面，外泌体由于所包含的内容物含量极低，导致定量困难，以 miRNA 为例，在数百微升血浆中的外泌体 miRNA，由于浓度过低而无法通过 Nanodrop 和 Qubit 等常规的检测手段定量。目前唯一相对准确的方式是 Agilent 公司生产的 Small RNA chip，但是昂贵的价格及很短的有效期，使得该检测方式无法成为大多数研究者的第一选择，RNA 的精确定量也就无从谈起。第四，内容物的相对定量方面存在严重掣肘。以蛋白定量为例，外泌体本身缺乏细胞骨架，因此无法应用管家基因所表达的蛋白 actin 作为定量内参，导致有些研究把外泌体直接计数的数值作为参考来确定某蛋白的表达水平。再例如 RNA 的相对定量，最经典也最便捷的手段是 Real-time PCR，在此过程中，研究者实验室设计的引物因为缺乏多中心的验证，被广泛认可的可能性很低；商品化的引物在不同公司之间存在严重的兼容性问题，同一批次逆转录形成的 cDNA 只能排他性地应用一种 Real-time PCR 策略。而且，不同公司的商品化引物的扩增效率存在巨大差异，可直接导致某种 miRNA 在一个扩增体系里可被稳定扩增而在另一个体系中缺失。以上这些技术壁垒至今仍未打破。鉴于此，迅速建立一个能够被广泛接受、兼容性好、对技术能力尤其是硬件需求不高的外泌体解决方案，已经成为本领域基础和应用研究的一个共识。

（二）外泌体诊断方面的研究在不同机构之间的差异巨大

在生物体液中，能够作为诊断标记而应用于临床的基本前提是该检测不应因检测机构、检测手段、研究者的不同而出现有统计学意义的差异。然而针对外泌体诊断的研究现状却远非如此。结果的不一致性不仅表现在应用不同体液（如尿液和血浆）样本的研究，甚至在样本属性相同时（如血浆或血清）也存在。例如有报道称 miR-141 的表达在泌尿系统肿瘤患者的血浆和血清中显著上调，但在其他研究中却显著降低，还有研究者未检测到其表达。与之相似，有研究者发现血清 miR-141 水平在前列腺癌、膀胱癌和肾细胞癌患者中均未检测到与健康人的统计学差异。再如，有报道称 miR-16 在前列腺癌组织中表达下调并具有治疗作用，但另一项研究显示其在疾病和正常样本中的表达无差异。探究导致这些不同研究所产生的差异性结果的原因，很大程度上是前述研究手段的限制，同时样本量的大小、样本来源、处理流程以及内参选择的差异也是考量的重要因素。

（三）标准化内参的不确定性

合适的内参标准能够消除系统偏差和样本操作带来的误差，以确保样品之间真实的生物性差异的测得性。为了准确评价体内体外试验或临床试验中外泌体分子的表达水平，为临床诊断甚至应用夯实基础，可靠的内参显得尤为重要。恰恰是这样的基本要求，在外泌体的基础和应用研究中尚无法满足。例如前述外泌体所包含的蛋白水平的鉴定，因为没有合适的内参，研究者无奈选择以外泌体数目作为参考。再如外泌体 miRNA 的内参，血清中 RNUs 尤其是 RNU6 是目前应用最广泛、最稳定的内参。RNU43 也可单独或将 RNU1-4 混合作为内参，在泌尿系统肿瘤中均显示较强的稳定性。然而，RNU 家族并不属于非编码小 RNA，种属差异可能会导致 RNU 对提取方法和检测流程的反应性与 miRNA 有明显差异，从而降低了其作为内参的合理性。其他有少量研究将 miR-16 和 miR-30e 作为血液中 miRNA 的同种属内参而使用，取得了不错的效果。除了以上内源性 RNA 定量参考，外源添加来源于不同物种的 miRNA 作为定量标准也被广泛采用。如 C. elegans miRNAs（cel-miR-39、cel-miR-43、cel-miR-54 和 cel-miR-238）作为内参用于评估人类外泌体 miRNA 表达水平。需要注意的是，添加恒体积或含量的外源性内参只能消除操作及系统误差导致的含量差异，并不能保证等量的生物学样本接受检测。总之，一个有效的外泌体内参，应该是与靶标具有相同的生物属性、在多物种间高度保守、含量丰富、完美兼容不同的检测技术，更重要的是在各种生物学变异、病理生理条件和处理下表达稳定而普遍。

总之，外泌体从发现之初到现在，已经走过 30 多年，但是外泌体相关的基础及应用研究仍然处于相对初级的阶段，此过程中所遭遇的种种挑战同时也意味着新发现和新技术的机遇。随着组学技术的不断发展和大数据的不断积累，外泌体相关的研究和应用必将迎来爆发式增长。

第二节　外泌体药物递送系统应用总结

传统药物递送系统因药物靶向性不足、释放精准度欠缺、稳定性及生物利用度低等固有缺陷，在临床应用中存在显著局限性。外泌体作为天然纳米级膜性囊泡，其脂质双层膜结构与宿主细胞高度同源，可携带 mRNA、miRNA、siRNA 等核酸分子及蛋白质、脂质等生物活性物质，天然具备细胞间通讯功能，能够通过传递信号分子调控受体细胞的生理病理活动。近 20 年来，随着超速离心、免疫亲和捕获、微流控分选等分离技术的进步，以及表面修饰、载药系统优化等工程化手段的发展，外泌体作为靶向药物递送载体的潜力被深度挖掘，已成为纳米医学领域的研究焦点。

一、外泌体作为靶向载体的核心优势

（一）外泌体凭借其长半衰期、独特生物分布特征等自身优势成为药物理想递送载体

外泌体凭借其在循环系统中的长半衰期、独特生物分布特征、高效细胞相互作用能力及多样化负载策略，成为纳米递送系统的理想载体。相较于合成递送系统，外泌体展现出更低的免疫原性与毒性特征、更高的结构稳定性，以及区别于人工载体的特异性细胞内运输路径。作为天然生物膜囊泡，其脂质双层结构可高效包载多元治疗性“货物”，涵盖遗传物质（如 miRNA、siRNA）、功能蛋白（如酶类、细胞骨架蛋白、跨膜受体）及小分子药物（如姜黄素、多巴胺、紫杉醇、阿霉素、吉西他滨）。

（二）外泌体的靶向递送优势源于其膜表面丰富的生物活性蛋白

这些源自不同细胞来源的膜蛋白（如四跨膜蛋白、整合素家族），能够介导外泌体与靶细胞的特异性识别与结合，实现治疗分子的精准定位。作为细胞

自主分泌的纳米囊泡，外泌体的内源性起源赋予其卓越的生物相容性，可规避宿主免疫系统的识别与清除，显著降低免疫原性反应风险。其纳米级尺寸与类细胞膜组成，使其能够穿透血脑屏障等生物物理屏障，突破传统药物递送的空间限制。

（三）基于外泌体的递送系统兼具灵活性与适应性

外泌体给药途径涵盖静脉、皮下、鼻内、腹腔注射及口服等多种方式，可根据治疗需求精准选择；负载策略通过物理（如电穿孔、超声处理）、化学（如膜透化试剂）或生物学（如基因编辑亲代细胞）手段，实现治疗性“货物”的选择性富集与功能化修饰，从而定向调节靶细胞的生理病理过程。这种多维度的优势整合，使外泌体在精准药物递送领域展现出不可替代的应用潜力。

二、工程化修饰技术提升靶向递送性能

由于天然外泌体因靶向能力不足、循环半衰期短、功能性内容物成分和含量的不确定性，在临床应用中受到限制。利用生物工程技术对天然外泌体进行改造，将靶向肽、外源性分子、药物、蛋白质、脂质和核酸等物质加载到外泌体腔或其表面，从而提高外泌体的靶向性和稳定性，赋予其特定的治疗作用以实现治疗疾病的目的。目前，基于工程化外泌体的药物制剂正在针对肿瘤、心血管疾病和神经退行性疾病进行试验。

尽管外泌体是天然来源的载体，但对其进行表面修饰较为便捷。表面修饰的一个显著目标是赋予外泌体靶向特定细胞类型的特异性。修饰策略包括基因工程和化学修饰。对外泌体进行基因工程改造是赋予外泌体新特性的一种便捷方法。首先，将配体或归巢肽与在外泌体表面表达的跨膜蛋白融合。随后，用编码融合蛋白的质粒转染供体细胞，这些细胞会分泌表面带有靶向配体的工程化外泌体。化学修饰则能够通过偶联反应或脂质组装展示多种天然和合成的配体。偶联反应可以共价且稳定地修饰外泌体表面蛋白，但外泌体表面的复杂性可能会降低反应效率，而且该反应往往难以控制位点特异性。共价修饰还有可能损害载体的结构和功能。脂质或两亲性分子也可插入外泌体的脂质双层中，使其亲水部分暴露在外部。这种由脂质自组装驱动的方法，也可能会增加外泌体的毒性。

三、外泌体药物装载策略

当前，围绕外泌体药物递送系统的前沿研究聚焦于“货物”装载效率的优化，旨在充分释放其作为精准靶向载体的治疗潜力。目前，治疗性分子（如小

分子药物、遗传物质等）的外泌体装载策略主要分为两类：依赖细胞生理过程的被动装载与基于膜通透技术的主动装载，具体策略的选择需综合考量药物理化性质、释放机制及靶向需求。被动装载通过药物与细胞共培养，使药物在细胞生成外泌体的天然过程中被包裹纳入——细胞摄取药物后将其包装至外泌体，最终释放入培养基。该策略操作简便，对脂溶性药物具有天然适配性（此类分子易穿透细胞膜及囊泡膜结构），但其固有缺陷在于装载效率低下且药物包封量难以精准调控，对极性或大分子治疗剂的适用性受限。主动装载针对分离纯化后的外泌体，借助超声处理、电穿孔、皂苷透膜等技术瞬时增强膜通透性，实现药物的直接导入。相较于被动装载，该策略显著提升装载效率并可精确控制载药量，然其操作流程更为复杂耗时，且需严格优化技术参数以规避外泌体膜结构损伤风险。无论采用何种装载方式，后续均需通过超速离心、尺寸排阻色谱等纯化技术去除游离药物，确保递送体系的安全性。此外，基因工程手段通过改造细胞使其表达目标蛋白或 RNA，可在生理过程中将特定生物分子定向包裹至外泌体，虽能实现功能分子的精准装载，却依赖复杂的分子生物学操作且对非内源性治疗剂兼容性有限。综上，不同装载策略的优势与局限并存，其优化需系统性整合药物特性（如分子大小、脂溶性）、外泌体来源及靶向递送目标，以构建高效安全的治疗性载药体系。

四、外泌体靶向药物递送用于疾病治疗

外泌体作为药物递送载体在特定疾病治疗中已展现出广泛潜力。通过靶向工程化改造，外泌体能够实现高效精准的药物递送。研究表明，外泌体可作为抗癌药物、抗炎化合物及遗传物质的载体，为肿瘤、炎症性疾病、心血管疾病、神经系统疾病等多种病症的治疗提供思路。

五、其他类型细胞外囊泡用于药物递送

（一）植物细胞外囊泡药物递送系统

植物细胞外囊泡（EVs）作为药物靶向递送系统具有显著优势，其来源广泛，从植物的根、叶、果实到种子均可提取，且不同部位的 EVs 在粒径、数量及生物活性成分上存在差异，需针对性评估以优化应用。分离策略包括差速超速离心、超滤、尺寸排阻色谱、免疫亲和、沉淀法及微流控技术等，各有优劣，其中超速离心结合蔗糖梯度纯化是金标准，而超滤、SEC 等技术常与之结合以提高效率和纯度。植物 EVs 的特性由其结构与成分决定，透射电子显微镜、动态光散射等技术可用于表征其形态、粒径及稳定性，其膜表面蛋白质

标志物、脂质（如磷脂酸、糖脂）、非编码 RNA（如 miRNA）及次生代谢产物（如抗氧化成分）赋予其多样药理活性，且脂质组成影响膜稳定性、细胞摄取及肠道运输效率。储存方面，低温（低于−70℃）结合冷冻保护剂可维持膜完整性，冻干技术适用于常温保存但可能影响蛋白质活性，不同来源 EVs 对储存条件反应存在差异。

作为药物载体，植物 EVs 可通过被动载药、超声、电穿孔、冻融等方法装载小分子药物或核酸，也可通过脂质重组方法制备 EV 模拟物，实现尺寸精准调控和载药效率的优化，其表面电荷和疏水性影响载药效果，主动载药或联合方法可提高核苷酸类物质的装载效率。在疾病治疗中，植物 EVs 凭借天然靶向能力、生物相容性及低毒性，展现出广泛应用潜力：可负载化疗药物或利用自身成分靶向肿瘤部位，抑制癌细胞增殖并减少副作用；作为透皮给药载体提升皮肤渗透效率；通过口服递送核酸或活性成分干预肠道疾病；作为 RNA 疫苗载体诱导免疫反应等。其天然成分与治疗性药物的协同作用、跨生物屏障能力及对肠道微生物群的调节功能，为肿瘤、皮肤病、肠道疾病等提供了安全有效的递送策略，未来有望通过优化载药技术、明确作用机制及标准化生产，推动其从基础研究向临床应用转化，成为兼具经济性与高效性的新型药物递送平台。

（二）细菌外囊泡药物递送系统

在疾病治疗应用中，BEVs 在肿瘤治疗中可递送化疗药物、核酸等，通过靶向肿瘤细胞或调节免疫微环境发挥作用；在感染性疾病中，可穿越生物膜递送抗菌分子，或作为毒素中和剂；在免疫与炎症性疾病中，通过调节免疫细胞活性、修复组织屏障等减轻炎症反应；在神经系统疾病中，利用纳米级尺寸和跨血脑屏障能力递送神经保护因子或治疗性分子。此外，BEVs 还可作为疫苗制剂，诱导针对病原体的免疫反应，或作为佐剂增强疫苗效果。

然而，BEVs 的临床转化面临诸多挑战。其异质性导致不同来源或生产条件下的 BEVs 在成分、功能上存在差异，影响治疗效果的一致性；分离纯化技术虽多样，但高效、标准化的大规模生产方法仍需完善，部分技术存在耗时、成本高或纯度不足的问题；安全性评估方面，需关注内毒素残留、潜在免疫反应及长期毒性；此外，对 BEVs 生物发生机制、与宿主细胞相互作用的深入解析仍需加强，以进一步优化其作为药物递送载体的性能。未来，随着工程化修饰技术、规模化生产工艺的进步及作用机制研究的深入，BEVs 有望在精准医疗中发挥更重要作用，为多种难治性疾病提供安全高效的治疗策略。

第三节　外泌体药物递送系统展望

外泌体未来发展将聚焦三大核心方向：一是靶向递送的精准化突破，通过解析外泌体跨生物屏障（如血脑屏障、胎盘屏障）的分子机制，结合单细胞测序技术定制化设计靶向配体，实现对脑胶质瘤、神经退行性疾病等难治性病症的精准干预；二是生产制备的标准化构建，建立涵盖细胞培养（无血清培养基、传代次数控制）、分离纯化（尺寸排阻色谱、免疫亲和捕获）、质量控制（粒径分布、表面标志物检测）的全流程标准化体系，推动外泌体制剂符合GMP生产规范；三是多学科交叉的协同创新，将人工智能算法引入载药策略优化，基于外泌体膜蛋白组成与药物分子结构的相互作用预测最佳装载方式，同时探索外泌体与脂质体、病毒载体的联合递送模式，构建“人工-天然”杂合系统，在肿瘤联合治疗（化疗-免疫协同）、基因编辑工具递送（CRISPR-Cas9质粒包裹）等领域释放协同效应。

一、靶向递送与智能载药技术的精准化突破：从被动运输到主动调控的范式革新

外泌体递送系统的核心竞争力在于其生物源性优势，而未来发展的关键在于突破天然特性的限制，通过工程化改造实现从“被动运载”到“主动调控”的技术升级，构建具备精准靶向、环境响应及功能可编程的智能递送体系。

（一）靶向修饰技术：从天然归巢到精准制导的分子工程

外泌体的靶向性优化依赖于膜蛋白的精准修饰与定向表达。基因编辑技术的进步为靶向分子的高效表达提供了可能：通过CRISPR-Cas9等工具对间充质干细胞、树突状细胞等外泌体来源细胞进行基因编辑，可使其分泌的外泌体表面富集特异性配体。例如，将靶向肿瘤血管内皮细胞的RGD序列、识别肿瘤细胞表面抗原的抗体片段（如抗HER2单链抗体）或神经元靶向的病毒包膜蛋白（如RVG29）编码基因插入细胞基因组，可使外泌体表面呈现高密度靶向分子，增强对病变细胞的特异性识别能力。这种修饰策略通过提升配体-受体结合的亲和力与特异性，显著减少外泌体在非靶器官的分布，从而提高病灶部位的药物浓度。

针对复杂生理屏障（如血脑屏障）的穿透需求，多级靶向修饰技术成为研究热点。例如，通过在同一外泌体表面串联穿膜肽（如TAT肽）与病灶特异

性靶向肽（如胶质瘤细胞靶向的iRGD），形成“穿屏障-识病灶”的双级靶向系统，可将核酸类药物或化疗药物精准递送至颅内靶点，避免全身暴露带来的毒性风险。在免疫调节领域，敲除外泌体表面的免疫抑制分子（如PD-L1、Galectin-9）或引入免疫激活分子（如CD40配体），可重塑外泌体与免疫细胞的交互模式，使其在肿瘤微环境中激活抗肿瘤免疫应答，而非被调节性T细胞抑制。

（二）载药技术革新：从随机装载到智能响应的动态调控

传统载药方法的局限性推动了无损装载与可控释放技术的发展。对于核酸类药物（siRNA、mRNA），利用外泌体来源细胞的内源性生物合成路径是核心策略：通过转染或基因编辑手段，使细胞在分泌外泌体时主动包裹特定核酸分子。例如，在间充质干细胞中过表达特定miRNA，使其分泌的外泌体携带抗炎性或抗肿瘤性RNA分子，这种“生物工程装载”避免了电穿孔等物理方法对膜结构的损伤，确保外泌体的完整性与生物活性。

小分子药物的装载则依赖于响应性材料与外泌体膜的结合。微流控芯片技术可实现药物与外泌体的定向加载，通过精准控制流体动力学参数，使亲脂性药物嵌入磷脂双层，亲水性药物封装于囊泡内腔。结合pH响应型脂质（如聚乙二醇修饰的羧酸酯）或温度敏感型材料，可使外泌体在病变微环境（如肿瘤酸性环境、感染部位高温）下触发药物释放，实现“按需释放”。更具前瞻性的是杂合系统的构建：将外泌体膜包裹于无机纳米颗粒（如二氧化硅、氧化铁）表面，形成“生物-无机杂合载体”，既保留外泌体的靶向性与生物相容性，又利用无机材料的高载药能力及光、磁响应特性，实现外部刺激（如近红外光、磁场）触发的精准释药与实时成像引导。

机器学习、深度学习算法的引入为载药策略提供了数据驱动的优化方案。通过分析外泌体膜蛋白组成、药物分子结构及两者相互作用的大数据模型，可预测最佳装载条件（如温度、时间、药物浓度），提升载药效率并降低批次间差异，为个性化载药方案的制定提供技术支撑。

（三）跨生物屏障递送：从被动渗透到主动穿越的机制创新

血脑屏障、胎盘屏障等生理屏障的高效穿透是外泌体递送的关键挑战。除表面修饰靶向肽外，联合物理技术可增强穿透效率。例如，利用超声靶向微泡破坏法或甘露醇诱导的渗透压变化暂时开放血脑屏障，结合外泌体表面内源性跨膜蛋白（如Lamp2b）与内皮细胞受体的天然相互作用，可使脑内药物递送效率显著提升。在肿瘤治疗中，外泌体可通过整合素介导的黏附作用富集于肿瘤血管内皮细胞，同时携带抗血管生成因子，阻断肿瘤营养供给，形成递送与治疗的协同效应。

在免疫治疗领域，外泌体的跨屏障能力被赋予新的功能：作为“抗原呈递载体”，装载肿瘤抗原肽与免疫佐剂，穿越淋巴结屏障后激活初始 T 细胞，诱导系统性抗肿瘤免疫。通过基因编辑技术优化外泌体的抗原呈递机制（如增强 MHC Ⅰ类分子表达），可进一步提升免疫激活效率，避免传统疫苗的局限性。

二、生产制备与质量控制的标准化体系：从实验室技术到工业化生产的全链条重构

外泌体药物递送系统的临床转化依赖于规模化生产与标准化质控体系的建立，这需要整合细胞工程、分离技术与分析科学，构建从“细胞培养-外泌体生产-功能修饰-制剂成型”的全流程标准化平台。

（一）分离技术革新：从低效手工操作到高通量自动化

传统超速离心法因耗时、产率低且纯度不足，难以满足临床需求。新一代分离技术正逐步取代传统方法：微流控芯片技术通过纳米级孔径筛分与抗体亲和捕获，实现外泌体的高通量分离，单次处理量可达“升”量级，分离时间缩短至分钟级，纯度超过 95%；尺寸排阻色谱（SEC）与高效液相色谱（HPLC）结合自动化系统，可精确控制分离条件，确保批次间外泌体的粒径分布（典型范围 50～150nm）、蛋白标志物（CD63、CD9、TSG101）纯度与功能活性的一致性。这些技术的普及将推动外泌体制备从“实验室手工操作”转向“工业化流水线生产”。

细胞培养的标准化是质量控制的前提。针对不同来源的细胞（如自体成纤维细胞、异体间充质干细胞），需建立无血清、无动物源性成分的培养基配方，严格控制传代次数以避免细胞衰老影响外泌体功能，并通过实时监控系统动态监测细胞状态，确保外泌体产量与功能活性的稳定性。

（二）质量控制体系：从单一指标到多维度表征的科学规范

国际监管机构正推动外泌体的多维度质量检测体系，涵盖物理特性、分子组成与功能活性三大层面。

1. 物理特性检测

通过纳米颗粒跟踪分析（NTA）测定粒径分布与浓度，动态光散射（DLS）检测 Zeta 电位以评估稳定性，扫描电子显微镜（SEM）观察形态均一性，确保外泌体的纳米级结构符合递送要求。

2. 分子组成分析

利用 Western blot、ELISA 等技术检测膜标志物（CD63、CD81 等）以确认外泌体来源，RNA 测序或 qPCR 分析内源性 RNA 谱，质谱技术鉴定蛋白组成以排除污染，确保分子组成的一致性与纯度。

3. 功能活性评价

通过细胞摄取试验评估靶细胞对荧光标记外泌体的内吞效率，动物模型药效学分析验证治疗效果，以及安全性评价（如溶血试验、内毒素检测），确保外泌体的靶向能力与生物安全性。

针对不同治疗领域，需建立特异性功能指标：用于心血管修复的外泌体需检测促血管生成因子含量，基因治疗用外泌体需验证核酸递送效率与脱靶效应。建立外泌体“数字指纹”数据库，通过深度学习关联分子谱与疗效，可实现质量的精准预测与控制。

（三）规模化生产工艺：从毫克级制备到克级量产的技术突破

生物反应器技术是提升产量的关键。基于悬浮培养的间充质干细胞大规模扩增系统，可实现每升培养基产生毫克级外泌体，结合基因工程改造的“外泌体高产细胞系”（如过表达外泌体分泌相关蛋白 Alix 或 Tsg101），产量可显著提升。下游处理采用切向流过滤（TFF）技术浓缩外泌体，结合亲和层析去除杂质，使最终产品的纯度满足临床注射需求。

制剂成型技术解决了外泌体的储存与运输问题。冷冻干燥技术通过添加保护性赋形剂（如海藻糖、甘露醇），使外泌体在低温下长期保存仍保持生物活性；喷雾干燥技术适用于口服或吸入制剂，通过控制颗粒大小实现特定部位的高效递送。这些技术突破使外泌体制剂具备了与传统药物相当的稳定性，为全球化分发奠定了基础。

（四）基于合成生物的自组装外泌体：从表达-“货物”装载-递送的全体内一体化

为获得安全、高效、靶向性良好的靶向递送载体，提高 siRNA 在疾病治疗中的作用效果，研究人员创新性地利用小鼠肝脏作为生物反应器进行外泌体的体内自组装研究。借助肿瘤细胞表面高表达 Her2、B7H3 这一特性，研究人员构建了在体内能同时自组装靶向分子、anti-PDL1 和小 RNA 的外泌体递送系统，通过研究外泌体的生物发生、T-Her2 短肽修饰及小 RNA 的载入/胞内释放，阐明其识别与肿瘤细胞、胞内输运及荷载释放的一般规律，揭示其胞内精准控释的机制。该方法成功绕过外泌体的体外制备、储存及运输等问题，直接实现外泌体从表达-“货物”装载-靶向递送的全体内一体化；同时，还将对如何通过基因重组技术获得大量肿瘤靶向外泌体 siRNA 递送载体，克服肿瘤耐受、防止肿瘤转移乃至开发新的疾病治疗策略等诸多方面具有极大的促进作用。

三、多学科交叉与临床转化的协同创新：从单一载体到整合型治疗体系的生态构建

外泌体递送系统的未来发展需打破学科界限，与基因编辑、免疫治疗、数字医疗等领域深度融合，构建“检测-递送-治疗-监测”系统化的精准医疗生态，推动其从“药物载体”升级为“生物功能调控平台”。

（一）联合治疗策略：从单一药物运载到多模态协同的治疗革新

外泌体与其他递送系统的协同作用将释放更大治疗潜力。在基因治疗中，“病毒载体-外泌体联合递送”策略可优势互补：病毒载体负责靶细胞的稳定基因转染，外泌体递送小分子药物抑制耐药通路，形成“基因编辑-化学干预”的协同效应。在肿瘤治疗中，外泌体可同时装载化疗药物与免疫检查点抑制剂，靶向肿瘤细胞与肿瘤相关巨噬细胞，实现“化疗-免疫联合治疗”，克服单一疗法的耐药性与免疫抑制微环境。

在感染性疾病中，外泌体可装载抗病毒药物与免疫调节因子，同时发挥直接抗病毒与激活宿主免疫的双重作用；针对耐药细菌感染，外泌体携带的抗菌肽与噬菌体裂解酶可突破细菌生物膜，提升局部药物浓度，解决传统抗生素渗透性不足的难题。

（二）基础研究驱动：从经验设计到机制解析的理论创新

解析外泌体生物发生与细胞交互的分子机制是技术创新的基石。通过冷冻电镜、单细胞测序等技术，科学家正逐步揭示外泌体膜蛋白的空间结构、生物发生的调控通路（如 ESCRT 依赖与非依赖途径）、“货物”分选机制及与受体细胞的信号传导网络。这些发现为靶向配体的设计、载药策略的优化提供了精准的理论指导。例如，阐明外泌体通过膜融合直接递送跨膜蛋白至靶细胞的机制，可开发基于膜蛋白工程的高效递送策略；解析外泌体在肝脏、肾脏的清除路径，可通过表面修饰延长循环时间，减少非靶器官蓄积。

跨学科研究还揭示了外泌体在组织修复中的新功能：干细胞来源的外泌体携带的生长因子可穿越损伤部位的血管屏障，促进成纤维细胞增殖与胶原合成，加速皮肤创伤或心肌梗死的修复。这些机制发现为外泌体在再生医学中的

应用提供了理论支撑。

（三）临床转化与监管：从技术验证到标准化应用的路径构建

监管科学的发展是外泌体药物上市的关键环节。目前，外泌体递送系统主要归类为“生物制品”或“药物递送装置”，需满足严格的安全性与有效性评估。各国正探索特殊审批路径，明确外泌体作为“载体”与“活性成分”的不同监管要求，平衡创新技术与安全性的评估标准。

个性化医疗是外泌体递送的重要方向。自体来源外泌体制备技术可降低免疫排斥风险，结合3D生物打印技术构建“患者特异性生产单元”，可实现从样本采集到制剂回输的全流程个体化。例如，针对罕见病或难治性疾病，提取患者自体细胞诱导的外泌体，修饰后装载定制化药物，形成“精准诊断-定制化递送-个体化治疗”的闭环。

（四）产业生态构建：从技术孤岛到协同网络的生态系统

外泌体产业的成熟依赖于上中下游的协同创新：上游企业聚焦细胞培养与分离设备的研发，中游企业开发功能化修饰技术与制剂配方，下游临床机构开展疗效与安全性评价。学术研究与产业界的深度合作加速了技术转化，推动基础研究成果快速向临床应用渗透。

数字医疗技术的融入将构建“智能外泌体治疗体系”：通过可穿戴设备实时监测患者体内外泌体浓度与药物分布，AI算法动态调整给药方案，实现治疗的精准化与智能化。这种“数据-技术-临床”的闭环将推动外泌体递送系统从“经验性治疗”转向“数据驱动治疗”。

总而言之，外泌体作为天然来源的纳米级膜性囊泡，凭借生物相容性高、免疫原性低、跨生物屏障能力及膜蛋白介导的靶向识别特性，成为突破传统药物递送系统局限性的核心载体，其通过基因工程、化学修饰等工程化技术实现靶向性与载药效率的精准提升，结合被动共培养、主动透膜等多样化装载策略，在肿瘤治疗中展现出化疗药物靶向富集、核酸药物基因干预及免疫治疗联合增效的独特优势，在心血管疾病中实现炎症调控、内皮修复及心肌重构逆转的全病程干预，在神经系统疾病中借助跨血脑屏障能力达成神经保护、抗凋亡及基因编辑治疗的多维度突破，同时植物及细菌来源的细胞外囊泡作为补充，构建了多元化的天然囊泡递送体系。未来，外泌体递送系统将聚焦靶向递送精准化、生产制备标准化及多学科交叉协同创新，通过智能载药技术、规模化生产工艺及机制解析的理论突破，推动从实验室研究向临床转化的跨越式发展，有望成为精准医学时代攻克重大疾病的关键技术，为肿瘤、神经退行性疾病、心血管疾病、其他疾病等的高效安全治疗开辟全新路径，引领药物递送领域的革命性变革。

主要参考文献

Koh H B, Kim H J, Kang S W, et al. Exosome-Based Drug Delivery: Translation from Bench to Clinic [J]. Pharmaceutics, 2023, 15 (8): 15082042.

Li C, Hou X, Zhang P, et al. Exosome-based Tumor Therapy: Opportunities and Challenges [J]. Current Drug Metabolism, 2020, 21: 339-351.

Liu Y, Li M, Liu H, et al. Cancer diagnosis using label-free SERS-based exosome analysis [J].Theranostics, 2024, 14: 1966-1981.

Syn N L, Wang L, Chow E K H, et al. Exosomes in Cancer Nanomedicine and Immunotherapy: Prospects and Challenges. Trends in Biotechnology, 2017, 35: 665-676.

Tian J, Han Z, Song D, et al. Engineered Exosome for Drug Delivery: Recent Development and Clinical Applications [J]. International Journal of Nanomedicine, 2023, 18: 7923-7940.

Wang J, Ma P, Kim D H, et al. Towards microfluidic-based exosome isolation and detection for tumor therapy [J]. 2021, Nano Today, 37.

Wei C, Zhang M, Cheng J, et al. Plant-derived exosome-like nanoparticles-from Laboratory to factory, a landscape of application, challenges and prospects [J]. Critical Reviews in Food Science and Nutrition, 202, 65: 4510-4528.

Zhao B, Lin H, Jiang X, et al, 2024. Exosome-like nanoparticles derived from fruits, vegetables, and herbs: innovative strategies of therapeutic and drug delivery [J]. Theranostics, 14: 4598-4621.

Zhao X, Li H, Liang G, et al. Scalable and cost-effective CAR-T exosome therapies: challenges and future directions [J]. Immunotherapy, 2025, 17: 891-898.

Liao J, Fan L, Li Y, et al. Recent advances in biomimetic nanodelivery systems: New brain-targeting strategies [J]. Journal of Controlled Release, 2023, 358: 439-464.

Mu N, Li J, Zeng L, et al. Plant-Derived Exosome-Like Nanovesicles: Current Progress and Prospects [J]. International Journal of Nanomedicine, 2023, 18: 4987-5009.

Hao Y, Song H, Zhou Z, et al. Promotion or inhibition of extracellular vesicle release: Emerging therapeutic opportunities [J]. Journal of Controlled Release, 2021, 340: 136-148.

Ma L, Guo H, Zhao Y, et al. Liquid biopsy in cancer: current status, challenges and future prospects [J]. Signal Transduction and Targeted Therapy, 2024, 9.

Teng F, Fussenegger M. Shedding Light on Extracellular Vesicle Biogenesis and Bioengineering [J]. Advanced Science, 2021, 8.

Chen T, Chen D, Su W, et al. Extracellular vesicles as vital players in drug delivery: a focus on clinical disease treatment [J]. Frontiers in Bioengineering and Biotechnology, 2025, 13.

Huang J, Chen H, Li N, et al. Emerging technologies towards extracellular vesicles large-scale production [J]. Bioactive Materials, 2025, 52: 338-365.

Meng W, He C, Hao Y, et al. Prospects and challenges of extracellular vesicle-based drug delivery system: considering cell source [J]. Drug Delivery, 2020, 27: 585-598.

Fang X, Feng J, Zhu X, et al. Plant-derived vesicle-like nanoparticles: A new tool for inflammatory bowel disease and colitis-associated cancer treatment [J]. Molecular Therapy, 2024, 32: 890-909.

Huang Y, Guo X, Wu Y, et al. Nanotechnology's frontier in combatting infectious and inflammatory diseases: prevention and treatment [J]. Signal Transduction and Targeted Therapy, 2024, 9 (1): 34.

Zhu M X, Li S, Li S Q, et al. Strategies for Engineering Exosomes and Their Applications in Drug Delivery [J]. Journal of Biomedical Nanotechnology, 2021, 17: 2271-2297.

Huang Z X, Zhao X, Wen W J, et al. Exosome miRNA sorting controlled by RNA-binding protein-motif interactions [J]. Extracellular Vesicles and Circulating Nucleic Acids, 2025, 6: 470-498.

附录

中英文缩略词

英文缩略词	英文名称	中文名称
AA	aminoethyl anisamide	氨基乙基茴香酰胺
Aβ	amyloid β	淀粉样 β 蛋白
AD	Alzheimer's disease	阿尔茨海默病
AFM	Atomic force microscope	原子力显微镜
AHR	Aryl hydrocarbon receptor	芳香烃受体
AKI	acute kidney injury	急性肾损伤
Alix	ALG-2 interacting protein X	ALG-2 相互作用蛋白 X
AMPK	Adenosine 5′-monophosphate-activated protein kinase	腺苷酸活化蛋白激酶
APCs	Antigen-presenting cells	抗原呈递细胞
ApoE-/-	Apolipoprotein E knockout	载脂蛋白 E 基因敲除
AS	Atherosclerosis	动脉粥样硬化
ASCT2	Alanine-Serine-Cysteine Transporter 2	丙氨酸-丝氨酸-半胱氨酸转运体 2
ASOs	antisense oligonucleotides	反义寡核苷酸
BBB	blood-brain barrier	血脑屏障
BDNF	brain-derived neurotrophic factor	脑源性神经营养因子
BEVs	Bacterial extracellular vesicles	细菌外囊泡
cAMP	Cyclic adenosine monophosphate	环磷酸腺苷
CCL2	Chemokine(C-C motif)ligand 2	趋化因子(C-C 基序)配体 2

续表

英文缩略词	英文名称	中文名称
CD63	cluster of differentiation 63	分化簇 63
CD81	cluster of differentiation 81	分化簇 81
CDKs	Cyclin-dependent kinases	细胞周期蛋白依赖性激酶
CEA	carcinoembryonic antigen	癌胚抗原
CK-MB	Creatine kinase-MB	肌酸激酶同工酶
CIA	Collagen-induced arthritis	胶原诱导性关节炎
CMVs	Cytoplasmic membrane vesicles	细胞质膜囊泡
CNS	Central nervous system	中枢神经系统
COX-2	cyclooxygenase-2	环氧化酶-2
CRISPR	clustered regularly interspaced short palindromic repeats	成簇规律间隔短回文重复
CSC/CPCs	Cardiac stem/progenitor cells	心脏干/祖细胞
CSCs	cancer stem cells	肿瘤干细胞
CTLA-4	cytotoxic T lymphocyte-associated protein 4	细胞毒性 T 淋巴细胞相关蛋白 4
DAMPs	Damage-associated molecular patterns	损伤相关分子模式
DCs	Dendritic cells	树突状细胞
Dex	dexamethasone sodium phosphate	地塞米松磷酸钠
DGC	Density gradient centrifugation	密度梯度离心
DLS	Dynamic light scattering	动态光散射
DSBs	double-strand breaks	双链断裂
DSPE-PEG	1,2-dioleoyl-sn-glycero-3-phosphoethanolamine-polyethylene glycol	1,2-二油酰基-sn-甘油-3-磷酸乙醇胺-聚乙二醇
ECs	Endothelial cells	内皮细胞
ECGs	Electrocardiograms	心电图
EE	Enriched environment	丰富环境
EGFR	epidermal growth factor receptor	表皮生长因子受体
EHEC	Enterohemorrhagic Escherichia coli	肠出血性大肠杆菌
EMT	epithelial-mesenchymal transition	上皮-间充质转化
EPCs	Endothelial progenitor cells	内皮祖细胞
EPR	Enhanced permeability and retention	增强渗透滞留
ER	Endoplasmic reticulum	内质网
ESCs	Embryonic stem cells	胚胎干细胞
ETEC	Enterotoxigenic Escherichia coli	产肠毒素大肠杆菌

续表

英文缩略词	英文名称	中文名称
EVs	extracellular vesicles	细胞外囊泡
ExPEC	Extraintestinal pathogenic Escherichia coli	肠外致病性大肠杆菌
GDNF	Glial cell line-derived neurotrophic factor	胶质细胞源性神经营养因子
GFP	green fluorescent protein	绿色荧光蛋白
GMMA	Generalized modules for membrane antigens	膜抗原通用模块
GMP	Good manufacturing practice	药品生产质量管理规范
GPI	glycosylphosphatidylinositol	糖基磷脂酰肌醇
GPCRs	G-protein coupled receptors	G 蛋白偶联受体
GSK-3β	Glycogen synthase kinase 3β	糖原合成酶激酶 3β
HBMECs	Human brain microvascular endothelial cells	人脑微血管内皮细胞
HMGB1	high mobility group box 1	高迁移率族蛋白 B1
HMOX1	heme oxygenase 1	血红素加氧酶 1
HUVECs	Human umbilical vein endothelial cells	人脐静脉内皮细胞
ICAM-1	intercellular adhesion molecule-1	细胞间黏附分子-1
IL-3	interleukin-3	白细胞介素-3
IL-3Rα	interleukin-3 receptor alpha	白细胞介素-3 受体 α
iNOS	inducible nitric oxide synthase	诱导型一氧化氮合酶
iPSCs	Induced pluripotent stem cells	诱导多能干细胞
iRGD	integrin-targeting arginine-glycine-aspartic acid peptide	整合素靶向精氨酸-甘氨酸-天冬氨酸肽
LAMP-2B	lysosome-associated membrane protein 2B	溶酶体相关膜蛋白 2B
LPS	Lipopolysaccharide	脂多糖
LRP1	low-density lipoprotein receptor-related protein 1	低密度脂蛋白受体相关蛋白 1
LVEDP	Left ventricular end-diastolic pressure	左心室舒张末期压力
LVEF	Left ventricular ejection fraction	左心室射血分数
M1/M2	Macrophage polarization phenotype	巨噬细胞极化表型
MCAO	Middle cerebral artery occlusion	大脑中动脉闭塞
MFSD2A	Major Facilitator Superfamily Domain-containing 2A	主要促进因子超家族结构域含 2A
miRNA	microRNA	微小 RNA
MMP-9	Matrix metalloproteinase-9	基质金属蛋白酶-9
mRNAs	messenger RNAs	信使 RNA

续表

英文缩略词	英文名称	中文名称
MSCs	mesenchymal stem cells	间充质干细胞
NF-κB	nuclear factor kappa-B	核因子 κB
NLRP3	NOD-like receptor family pyrin domain containing 3	NOD 样受体家族 Pyrin 结构域含 3
NTA	nanoparticle tracking analysis	纳米颗粒跟踪分析
OATP	organic anion transporting polypeptide	有机阴离子转运多肽
OA	Osteoarthritis	骨关节炎
OGD	Oxygen-glucose deprivation	氧糖剥夺
OMVs	outer membrane vesicles	外膜囊泡
OSCC	oral squamous cell carcinoma	口腔鳞状细胞癌
OVA	ovalbumin	卵清蛋白
PD	Parkinson's disease	帕金森病
PD-1	programmed cell death 1	程序性细胞死亡蛋白 1
PDGFR	Platelet-derived growth factor receptor	血小板衍生生长因子受体
PD-L1	programmed cell death ligand 1	程序性细胞死亡配体 1
PEG	polyethylene glycol	聚乙二醇
PECAM-1	Platelet endothelial cell adhesion molecule-1	血小板内皮细胞黏附分子-1
PGEs	Prostaglandins	前列腺素
PKC	protein kinase C	蛋白激酶 C
PLA	phospholipase A	磷脂酶 A
PLEVs	Plant extracellular vesicles	植物细胞外囊泡
PLGA	poly(lactic-co-glycolic acid)	聚乳酸-羟基乙酸共聚物
PNIPAM	poly N-isopropylacrylamide	聚 N-异丙基丙烯酰胺
PPARγ	peroxisome proliferator-activated receptor gamma	过氧化物酶体增殖物激活受体 γ
PQS	2-heptyl-3-hydroxy-4-quinolone	2-庚基-3-羟基-4-喹诺酮
PSMA	prostate-specific membrane antigen	前列腺特异性膜抗原
PTX	paclitaxel	紫杉醇
qPCR	quantitative real-time polymerase chain reaction	实时定量聚合酶链式反应
RA	Rheumatoid arthritis	类风湿关节炎
Rab5	ras-related protein Rab5	ras 相关蛋白 Rab5
ROS	Reactive oxygen species	活性氧

续表

英文缩略词	英文名称	中文名称
siRNA	small interfering RNA	小干扰 RNA
SIRPα	signal regulatory protein alpha	信号调节蛋白 α
SIRS	Systemic inflammatory response syndrome	全身炎症反应综合征
SIRT	Sirtuin	沉默调节蛋白
SNARE	soluble N-ethylmaleimide-sensitive factor attachment protein receptor	可溶性 *N*-乙基马来酰亚胺敏感因子附着蛋白受体
SOD	superoxide dismutase	超氧化物歧化酶
Th	helper T cell	辅助性 T 细胞
TLR	Toll-like receptor	Toll 样受体
TLR4	Toll-like receptor 4	Toll 样受体 4
TNF-α	tumor necrosis factor-alpha	肿瘤坏死因子 α
TRAF6	TNF receptor-associated factor 6	肿瘤坏死因子受体相关因子 6
TSG101	tumor susceptibility gene 101	肿瘤易感基因 101
UC	ultracentrifugation	超速离心
UF	ultrafiltration	超滤
UPEC	Uropathogenic Escherichia coli	尿路致病性大肠杆菌
VEGF	vascular endothelial growth factor	血管内皮生长因子
VX-765	caspase-1 inhibitor	半胱天冬酶-1 抑制剂
Western Blot	Western Blot	蛋白质印迹
Wnt3a	wingless-type MMTV integration site family member 3A	无翼型 MMTV 整合位点家族成员 3A
α-synuclein	alpha-synuclein	α-突触核蛋白